Ratgeber angeborene Herzfehler bei Kindern

Ulrike Blum

Hans Meyer

Philipp Beerbaum

Ratgeber angeborene Herzfehler bei Kindern

Mit 182 Abbildungen

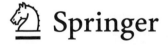 Springer

Ulrike Blum
Ronneburg

Hans Meyer
Kleinmachnow

Philipp Beerbaum
Päd. Kardiologie u. Intensivmedizin
Medizinische Hochschule Hannover
Hannover

Ergänzendes Material finden Sie unter ► http://extras.springer.com/ Bitte im entsprechenden Feld die ISBN eingeben.

ISBN 978-3-662-47877-6   ISBN 978-3-662-47878-3 (eBook)
DOI 10.1007/978-3-662-47878-3

Die Deutsche Nationalbibliothek verzeichnet diese Publikation in der Deutschen Nationalbibliografie;
detaillierte bibliografische Daten sind im Internet über ► http://dnb.d-nb.de abrufbar.

Springer Medizin
© Springer-Verlag Berlin Heidelberg 2016

Zeichnerinnen: Teresa Habild, Trier / Christine Goerigk, Ludwigshafen
Umschlaggestaltung: deblik Berlin
Fotonachweis Umschlag: © ideabug / iStock
Satz: Crest Premedia Solutions (P) Ltd., Pune, India

Gedruckt auf säurefreiem und chlorfrei gebleichtem Papier

Springer-Verlag ist Teil der Fachverlagsgruppe Springer Science+Business Media
(www.springer.com)

Warum dieses Buch hilft

Die Geburt eines Kindes ist ein großartiges und aufregendes Ereignis und wenn sie vorbei ist, sind alle glücklich und bewundern den neuen kleinen Erdenbürger. Dennoch, bei hundert Geburten kommt es statistisch gesehen leider einmal vor, dass sich das Herz des Kindes nicht richtig ausgeformt hat. Der Arzt überbringt den Eltern die Nachricht, und ein großer Schreck befällt sie. Wenn dieser etwas abgeklungen ist, entstehen viele Fragen:

- Was stimmt nicht?
- Ist in der Schwangerschaft etwas falsch gelaufen?
- Wie wirkt sich die Fehlbildung aus?
- Wie erkennt man sie?
- Wie behandelt man sie, und welches Ergebnis bringt die Behandlung?
- Wie gefährlich ist die Behandlung, kann mein Kind dabei auch sterben?
- Wie werden körperliche Belastbarkeit und Lebensqualität nach der Behandlung sein?
- Kann das Kind später als Erwachsener einen Beruf ergreifen und, wenn ja, welchen?
- Und wenn es ein Mädchen ist: Kann sie später einmal selber Kinder bekommen?
- Kann mein Kind nicht so lange leben wie andere Menschen?

Das vorliegende Buch soll Eltern und anderen Angehörigen helfen, diese wichtigen Fragen überhaupt erst zu stellen, und wird sie und noch viele andere beantworten. Es ist völlig normal, dass die Eltern vor lauter Aufregung kaum gute Fragen stellen können. Wenn die Antworten kommen, ist es schwer, zuzuhören, die vielen Informationen zu sortieren und zu bewerten. Und dann gibt es auch keine guten Antworten.

Meistens können nämlich gute Antworten sehr zur Beruhigung beitragen und helfen, die richtigen Entscheidungen zu treffen, um das Ausmaß und die Folgen des Herzfehlers herausfinden und behandeln zu können. Genau aus diesem Grund sind in diesem Buch die wichtigsten Fragen und Antworten zusammengestellt, die Ihnen als besorgte Eltern eine richtige und überlegte Herangehensweise an das Problem ermöglichen.

■ **Was Sie über das Herz wissen sollten**
Vielfach fehlt ein genaueres Wissen um das Herz bei Nichtmedizinern, denn ein gutes und leistungsfähiges Herz bemerkt der Mensch selbst nicht. Das Herz läuft das ganze Leben, und viele könnten nicht genau angeben, wo es im Körper sitzt.

Wenn das neue Baby einen angeborenen Herzfehler hat, müssen viele junge Eltern im Schnellgang lernen, wie das Herz aufgebaut ist, wie seine Bauteile funktionieren und was es leistet. In dieser Situation ist es wichtig, zu wissen, wie sich die Fehlbildung auswirkt und wie man sie beheben kann.

Alles beginnt erst einmal mit dem Wissen um das gesunde Herz. Und dann geht es darum, wie der Arzt das Herz untersucht, welche Geräte er dazu benutzen muss, ob eine Herzkatheterbehandlung ausreicht oder ob sogar eine Herzoperation stattfinden muss. Und schließlich bleibt die Frage, ob das Herz nach einer solchen »Herzreparatur« überhaupt so gesund wie ein normale Herz sein kann, ob eine gute Lebensqualität zu erwarten ist oder größere Einschränkungen auf das Kind zukommen.

All das müssen Eltern wissen, damit ihre Seelen ruhiger werden und sie mit Mut und Sachverstand gemeinsam mit dem Ärzteteam ihre Verantwortung für den neuen Erdenbürger wahrnehmen können.

■ **Wie ist der Ratgeber aufgebaut**

Anhand typischer und logisch aufeinander aufbauender Fragen und Antworten vermittelt Ihnen dieses Buch in vier großen Kapitel alle notwendigen und relevanten Informationen, und richtet sich an alle, die die Fürsorge für Kinder mit angeborenen Herzfehlern innehaben.

Zunächst geht es in ▶ Kapitel 1 um das gesunde Herz, dessen Aufbau und Funktionen wir mit vielen Illustrationen erklären, um später den Herzfehler begreifbar zu machen. Im 2. Kapitel stehen die verschiedenen Herzuntersuchungen im Mittelpunkt – mit allen Fragen, die Eltern und Kinder dazu haben könnten. Alle Themen rund um die Herzoperation und die Herzkathetertherapie sind im 3. Kapitel besprochen. Im ▶ Kapitel 4 erklären wir Ihnen die Herzfehler genauer, die besonders häufig auftreten.

Im Serviceteil am Ende des Buches finden Sie hilfreiche Informationen, z. B. zum wichtigen Thema der Begleitung kranker Kinder von der Kinder- in die Erwachsenenmedizin, der Transition: Was passiert, wenn das Kind mit angeborenem Herzfehler erwachsen wird? (▶ Anhang A1). Ein kleiner Höhepunkt des Buches sind die Cartoons in ▶ Anhang A2, in denen die Herzfehler und ihre Auswirkungen in Bildserien veranschaulicht sind.

Wer es besonders genau wissen will und medizinische Details nicht scheut, ist eingeladen, unsere Online-Material einzusehen: Auf dem Portal des Springer-Verlags stehen einige zusätzliche Texte zum Download bereit, die noch mehr Hintergrundwissen zur Vertiefung enthalten (▶ e-Online-Material, extras.springer.com). Nach Eingabe der ISBN haben Sie freien Zugang zu den Materialien.

Das Buch entstand auf Basis unserer langjährigen Arbeit als Kinderkardiologen bzw. Kinderherzchirurgen, in der wir gelernt haben, die schwierigen Fragen zum Kinderherzen zu beantworten. Unser großes Anliegen ist es, für unsere Patienten und deren Angehörigen die für sie so wichtige Aufklärung und Hilfestellung auf diesem Wege zum Nachschlagen für zuhause zur Verfügung zu stellen.

Danksagung

Unser herzlicher Dank gilt an dieser Stelle all den Menschen, die uns bei der Entstehung des Buches behilflich waren. Insbesondere danken wir Prof. Dr. H. C. Kallfelz, Prof. Dr. Dr. R. Körfer, Prof. Dr. M. Peuster, Prof. Dr. Dr. D. Reinhardt, Prof. Dr. D. Schranz sowie Frau M. Hogendoorn für die vielen Anregungen und wertvollen Hinweise zur Verbesserung des Buches. Sie trugen dazu bei, das Buch anschaulich zu machen. Claudia Weißhäupl, Monika Klöß und Heidrun Kruse-Krebs danken wir für die Bearbeitung der Texte; Frau Teresa Habild für die besonders gelungenen Grafiken. Frau Dr. Christine Lerche und Frau Claudia Bauer vom Springer-Verlag sowie der Lektorin Frau Dipl.-Biol. Stefanie Teichert danken wir für die hervorragende Zusammenarbeit bei Planung, Lektorat und Druck des Buches.

Die Verfasser

Die Autoren

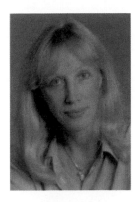

■ **Prof. Dr. med. Ulrike Blum**

Thorax- und Kardiovaskularchirurgin mit Spezialisierung in der Kinderherzchirurgie, ehemalige Direktorin des Herzzentrums Coswig. Studium der Medizin in Frankfurt am Main und Würzburg. Promotion 1972. Facharztausbildung in der Chirurgie, Gefäßchirurgie, Thorax- und Kardiovaskularchirurgie in Frankfurt. 1990 Habilitation an der Universität Frankfurt, Professur seit 1996 an der Universität Erlangen/Nürnberg. Schwerpunktmäßige Operation von Kinderherzfehlern an der Universität Erlangen/Nürnberg, im Kinderherzzentrum in St. Augustin, im National Cardiac Center in Jakarta, Indonesien, in der Airlangga-University in Surabaya, Indonesien, und in der Universiti Sains Malaysia in Kota Bharu, Malaysia.

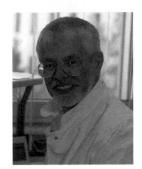

■ **Prof. em. Dr. med. Hans Meyer**

Ehemaliger Direktor der Kinderherzzentrums und Instituts für Kernspintomographie des Herz- und Diabeteszentrums NRW, Universitätsklinik der Ruhr-Universität-Bochum. Studium der Medizin in Freiburg und Düsseldorf. Promotion 1972. Ausbildung zum Kinderarzt mit Schwerpunkt Kinderkardiologie in der Universitätskinderklinik Düsseldorf. 1981 Habilitation an der Heinrich Heine Universität. Universitätsprofessor 1991 bis 2006 der Ruhr-Universität Bochum. Klinische und wissenschaftliche Schwerpunkte: Nichtinvasive Diagnostik angeborener Herzfehler, Herzkatheterinterventionen, Magnetresonanz, Nuklearmedizin in der Kernforschungsanlage Jülich, dem Universitätsklinikum Düsseldorf, der Ruhr-Universität Bochum und im Herz- und Diabeteszentrum NRW.

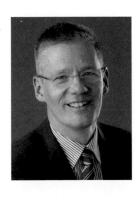

■ **Prof. Dr. med. Philipp Beerbaum**

Jahrgang 1962, Univ.-Prof. Dr. med. Nach Medizinstudium, Promotion und Facharztzeit in Köln Ausbildung als Intensivmediziner und Kinderkardiologe im Herz- und Diabeteszentrum NRW (Bad Oeynhausen), dort Oberarzt und Habilitation an der Ruhr-Universität Bochum. Ab 2006 für 5 Jahre in London (UK) als Consultant Paediatric Cardiologist im Evelina Children's Hospital und Senior Lecturer in Paediatric Cardiovascular Sciences im Department of Imaging Sciences & Biomedical Engineering am King's College London; anschließend Radboud Universiteit, Nijmegen. Seit 2012 Direktor der Klinik für Pädiatrische Kardiologie und Intensivmedizin an der Medizinischen Hochschule Hannover.

Inhaltsverzeichnis

Serviceteil

Das gesunde Herz

Ulrike Blum, Hans Meyer, Philipp Beerbaum

U. Blum et al., *Ratgeber angeborene Herzfehler bei Kindern*,
DOI 10.1007/978-3-662-47878-3_1, © Springer-Verlag Berlin Heidelberg 2016

1

Das Herz ist eine biologische Pumpe, die sauerstoffarmes Blut aus dem Körperkreislauf zur Lunge und sauerstoffreiches Blut aus dem Lungenkreislauf in den Körper befördert

1.1 Welche Aufgabe haben Herz und Lunge?

Das Herz ist eine biologische Pumpe und bewegt das Blut durch unsere Adern. Die Adern in unserem Körper sind so angeordnet, dass das Blut erst durch die Lunge fließt und anschließend durch den Rest des Körpers mit allen weiteren Organen. Das Herz holt sich ausgeschöpftes Blut (ca. 70 % Sauerstoff) aus dem Körperkreislauf und pumpt es zur Aufarbeitung in den Lungenkreislauf hinein. Dann holt es sich das aufgearbeitete Blut (ca. 98 % Sauerstoff) aus dem Lungenkreislauf zurück und pumpt es wieder in den Körperkreislauf – 60–80 Mal in der Minute.

Der Lungenkreislauf und der Körperkreislauf sind demnach hintereinander geschaltet. Das erklärt, weshalb bei einem gesunden Menschen das Herz in beide Kreisläufe exakt die gleiche Blutmenge hineinpumpt, obwohl die Lunge ein kleines Organ ist verglichen mit dem Rest des Körpers (◘ Abb. 1.1). Die Kreisläufe sind voneinander abhängig. Wenn ein Kreislauf nicht funktioniert, kann auch der andere nicht funktionieren. Ist z. B. der Blutfluss im Lungenkreislauf behindert, fließt zwangsläufig auch zum Körperkreislauf nur wenig Blut. Die Pumpleistung des Herzens lässt sich anhand des ► Herzzeitvolumens, ► Herzminutenvolumens und ► Herzindex darstellen.

Begriffe und Abkürzungen aus Herzkatheterberichten
Herzzeitvolumen (HZV) – Herzzeitvolumen = Schlagvolumen × Herzfrequenz (Liter pro Minute, l/min). Das Schlagvolumen ist die Blutmenge, die eine Herzkammer in der Phase des Zusammenziehens des Herzmuskels (Bezeichnung: Systole) in den Kreislauf pumpt. Beim Erwachsenen sind dies ca. 70–80 Milliliter (ml). Die Herzfrequenz entspricht der Anzahl der Herzschläge pro Minute. Das Herzzeitvolumen ist also ein Maß für die Pumpfunktion des Herzens, der Herzauswurfleistung, und beträgt bei Erwachsenen ca. 5 l/min.

Herzminutenvolumen (HMV) – Blutfluss im Systemkreislauf pro Minute (l/min). Den Blutfluss misst man z. B. während der Herzkatheteruntersuchung (► Abschn. 2.2.7).

Herzindex (Cardiac Index) – Das Herzminutenvolumen (l/min) wird auf die Körperoberfläche (KOF) in Quadratmetern (m²) bezogen und als Q (Index) angegeben. Normalwerte reichen von 3,5–5,5 l/min/m² KOF, unterer Normalwert: 2,5 l/min/m² KOF.

Blut dient als Transportmittel für den lebenswichtigen Sauerstoff

Blut ist das Transportmittel für Material, das die Zellen des Körpers für ihre Arbeit brauchen, und für Abfallstoffe, die sie nicht mehr benötigen. Gänzlich unentbehrlich ist der Sauerstoff. Ohne Sauerstoff sterben die Hirnzellen bereits nach ca. 3 Minuten ab, Herzmuskelzellen nach ca. 20 Minuten und Zellen der Nieren nach ca. 30 Minuten. Auf seinem Weg durch die Lunge nimmt das Blut mit den roten Blutkörperchen den lebenswichtigen Sauerstoff auf und gibt gleichzeitig Kohlendioxid in die Ausatemluft ab. Kohlendioxid ist der Hauptabfallstoff, den die Körperzellen bei ihrer Arbeit produzieren. Auf seinem Weg durch die Körperorgane gibt das Blut dann den Sauerstoff wieder ans Gewebe ab und wird mit Kohlendioxid beladen.

Blutmenge und Messwerte
Blutmenge – Man schätzt, dass der Mensch ca. 80 Milliliter (ml) Blut pro Kilogramm (kg) Körpergewicht hat. Ein 70 kg schwerer Mann hätte demnach ca. 4,9 Liter eigenes

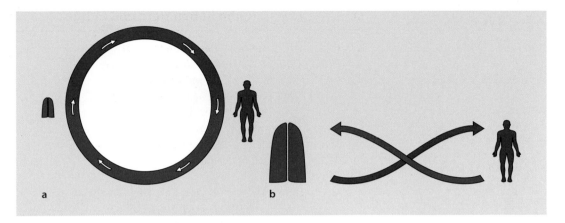

□ **Abb. 1.1 a, b.** **a** Schaltung der Kreisläufe: Lungen- und Körperkreislauf sind hintereinander geschaltet und werden mit gleichen Blutmengen durchflossen. **b** Kreislaufdiagramm beim gesunden Menschen: Sauerstoffarmes Blut (blau) fließt vom Körperkreislauf (Mensch) zur Lunge. Sauerstoffreiches Blut (rot) fließt aus dem Lungenkreislauf zum Körperkreislauf zurück. Weil Lungen- und Körperkreislauf mit gleichen Blutmengen durchströmt werden, sind die Blutpfeile gleich dick, Mensch und Lunge sind gleich groß.

Blut, ein 3 kg schweres neugeborenes Kind ca. 240 ml und ein 500 g leichtes, unreifes Frühgeborenes ca. 40 ml.

Organdurchblutung unter Ruhebedingungen – Das Herzzeitvolumen verteilt sich unter Ruhebedingungen wie folgt im Körperkreislauf: Gehirn 15 %, Herz 5 %, Niere 20 %, Verdauungstrakt 23 %, Muskel 15 %, Leber 7 %, Haut 6 %, Rest 9 %.

Hirndurchblutung – Die Hirndurchblutung beträgt normalerweise 50 ml/min pro 100 Gramm (g) Organgewicht. Das Hirngewicht beim Erwachsenen beträgt ca. 1.500 g. Das Hirn verbraucht ca. 20 % des Sauerstoffs im Körper. Den größten Teil des Sauerstoffs benötigt die graue Hirnsubstanz und gilt damit auch als besonders empfindlich für Sauerstoffmangel. Bei Denkleistungen (Rechenaufgaben, Schachspiel) steigt der Sauerstoffbedarf der grauen Hirnsubstanz an. Größter Bedarf besteht bei einem Krampfanfall.

Nierendurchblutung – Die Nieren sind stark durchblutet mit ca. 330 ml/min pro 100 g Organgewicht. Das Gewicht beider Nieren liegt ca. bei 300 g. Sie verbrauchen insgesamt 10 % des Sauerstoffs im Körper (25 ml Sauerstoff/Minute).

Haut und Muskulatur – Die Hautdurchblutung liegt bei 1 ml/min pro 100 g Haut. Steigt die Temperatur an, z. B. durch Bewegung oder durch Erhöhung der Außentemperatur, erweitern sich die Blutgefäße in der Haut und der Blutfluss kann um das 200-Fache ansteigen. In Ruhe ist die Skelettmuskulatur ebenso wenig durchblutet wie die Haut. Allerdings steigert sich der Blutfluss bei körperlicher Belastung in der Muskulatur wesentlich mehr. Durch Blutflusssteigerungen in Haut und Muskulatur geht dem Systemkreislauf Blut verloren. Unter Umständen kann es sogar zu einer Minderdurchblutung anderer Organe kommen (Beispiel: Ohnmacht bei heißen Außentemperaturen, Herzinfarkt beim Joggen).

■ **Wie arbeitet das Blut in der Lunge?**

Das Lungengewebe besteht aus kleinsten Luftkammern (Bläschen) mit einer hauchdünnen Wand. Die Wand ist undurchlässig für Flüssigkeit und Blutzellen. Nur Bestandteile der Luft können frei durch die Wand hindurchtreten. Um die Bläschen herum zieht ein feines Netzwerk von Adern, in die das Herz ausgeschöpftes Blut aus dem Körperkreis-

Die roten Blutkörperchen sorgen für den Gasaustausch in den Lungenbläschen und geben Kohlendioxid ab, um sich gleich darauf wieder mit Sauerstoff zu beladen

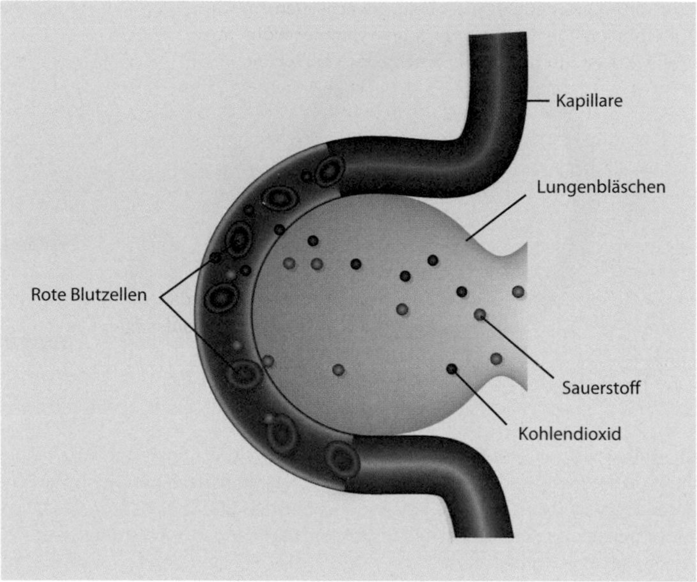

◘ **Abb. 1.2**   Gasaustausch in den Lungenbläschen

lauf hineingepumpt hat (◘ Abb. 1.2). Beim Vorbeifließen holen sich die roten Blutkörperchen Sauerstoff aus den Luftkammern und werfen das Kohlendioxid hinein. Der sogenannte Gasaustausch geschieht in Bruchteilen von Sekunden. Das in der Lunge aufbereitete Blut fließt dann voll beladen mit Sauerstoff und mit wenig Kohlendioxid zum Herzen zurück. Das Blut ist bis zu 98 % mit Sauerstoff gesättigt.

▪ **Wie arbeitet das Blut im Körper?**
Nachdem das Blut weiter in den Körperkreislauf gepumpt wurde, verteilt es sich über feinste Äderchen zwischen den Körperzellen. Die Körperzellen holen sich Sauerstoff ab und werfen ihren Abfall, das Kohlendioxid, ins Blut hinein. Die roten Blutkörperchen nehmen es auf und fließen so beladen in das Herz zurück. Das Herz pumpt das Blut weiter in den Lungenkreislauf. Beim Eintreffen in der Lunge ist es nur noch mit rund 70 % Sauerstoff gesättigt.

▪ **Wie erneuert die Lunge die Luft in den Luftkammern?**
Über die Atmung stellt der Körper die Zufuhr von Sauerstoff und das Abatmen von Kohlendioxid sicher

Die Lunge erneuert die Luft in ihren Luftkämmerchen durch Ein- und Ausatmen. Beim Einatmen nehmen wir Luft mit einem Sauerstoffgehalt von 21 % und (nahezu) frei von Kohlendioxid in die Luftkammern auf. Die verbrauchte Luft, die weniger Sauerstoff, aber dafür Kohlendioxid enthält, atmen wir aus, sie entweicht so aus den Kammern.

Hintergrundwissen: Wichtige Messgrößen
Daten beim Erwachsenen: Das Herz pumpt 60–80 Mal pro Minute venöses Blut in die Lungenarterien (Pulmonalarterie) hinein. Pro Herzschlag sind das ca. 70 ml, d. h. insgesamt 4,2–5,6 Liter pro Minute. Die Fläche, die dem Blut zur Aufarbeitung

zur Verfügung steht, ist groß. Beim Erwachsenen erreicht sie ca. 80 m², ist also vergleichbar mit der Fläche einer 3- bis 4-Zimmer-Wohnung.

Der **Gasaustausch** erfolgt in Bruchteilen von Sekunden, ca. 0,3 Millisekunden (ms). Die Lunge erneuert die Luft 12–15 Mal pro Minute und füllt die Alveolen bei jedem Atemzug mit einem halben Liter Luft. Zum Gasaustausch stehen dem Blut demnach jede Minute 6–7,5 Liter frische Luft mit einem Sauerstoffgehalt von 1,2–1,5 Litern zur Verfügung. Unter Ruhebedingungen verbraucht der Körper in der Minute 250 Milliliter Sauerstoff und gibt 200 Milliliter Kohlendioxid ab. Für einen erhöhten Sauerstoffbedarf des Körpers haben Herz und Lunge ausreichende Reserven.

Die Körperzellen holen sich nur so viel Sauerstoff aus dem Blut, wie sie zum jeweiligen Zeitpunkt brauchen. In Ruhe (wenn man schläft) sind das etwa 30 %, bei der Arbeit einzelner Organe ist es mehr. Im Blut befinden sich daher noch ca. 70 % des Sauerstoffs, wenn es nach Passage durch den Körperkreislauf wieder in der Lunge ankommt.

Sauerstoffsättigungswerte in Herz und Anschlussadern: Obere und untere Hohlvene (Vena cava superior und inferior): 70 % bzw. 76 %. Rechter Vorhof, rechter Ventrikel und Lungenarterie (gemischt venös): 72 %. Lungenvenen, linker Vorhof, linker Ventrikel und Aorta: 95 %. Die Sauerstoffsättigung der oberen Hohlvene ist aufgrund des hohen Sauerstoffverbrauchs im Gehirn geringer als in der unteren.

1.2 Wo befindet sich das Herz, und wie ist es aufgebaut?

Das Herz befindet sich zwischen den beiden Lungenflügeln im Brustkasten, etwas links von der Mitte. Von vorne schützen es das Brustbein und die Rippen vor Verletzungen (◘ Abb. 1.3).

Lage des Herzens

Wenn man das Herz auseinanderfalten und -drehen könnte, bliebe ein Doppelschlauch übrig (◘ Abb. 1.4 a), in dessen Inneren Blut fließt und dessen Wand aus einer Muskelschicht besteht. Wenn sich die Muskulatur der Schlauchwand zusammenzieht, wird Blut aus dem Inneren des Schlauchs herausgepresst, d. h., der Schlauch pumpt. Wenn sich die Muskulatur wieder ausdehnt, nimmt der Schlauch Blut auf.

Das Herz im vereinfachten Modell als Doppelschlauch

Der rechte Schlauch stellt die rechte Herzseite dar, die das verbrauchte Körpervenenblut der Lunge zuleitet. Der linke Schlauch bekommt dann das frische, sauerstoffreiche Blut zurück aus der Lunge und leitet es den Organen im Körperkreislauf zu.

Eine Richtung erhält der Blutstrom dabei durch die Herzklappen, die als Ventile in Verlauf dieses Doppelschlauchs eingebunden sind. Sie sorgen dafür, dass das Blut nur in eine Richtung fließen kann.

Herzfunktion

Erregungsleitungssystem des Herzens – Im Herzen gibt es ein sogenanntes Erregungsleitungssystem. Leitungsbahnen, ähnlich wie Stromleitungen, ziehen durch das Herz. Durch diese Leitungsbahnen fließt ein schwacher (bioelektrischer) Strom. Der Stromfluss beginnt im Vorhof. Er löst das Zusammenziehen der Herzwandmuskulatur im Vorhof aus (der Vorhof pumpt). Sobald die Erregung den Vorhof verlassen hat, dehnt sich dort der Herzschlauch wieder aus (der Vorhof füllt sich). Anschließend trifft der Stromfluss auf die Herzkammer und die Kammermuskulatur zieht sich zusammen (die Kammer pumpt). Nach Abklingen der Erregung dehnt sich die Kammermuskulatur wieder aus. Dann beginnt der Stromfluss von Neuem.

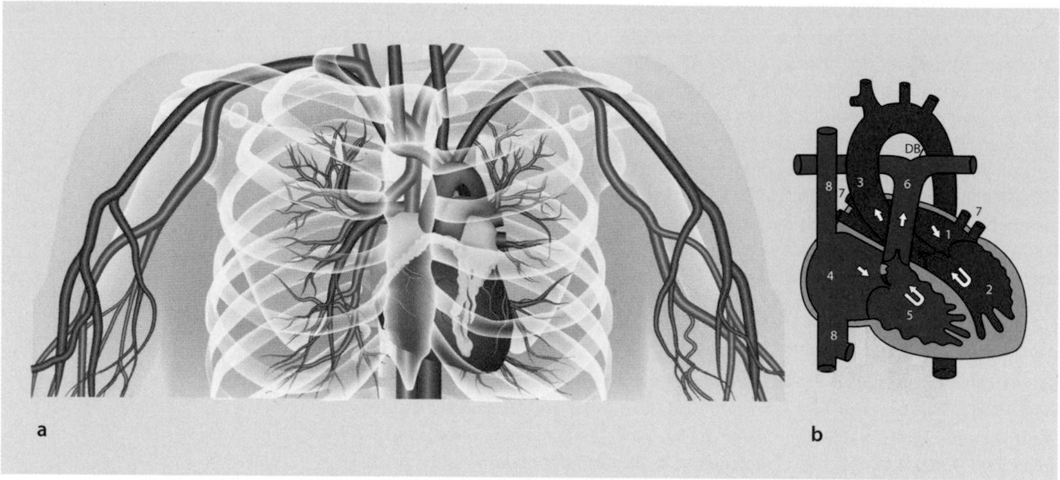

■ Abb. 1.3 a, b.   **a** Lage des Herzens im Brustkorb. **b** Das Innere des Herzens. Sauerstoffreiches Blut (rot) fließt aus den Lungenvenen (7) durch den linken Vorhof (1) und die linke Herzkammer (2) in die Körperschlagader (Aorta, 3). Sauerstoffarmes Blut fließt aus 2 Körpervenen (Hohlvenen, 8) durch den rechten Vorhof (4) und die rechte Herzkammer (5) in die Lungenschlagader (Pulmonalarterie, 6). DB ist der verschlossene Ductus arteriosus Botalli. Die Pfeile zeigen die Fließrichtung des Blutes an.

In der ■ Abb. 1.5 ist die Organisation des Doppelschlauchs als Herz schematisch dargestellt.

In der rechten Herzseite, genauer dem rechten Vorhof, sammelt sich das verbrauchte, sauerstoffarme Blut

Die rechte Herzseite besteht aus einer Sammelstelle für das ankommende verbrauchte Blut (rechter Vorhof) und der darauf folgenden Pumpkammer. Hier lässt sich gut die Position und Bedeutung der Herzklappen verdeutlichen.

Die rechte Pumpkammer (rechter Ventrikel) hat eine Einlassklappe (Trikuspidalklappe) und eine Auslassklappe (Pulmonalklappe), die den Blutrückstrom verhindern und so den Vorwärtsfluss durch die Lunge zum linken Herzen hin sicherstellen.

Über die linke Herzseite gelangt das sauerstoffreiche Blut aus der Lunge in den Körperkreislauf

Die linke Herzseite hat analog ebenso eine Sammelstelle für das frische Blut aus der Lunge, den linken Vorhof, und anschließend eine Pumpkammer, den linken Ventrikel. Dieser linke Ventrikel ist der eigentliche Hauptmotor der Herzpumpe, der die weitaus größte Arbeitslast trägt.

Gesteuert über das Erregungsleitungssystem pumpen die Herzvorhöfe und die Herzkammern zeitversetzt

Seine Einlassklappe nennt man Mitralklappe, sie verhindert den Rückstrom in den linken Vorhof, wenn sich die linke Kammer pumpend zusammenzieht. Die Auslassklappe nennt man Aortenklappe; analog zum rechten Herzen besteht ihre Aufgabe darin, den Rückstrom des von der Pumpkammer ausgeworfenen Blutes zu verhindern und damit den Abstrom zu den Organen des Körperkreislaufs sicherzustellen.

In Wirklichkeit sieht das Herz recht kompliziert aus, weil es als Doppelschlauchsystem nicht gestreckt, sondern mehrfach verdreht angeordnet ist. Dies erfolgt aus guten Gründen bereits in der Embryonalentwicklung des Herzens, denn in dieser Form funktioniert das Herz als Pumpe am effektivsten! Das Herz faltet sich während seiner

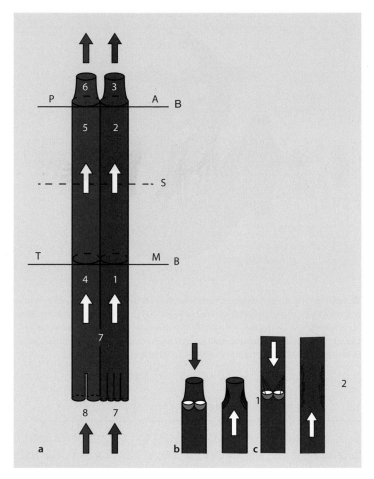

◘ Abb. 1.4 a–c. **a** Auseinander gefalteter Herzschlauch: Hohlvenen (8), Lungenvenen (7), rechter Vorhof (4), linker Vorhof (1), Tricuspidalklappe (T), Mitralklappe
(M), Herzbasis (B), Herzspitze (S), rechte Kammer (5), linke Kammer (2), Pulmonalklappe (P), Aortenklappe (A), Pulmonalarterie (6), Aorta (3). **b** Geschlossenes und
offenes Ventil am Auslass der Herzkammern (Aortenklappe, Pulmonalklappe).
c Geschlossenes und offenes Mittelventil zwischen Vorhof und Herzkammer
(Mitralklappe, Trikuspidalklappe)

Entwicklung so zusammen, dass es im sogenannten Herzbeutel zum
Liegen kommt. Dabei macht es Drehungen (◘ Abb. 1.6).

Die folgende Form des Herzens ist das, was der Herzchirurg vor
sich sieht, und soll deshalb zum besseren Verständnis etwas näher
erläutert werden. Die ◘ Abb. 1.7 erlaubt dabei verschiedene Blickwin-
kel, um die Lagebeziehungen der Herzhöhlen und Gefäße zueinander
nachzuvollziehen.

In der ◘ Abb. 1.8 sieht man, auf welche Weise die vier Herzklappen
in einer Ebene innerhalb des gewundenen Herzdoppelschlauchs angeordnet sind. Sie liegen in der sogenannten Herzbasis.

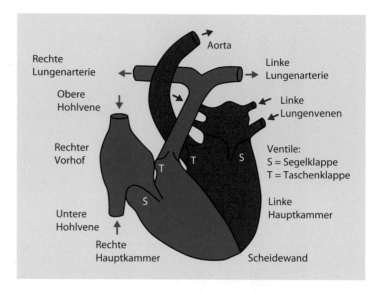

□ **Abb. 1.5**   Herzschema mit rechtem (blau) und linkem Herzen (rot). Die rechte wie linke Herzseite bestehen jeweils aus einem Vorhof (»Sammelstelle«) und einer Pumpkammer. In der rechten und linken Pumpkammer verhindern jeweils eine Einlass- und Auslassklappe den Blutrückstrom und geben damit als Ventile der Pumpaktivität der beiden Herzkammern ihre Richtung vor

1.3   Was leistet ein Herz?

Das Herz hält eine enorme Arbeitsbelastung Jahrzehnte lang durch, ohne dass es eine Ruhepause benötigt

Beim Erwachsenen pumpt das Herz am Tag etwa 7.000–10.000 Liter Blut durch den Körper und im Jahr ca. 2,5 Millionen Liter. Nach 80 Jahren hat es mindestens 200 Millionen Liter gepumpt. Die tatsächliche Leistung ist noch weit höher, da sich diese Rechnung auf den ruhenden Körper bezieht. Bei Anstrengungen kann das Herz 3–5 Mal mehr Blut pumpen. Am meisten arbeitet die linke Herzkammer, die die größte Kraft zum Pumpen aufwenden muss.

1.4   Wodurch wird ein Herz überfordert?

Das Herz wird überfordert, wenn
- es zu viel Blut aufnehmen muss,
- der Rhythmus der Herzschläge zu schnell/zu langsam ist,
- es mit zu viel Kraft gegen einen hohen Widerstand »anpumpen« muss,
- die Klappenventile undicht sind, d. h.,das Herz die gleiche Arbeit wiederholt durchführen muss,
- die Arbeit von Vorhöfen und Pumpkammern durch Herzrhythmusstörungen schlecht abgestimmt ist (z. B. die Kammern Blut ansaugen wollen, ohne dass die Vorhöfe ausreichend gefüllt sind),
- die Muskulatur des Herzens zu wenig Sauerstoff und Nährstoffe bekommt, d. h., wenn die Herzmuskeldurchblutung gestört ist.

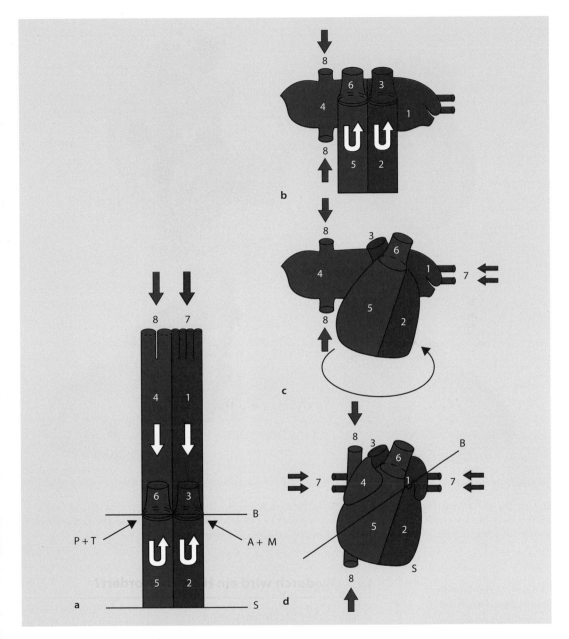

◘ **Abb. 1.6 a–d.** **a** Wir legen den langen Doppelschlauch gedanklich wieder so zusammen, dass ein Herz entsteht. Den Schlauch falten wir zunächst in der Mitte des Kammerabschnittes (S) zusammen und klappen den unteren Abschnitt, den Vorhof, nach hinten oben. Dann ist der Schlauch schon deutlich kürzer. Die Ein- und Auslassventile der Kammer liegen nach der Faltung auf einer Ebene, Herzbasis (B) genannt. Die Knickstelle (S) wird zur Herzspitze. **b** Anschließend stauchen wir die Vorhöfe hinter dem Herzen etwas zusammen. Sie liegt dann in Höhe der Oberkante der Kammern und dem Anfangsteil der Körper- und Lungenschlagader. Dann ist der Schlauch noch kürzer. **c** Die zusammengefalteten Herzkammern drehen wir jetzt gegen den oberen Teil des Herzens, woraufhin sie nicht nebeneinander liegen, sondern schräg vor- und hintereinander. Die Knickstelle der Herzkammern, der unterste Punkt des Herzens, sieht nach der Drehung spitz aus (Herzspitze). Zusätzlich drehen wir die Arterien am Auslass der Kammern, sodass sie sich umeinander winden. Rechts und links der Arterien gibt es jetzt wieder etwas Platz für die Vorhöfe. **d** Die Spitze kippen wir noch um 40° nach vorne, und dann passt das Herz in den Herzbeutel. Seine Form entspricht dem des Herzmodells in ◘ Abb. 1.7a

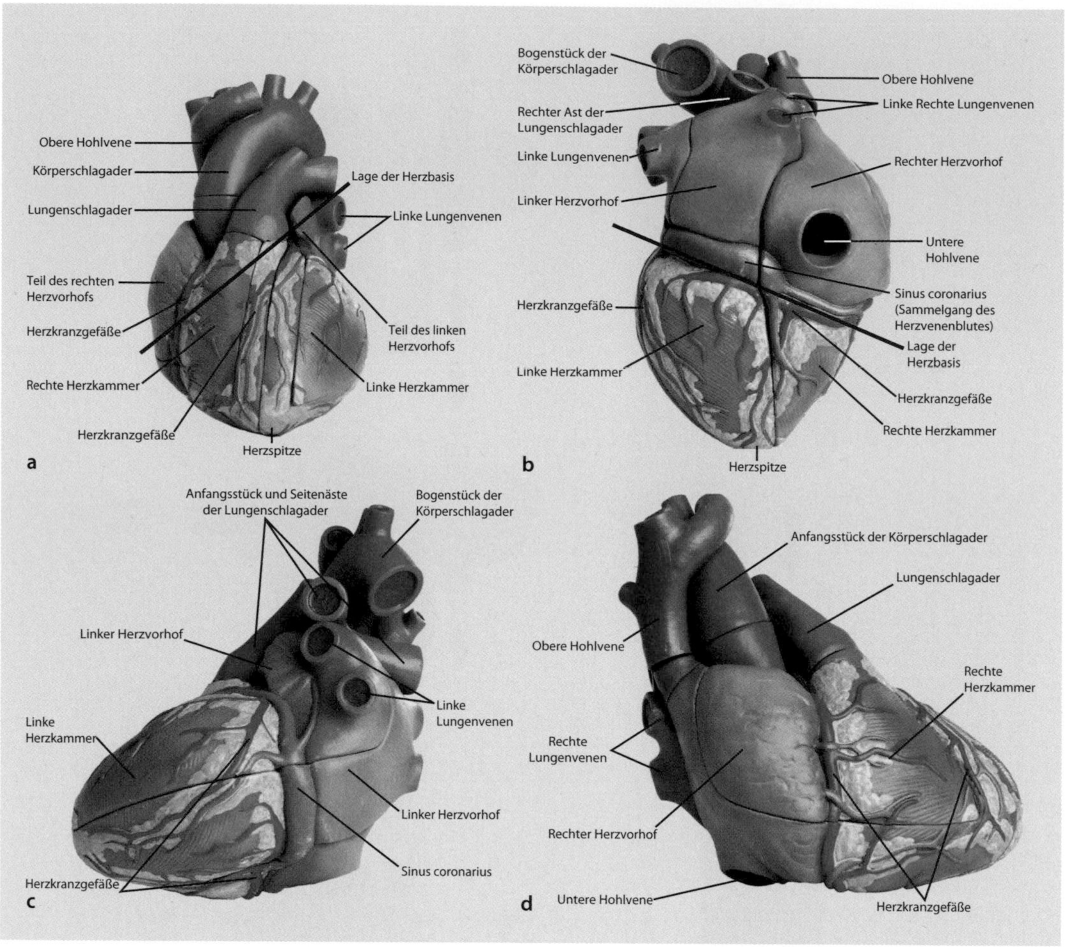

1

a (Vorderansicht)

- Obere Hohlvene
- Körperschlagader
- Lungenschlagader
- Lage der Herzbasis
- Linke Lungenvenen
- Teil des rechten Herzvorhofs
- Herzkranzgefäße
- Teil des linken Herzvorhofs
- Rechte Herzkammer
- Linke Herzkammer
- Herzkranzgefäße
- Herzspitze

b

- Bogenstück der Körperschlagader
- Rechter Ast der Lungenschlagader
- Linke Lungenvenen
- Linker Herzvorhof
- Obere Hohlvene
- Linke Rechte Lungenvenen
- Rechter Herzvorhof
- Untere Hohlvene
- Sinus coronarius (Sammelgang des Herzvenenblutes)
- Lage der Herzbasis
- Herzkranzgefäße
- Linke Herzkammer
- Herzkranzgefäße
- Rechte Herzkammer
- Herzspitze

c

- Anfangsstück und Seitenäste der Lungenschlagader
- Bogenstück der Körperschlagader
- Linker Herzvorhof
- Linke Herzkammer
- Linke Lungenvenen
- Linker Herzvorhof
- Sinus coronarius
- Herzkranzgefäße

d

- Anfangsstück der Körperschlagader
- Lungenschlagader
- Obere Hohlvene
- Rechte Herzkammer
- Rechte Lungenvenen
- Rechter Herzvorhof
- Untere Hohlvene
- Herzkranzgefäße

◘ **Abb. 1.7 a–d.** **a** Vorderansicht des Herzens (nach dem Öffnen des vorderen Brustkorbs). **b** Ansicht des Herzens von hinten und unten (das Herz ist aus dem Brustkorb herausgenommen). **c** Linke Seite des Herzens (nach dem Öffnen des linken Brustkorbs). **d** Rechte Seite des Herzens (nach dem Öffnung des rechten Brustkorbs)

Ist das Herz andauernd überfordert, sinken die körperliche Belastbarkeit und Lebenserwartung durch »Verschleiß« des Herzens

Die körperliche Belastbarkeit des Kindes nimmt ab, weil das Herz seine Pumpleistung nicht steigern kann, um den Körper bei Mehrbedarf mit Sauerstoff zu versorgen. Die Lebenserwartung des Kindes verringert sich, weil das Organ Herz durch Mehrbelastung vorzeitig »verschleißt«. Daneben ist die Lebensqualität gemindert durch körperliche Schwäche, Luftnot und zahlreiche Folgen des Durchblutungs- oder Sauerstoffmangels der Körperorgane.

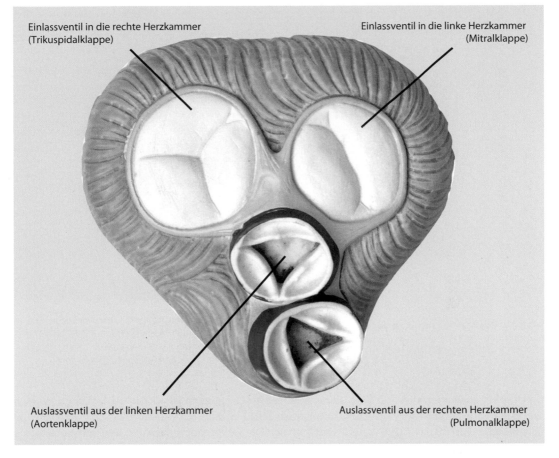

Einlassventil in die rechte Herzkammer
(Trikuspidalklappe)

Einlassventil in die linke Herzkammer
(Mitralklappe)

Auslassventil aus der linken Herzkammer
(Aortenklappe)

Auslassventil aus der rechten Herzkammer
(Pulmonalklappe)

⊡ Abb. 1.8   Herzbasis (die beiden Vorhöfe, die Körperschlagader und die Lungenschlagader sind vom Herz abgetrennt worden). Oben ist der zum Rücken hin gewandte Teil der Basis, unten der zum Brustbein hin gewandte Teil der Basis zu sehen

1.5   Welche Organe können durch Herzfehler geschädigt werden?

Das Herz selbst, die Lunge und Körperorgane können einen Schaden erleiden. Wenn Herzkammern zu viel Blut aufnehmen müssen, überdehnt sich ihre Muskelwand. Müssen sie gegen einen unnatürlich hohen Widerstand anpumpen, vermehrt sich ihre Wandmuskulatur und die Versorgung der Muskelzellen mit Sauerstoff wird knapp. In beiden Fällen kommt es zu einer Pumpschwäche der Herzkammern.

Wenn die Vorhöfe zu viel Blut aufnehmen müssen und ihre Wand überdehnt, schädigt dies das Erregungsleitungssystem mit der Folge von **Herzrhythmusstörungen**.

Eine Schädigung der Herzkammern führt zur Pumpschwäche, eine Schädigung der Vorhöfe zu Herzrhythmusstörungen

1

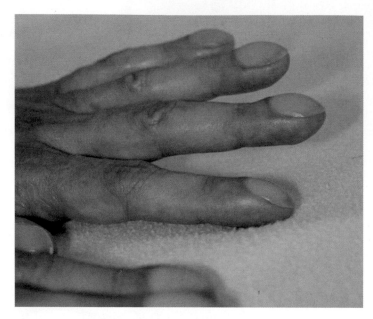

◧ **Abb. 1.9**   Trommelschlegelfinger mit Uhrglasnägeln. Überschießendes Knochenwachstum der Finger- und Zehenendglieder mit Verformung der Nägel bei Blausucht durch einen Herzfehler. Aus: Mutius E, Gappa M, Eber E, Frey U (2014) Pädiatrische Pneumologie. 3. Aufl. Springer, Berlin-Heidelberg-New York

Durch zu hohen Blutdruck und in der Folge Schäden der Lungenadern entsteht die Eisenmenger-Reaktion

Pumpt das Herz mit zu großem Druck Blut in die Lunge, nehmen die Lungenadern Schaden, d. h., die Wand der zarten Adern verdickt und verhärtet sich.Die Lungenadern lassen zuletzt nur noch wenig Blut durch den Lungenkreislauf hindurchfließen.Der Widerstand im Lungenkreislauf steigt an, messbar in einer Herzkatheteruntersuchung als Wood-Einheiten (WE). Die Erkrankung heißt **Eisenmenger-Reaktion**.

Sauerstoffmangel führt zur bläulichen Verfärbung der Haut, der Zyanose

Wenn fehlgebildete Herzen fälschlicherweise sauerstoffarmes Blut in den Körperkreislauf pumpen – anstatt zur Lunge –, leiden die Organe unter chronischem Sauerstoffmangel. An der Haut erkennt man eine bläuliche Verfärbung, die Blausucht (Bezeichnung: **Zyanose**).

Herzfehler mit Blausucht können aufgrund der Sauerstoffunterversorgung weitere körperliche Veränderungen nach sich ziehen wie Trommelschlegelfinger (◧ Abb. 1.9). Fehlbildungsbedingt vergrößerte Herzen können einen vorgewölbten Brustkorb, den sogenannten Herzbuckel hervorrufen.

Die Untersuchung des Kindes und seines Herzens

Ulrike Blum, Hans Meyer, Philipp Beerbaum

U. Blum et al., *Ratgeber angeborene Herzfehler bei Kindern*,
DOI 10.1007/978-3-662-47878-3_2, © Springer-Verlag Berlin Heidelberg 2016

2

2.1   Wonach fragt der Arzt? Wie wird das Kind untersucht?

Der Gesundheitszustand des Ungeborenen und der Mutter während der Schwangerschaft sind neben einer familiären Vorbelastung wichtige Fragen, die Ihnen der Arzt stellt

■■ Befragung der Eltern

Der Arzt fragt die Eltern, ob während der Schwangerschaft bereits Erkrankungen des Erbgutes wie vererbte (genetische) Defekte und chromosomale Anomalien des Embryos nachgewiesen wurden, in deren Rahmen Herzfehler vorkommen, oder ob durch eine »fetale Echokardiografie« Fehlbildungen beim Ungeborenen erkannt wurden (► Abschn. 2.2.5). Er fragt, ob Herzfehler in der Familie vorkommen, weil manche Herzfehler familiär gehäuft auftreten. Wichtig und aufschlussreich sind Informationen über die mütterliche Einnahme von Medikamenten, durch die das Risiko eines kindlichen Herzfehlers erhöht ist, über Alkohol- oder Drogenkonsum und ob die Mutter während der Schwangerschaft krank war – chronisch krank oder akut erkrankt. All dies könnte auf Herzfehler des Kindes hindeuten.

■■ Mögliche Beschwerden des Säuglings mit Herzfehler

Blaue oder graue Hautfarbe, kühle Haut, Luftnot, angestrengte schnelle Atmung, Schmerzen (unmotiviertes Schreien), starkes Schwitzen am Kopf während des Trinkens, Gewichtsstagnation, Wassereinlagerung (Bezeichnung: Ödeme) im Körper, erkennbar an geschwollenen Augenlidern.

■■ Hinweise auf Herzfehler bei Kleinkindern und Kindern

Überdurchschnittlich häufige Atemwegsentzündungen, frühzeitige Ermüdung beim Spielen, beim Turnen, Herzschmerzen bei körperlicher Belastung, Schwindel, Ohnmacht, Herzklopfen.

Die Untersuchung umfasst den gesamten Körper des Kindes mit Sichtung, Abtasten und Abhören

■■ Untersuchung des Kindes

Der Arzt nimmt folgende Untersuchungen an dem Kind vor (◘ Abb. 2.1):

— Er überprüft anhand der Hautfarbe, ob eine Blausucht (Bezeichnung: Zyanose) vorliegt.
— Er überprüft am Hals des Kindes in halbsitzender Position, ob die Halsvenen sichtbar sind, und ertastet die Größe der Leber und der Milz. Sichtbare Halsvenen oder eine Vergrößerung der Organe weisen auf einen Blutstau hin, der durch einen Herzfehler oder eine Herzschwäche bedingt sein kann.
— Er tastet die Pulse an Armen und Beinen ab und beurteilt, ob sie normal kräftig und gleichmäßig sind. Mit Blutdruckmanschetten misst er den Blutdruck an Armen und Beinen und prüft, ob er gleich hoch ist. Abweichungen deuten wieder auf bestimmte Herzfehler hin.
— Er tastet den Brustkorb ab. Vibrationen deuten auf Herzfehler hin, bei denen es zur Verwirbelung des Blutes kommt.
— Er sucht nach körperlichen Fehlbildungen, die zusammen mit Herzfehlern vorkommen können.

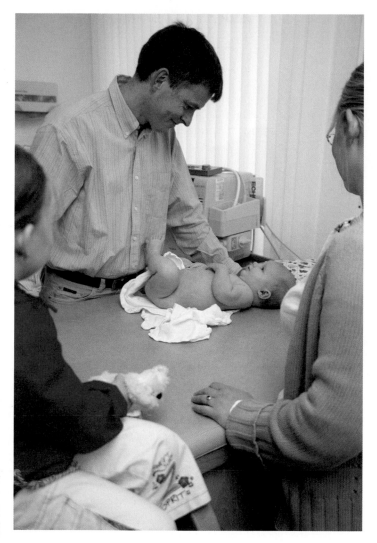

◨ **Abb. 2.1** Untersuchung eines Säuglings. Mit freundlicher Genehmigung von Klaus Rose/PicScout

2.2 Welche Herzuntersuchungen gibt es?

Das Herz kann man heute durch den geschlossenen Brustkorb hindurch untersuchen und dabei relativ genau beurteilen, was falsch aufgebaut ist und nicht funktioniert.

Verschiedene Untersuchungen machen unterschiedliche Bezirke und Funktionen des Herzens sichtbar – sie ergänzen sich

2.2.1 Abhören mit dem Stethoskop

Der Arzt horcht die Geräusche ab (◨ Abb. 2.2), die das Herz beim Pumpen macht (wenn die Herzklappen schließen, hört man beim

Liegt ein Herzfehler vor, treten Herzgeräusche auf

2

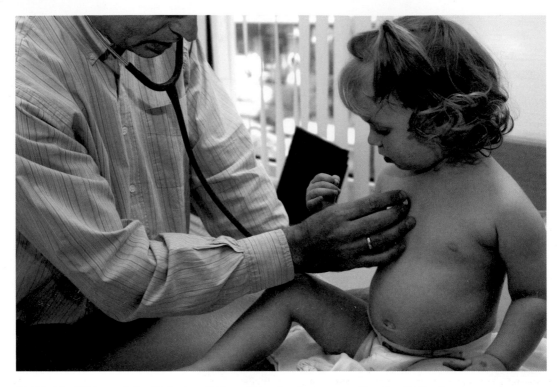

▣ Abb. 2.2   Abhören mit dem Stethoskop. Mit freundlicher Genehmigung von Klaus Rose/PicScout

gesunden Herzen 2 aufeinanderfolgende Herztöne). Bei Herzfehlern hört man Zusatzgeräusche oder veränderte Schließgeräusche der Herzklappen.

Der Arzt stellt mit dem Stethoskop fest, dass am Herzen etwas nicht stimmt. Mit dem Stethoskop kann man Details über einen Herzfehler nur vermuten. Hierzu sind weitere Untersuchungen nötig.

2.2.2   Pulsoxymetrie – Sauerstoffsättigung im Blut

Besonders wichtig ist die Messung des Sauerstoffgehalts im Blut, die durch die Pulsoxymetrie sowohl vor, nach und während der Behandlung erfolgen kann

Der Arzt misst, mit wie viel Sauerstoff die roten Blutkörperchen in den Arterien beladen sind. Die Untersuchung ist schmerzfrei, ohne Nebenwirkungen, ungefährlich und kann daher jederzeit wiederholt und auch längere Zeit zur Überwachung eines Kranken eingesetzt werden (▣ Abb. 2.3).

Die Untersuchung gibt einen ungefähren Überblick über das Ausmaß einer Blausucht, und man sieht zudem, ob eine gefährliche Situation vorliegt (bei einem Messwert unter 70 %).

Hintergrundwissen: Pulsoxymetrie
Die Pulsoxymetrie dient der Messung der prozentualen Sauerstoffsättigung des Blutes. Die Pulsoxymeter steckt man auf den Finger auf oder befestigt es am Fuß und misst so den Bestandteil in den roten Blutkörperchen, der zur Beladung mit

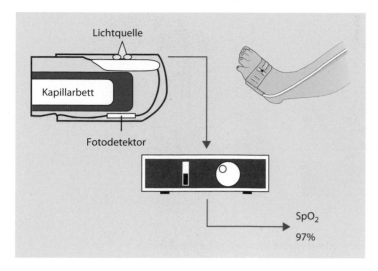

◘ Abb. 2.3 Pulsoxymetrie (SpO$_2$ = Blutsauerstoffsättigung)

Sauerstoff zur Verfügung steht, das sogenannte Hämoglobin. Rein physikalisch nimmt Hämoglobin mit bzw. ohne Sauerstoff Licht verschiedener Wellenlängen in unterschiedlichem Ausmaß auf. Pulsoxymeter verwenden meist zwei Wellenlängen des Lichts: 660 Nanometer (sichtbar rot) für Oxihämoglobin HbO$_2$ (mit Sauerstoff) und 940 Nanometer (infrarot) für Desoxihämoglobin Hb (ohne Sauerstoff). Infrarotlicht setzt man ebenfalls bei Fernbedienungen für Fernseher ein. Die Messung erfolgt durch den ständigen schnellen Wechsel zwischen beiden Wellenlängen, sodass man Veränderungen des Sauerstoffgehalts direkt erfassen kann.

2.2.3 Elektrokardiografie (EKG)

Über gezielt positionierte Elektroden tastet ein Messgerät das elektrische Feld an der Hautoberfläche des Kindes ab (◘ Abb. 2.4), das durch einen schwachen Strom in jedem Herzen entsteht. Damit lässt sich der Herzrhythmus hervorragend beurteilen. Zudem kann man wichtige Erkenntnisse zur Herzmuskeldicke oder Herzmuskeldurchblutung gewinnen.

Mit dem EKG lässt sich der Herzrhythmus erfassen

Nur selten kann man auf einen speziellen Herzfehler schließen. Oft jedoch erlaubt das EKG Aussagen zum Schweregrad des Herzfehlers, insbesondere zu seiner Auswirkung am Herzen selbst. Sein Bereich ist der Rhythmus.

Die EKG-Untersuchung ist schmerzfrei, ohne Nebenwirkungen, ungefährlich und kann jederzeit wiederholt werden.

2.2.4 Röntgenuntersuchung des Brustkorbs

Der Arzt macht mithilfe der Röntgendurchleuchtungstechnik die Herzumrisse, die Lunge und die Knochen sichtbar (◘ Abb. 2.5).

2

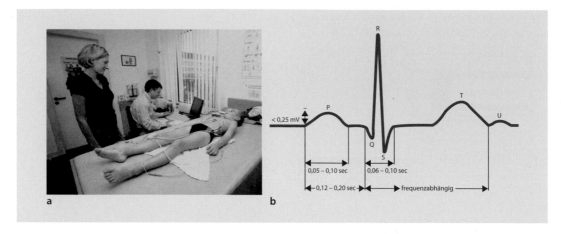

■ **Abb. 2.4**   Elektrokardiografie (EKG). Mit freundlicher Genehmigung von Klaus Rose/PicScout

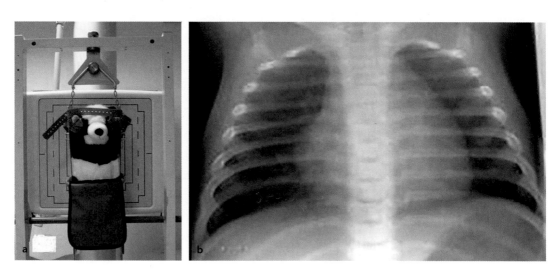

■ **Abb. 2.5 a, b.**   Röntgenuntersuchung des Brustkorbs

Der Einsatz von Röntgenuntersuchungen erfolgt aufgrund der Strahlenbelastung immer gezielt

Die Untersuchung ist schmerzfrei und als Einzeluntersuchung ungefährlich. Allerdings schädigen zu viele Röntgenstrahlen den Körper. Deshalb setzt man eine Röntgenuntersuchungen nur ein, wenn es unbedingt nötig ist.

Röntgenuntersuchung

Strahlenbelastung – Die Strahlenbelastung ist abhängig von verschiedenen Parametern wie der Art des Röntgengerätes, Art des Tubus, der Energiedosis, Belichtungszeit und bestrahlten Körperoberfläche.

Bei einer Aufnahme des Brustkorbs von vorne nach hinten (anterior-posteriore, kurz: ap-Aufnahme) liegt die geschätzte Strahlendosis bei **0,2 mSv** (Millisievert). Dabei entspricht 1 Sievert = 100 Rem = 100 Rad = 1 Gray = 1 Joule/Kilogramm.

Die Untersuchung zeigt die Form oder Lage des Herzens, die bei bestimmten Herzfehlern oder einer Herzschwäche verändert ist. Die Durchblutungsverhältnisse der Lunge sind erkennbar, die auf bestimmte Herzfehler hinweisen (auch Entzündungen), falsch laufende Adern, herzfehlertypische Veränderungen an den Rippen, eine falsche Lage von Oberbauchorganen wie Leber und Magen. Welcher Herzfehler exakt vorliegt, kann man nicht sehen.

2.2.5   Ultraschall – Echokardiografie

Der Arzt tastet mit Ultraschallwellen das Herz durch den Brustkorb hindurch ab und sieht ihm bei der Arbeit zu (diese Technik benutzt z. B. auch eine Fledermaus, um ihre Umgebung zu erkennen). Dabei können Herzhöhlen und Herzklappen mit hoher Auflösung in Echtzeit dargestellt werden (◘ Abb. 2.6). Auch Blutflussgeschwindigkeiten lassen sich analysieren. Dies ist sehr wichtig zur Einschätzung des Schweregrades eines Herzfehlers. Zudem kann man die Herzkammerfunktion vermessen und als Zahlengrößen für Verlaufskontrollen erfassen.

> Die Echokardiografie erlaubt einen Einblick in die Arbeit des Herzens und eignet sich besonders für junge Patienten

Die Untersuchung ist schmerzfrei, völlig nebenwirkungsfrei und kann jederzeit wiederholt werden, ohne dass man einen schwer kranken Patienten dazu transportieren müsste. Einige Details zur Echokardiografie sind unten zu den ► Bildgebungsmethoden ausgeführt. Die Genauigkeit der Herzdarstellung ist allerdings abhängig von der Erfahrung des Untersuchers. Auch sind die Sichtmöglichkeiten oft sehr begrenzt, weil die Ultraschallwellen Knochen und lufthaltiges Lungengewebe nicht durchdringen können. Dies bereitet bei älteren und zuvor operierten Patienten nicht selten Probleme.

Man erhält durch die Echokardiografie nahezu alle Informationen über einen Herzfehler, die zur Behandlung nötig sind. Insbesondere bei jungen Kindern und Fehlern, die auf das Herz beschränkt sind, reicht dies oft zur Planung der Eingriffe aus. Nicht immer berechnen kann man den Blutdruck in der Lungenarterie. Und man erhält keine genaue Information, ob Lungenadern durch den Herzfehler irreparabel geschädigt sind. Diese Information ist bei einigen Herzfehlern notwendig, um einzuschätzen, ob eine Operation noch etwas verbessern kann.

> In den letzten 2 Jahrzehnten hat sich die Echokardiografie zur zentralen Bildgebungsmethode der Herzfehlermedizin entwickelt. Mit ihr lässt sich bereits die Entwicklung des kindlichen Herzens im Mutterleib nachvollziehen

Bildgebungsmethoden

M-Mode-Echokardiografie – Eindimensionale Darstellung bewegter Strukturen des Herzens. Der Empfänger der Echosignale errechnet aus der Laufzeit zwischen Schallaussendung und Echo die Entfernung zwischen der den Schall zurückwerfenden Struktur und dem Schallkopf. Die Methode ist geeignet, um z. B. Herzklappen darzustellen. Daneben kann man die Größe der Ventrikel in der Phase des Zusammenziehens des Herzmuskels (Bezeichnung: Systole), in der Blut aus dem Herzen strömt, und der Phase des Erschlaffens des Herzmuskels (Bezeichnung: Diastole), in der Blut in das Herz strömt, messen. Diese Messung dient zur Bestimmung des Blutauswurfs im Herzen, der sogenannten Ejektionsfraktion.

2

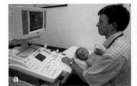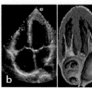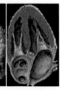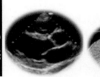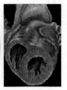

◧ **Abb. 2.6a, b.** Echokardiografie. a Echokardiografische Darstellung des Herzens. Mit freundlicher Genehmigung von Klaus Rose/PicScout b Schnittbilder des Herzens

Zweidimensionale Echokardiografie – Durch automatisches schnelles Hin-und-her-Kippen der Senderelemente entsteht ein zweidimensionales Schnittbild des Herzens. Dadurch lässt sich die Anatomie verschiedener Herzabschnitte darstellen.

CW-Doppler (continuous-wave Doppler), kontinuierliche Dopplersonografie – Kontinuierliches Aussenden und Empfangen von Ultraschallwellen. Der CW-Doppler ist geeignet zur exakten Messung von Blutflussgeschwindigkeiten, allerdings ungeeignet zur Lokalisation des Messortes. Er wird eingesetzt, um an zuvor ausgedeuteten Stellen im Herzen die Strömungsgeschwindigkeit des Blutes zu messen und hieraus Verengungen von Blutgefäßen (Bezeichnung: Stenosen) und ihren Verengungsgrad zu ermitteln (Beispiel: Stenosegrad einer Aortenklappe).

Farbdoppler, farbkodierte Dopplersonografie – Anhand der Geschwindigkeit zurückgeworfener Ultraschallwellen kann man unterscheiden, ob sich der Blutstrom auf den Schallkopf zu oder von ihm weg bewegt. Bekanntes Beispiel ist die Tonhöhenänderung des Martinshorns eines Krankenwagens: Solange sich das Fahrzeug nähert, ist der wahrgenommene Ton höher, wenn es sich entfernt, wird er tiefer. Die Geschwindigkeiten sind mit Farbe gekennzeichnet (kodiert), ebenso Blutverwirbelungen (Bezeichnung: Turbulenzen). Die Methode ist dafür geeignet, die Richtung von Blutströmen im Herzen und in den herznahen Blutgefäßen darzustellen, z. B. Blutstrom im Ductus arteriosus Botalli, einer normalen Kurzschlussverbindung zwischen der Lungenarterie und der Aorta beim ungeborenen Kind, die sich nach der Geburt schließt, oder den Blutfluss durch einen Ventrikelseptumdefekt.

Ösophagusechokardiografie, Echokardiografie über die Speiseröhre – Die Ultraschalluntersuchung führt man mittels eines Schallkopfes durch, den man in die Speiseröhre einführt. Die Untersuchung ist unter lokaler Anästhesie des Rachenraumes oder Narkose möglich. Für Säuglinge stehen entsprechend kleine Schallköpfe zur Verfügung. Die Methode ist besonders geeignet zur Darstellung des linken Vorhofs. Erforderlich ist sie, wenn eine Darstellung des Herzens durch den Brustkorb (transthorakale Herzdarstellung) erschwert ist, z. B. weil vor dem Herzen Lungengewebe liegt und kein angemessenes Schallfenster vorhanden ist. Sie findet auch Verwendung bei Eingriffen mit dem Herzkatheter oder bei Herzoperationen, um das Ergebnis zu kontrollieren.

2.2.6 Magnetresonanztomografie (MRT)

Um genaue Einblicke in das Herz und die Gefäße zu gewinnen, setzt man die Herz-MRT ein

Der Arzt kann das Herz darstellen, indem Hochfrequenzanregungen in einem starken konstanten externen Magnetfeld örtlich und zeitlich ausgelesen werden. Damit sind sehr genaue Darstellungen des Herzmuskels, der Herzklappen und insbesondere der größeren herzfernen Gefäße möglich. Auch erlaubt die Herz-MRT als einzige Methode die exakte Bestimmung von Kreislaufvolumina und damit die Messung (statt nur Schätzung) des Herzfehlerschweregrades.

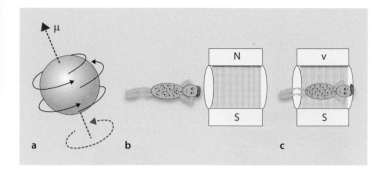

⬛ Abb. 2.7 Drehimpuls (Spin) der Atome. **a** Schema. **b** Ausrichtung der Drehimpulse von Atomen im Körper, **c** Ausrichtung im MRT

Die Herz-MRT stellt eine hervorragende Ergänzung der Echokardiografie dar. Je älter der Patient ist, je ungünstiger sich das Schallfenster für die Echokardiografie gestaltet und je wichtiger mengenmäßige Aussagen zur Herzfehlerschwere für die Behandlung sind, desto wichtiger wird die Herz-MRT für den Patienten.

Herz-MRT und Ultraschalluntersuchung ergänzen sich perfekt

Hintergrundwissen: Wie funktioniert das MRT?

Atome haben einen sogenannten Drehspin, beschreiben also eine Eigenbewegung, die in etwa einem trudelnden Kinderkreisel gleicht, kurz bevor er zum Stillstand kommt (⬛ Abb. 2.7a). In einem starken Magnetfeld richtet sich ein Teil der Drehspins aller Atome des Körpers in dieselbe Richtung aus, wodurch die Atome Energie aufnehmen (⬛ Abb. 2.7b, c). Ein zweites Magnetfeld lenkt sie noch ein wenig weiter ab. Näher beschrieben dreht das Magnetfeld die Protonen aller Atomkerne in die gleiche Richtung. Mit Radiowellen geraten sie ins Taumeln, nach Ausschalten der Radiowellen nehmen sie aufgrund eines eigenen Drehimpulses (Spins) wieder ihre ursprüngliche Richtung ein. Die Atomkerne der Gewebe senden bei diesem Vorgang schwache magnetische Signale aus, die je nach Gewebe unterschiedlich stark sind. Diese Signale misst man.

Beim Abschalten des zweiten Magnetfelds wird die gespeicherte Energie wieder frei. Detektoren fangen die Energie auf und verarbeiten sie zu Bildsignalen. Die Atome verschiedener Gewebe verhalten sich unterschiedlich, sodass man das Gewebe der Herzwände, der Ventile und der angeschlossenen Adern von anderem Gewebe unterscheiden kann. Ein Computer erstellt anhand der eingehenden Informationen Bilder des Herzens und seiner Innenräume (⬛ Abb. 2.8), die während der Herzarbeit mehrfach angefertigt und zu einem Film zusammengestellt werden. Man sieht das Herz mit den Innenräumen als graue Schatten und erkennt die Blutströme.

Um die Blutströme darstellen zu können, erfolgt der Einsatz des Kontrastmittels Gadolinium, das kein Jod enthält und über die Niere ausgeschieden wird. Nierenschädigungen sind extrem selten.

Die Untersuchung ist schmerzfrei. Die Hochfrequenzanregungen und das Magnetfeld an sich sind nebenwirkungsfrei.

Mit einem Kontrastmittel, das über eine Vene (intravenös) verabreicht wird, kann man zusätzlich die Blutströme sichtbar machen. Bei der MRT erfolgt der Einsatz Gadolinium-haltiger Substanzen. Hier sind allergische Reaktionen möglich, aber ausgesprochen selten. Die Nierenfunktion darf allerdings nicht eingeschränkt sein!

Der Einsatz des Kontrastmittels Gadolinium sollte bei ungestörter Nierenfunktion erfolgen

2

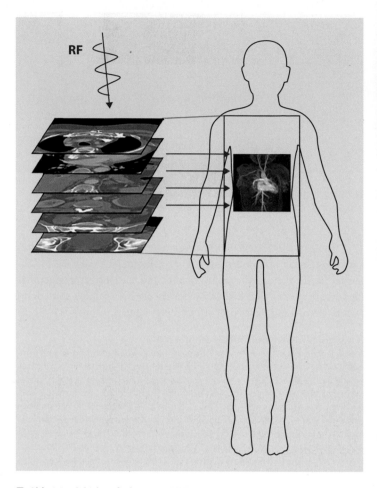

◪ **Abb. 2.8**   Schichtaufnahmen im MRT

Man hört während der Untersuchung laute Geräusche, die die Maschine im Prozess der Signalauslesung durch die wechselnden Magnetfelder erzeugt, und schützt sich dagegen durch Kopfhörer. Die Herz-MRT-Bilder entstehen nicht in Echtzeit und können deshalb »verwackeln«. Ein Oberflächen-EKG erlaubt die Steuerung der MRT-Messung während des Herzzyklus, sodass man Herzbewegungen kompensieren kann.

Die MRT-Untersuchung findet bei kleinen Kindern in Narkose statt

Das Kind darf sich in bei der Messung nicht bewegen und muss für einige Momente auch gezielt den Atem anhalten. Aus diesem Grund erfolgt die Herz-MRT bei kleinen Kindern meistens in Narkose (◪ Abb. 2.9).

Vorteil der Herz-MRT ist eine geringere Untersucherabhängigkeit als bei der Echokardiografie

Das Assistenzpersonal in der Radiologie vermisst das Herz nach festgelegten Protokollen, das Ärzteteam führt hinterher gemeinsam die Bewertung aus (◪ Abb. 2.10, ◪ Abb. 2.11). Zusammen mit der Echokardiografie lassen sich in den allermeisten Fällen rein diagnostische

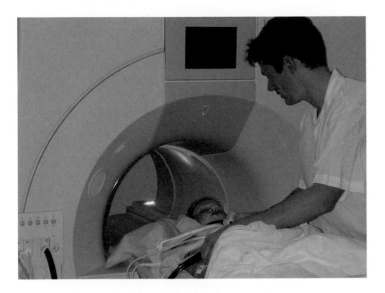

◘ **Abb. 2.9**   Lagerung eines Kindes im MRT-Gerät

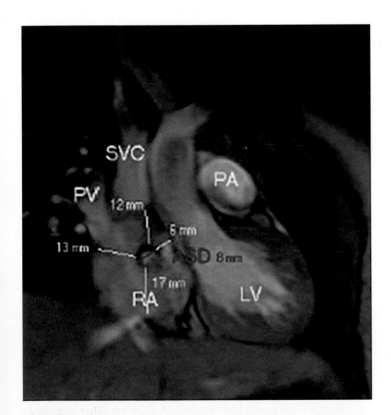

◘ **Abb. 2.10**   MRT-Darstellung eines Herzens mit einem Vorhofseptumdefekt
(ASD = Vorhofseptumdefekt, LV = linke Herzkammer, RA = rechter Vorhof, PA =
Lungenschlagader, PV = Lungenvene, SCV = obere Hohlvene)

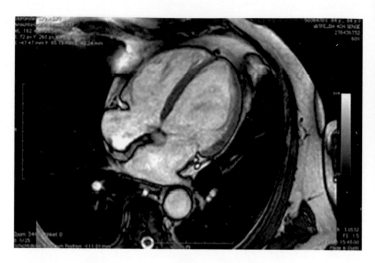

◘ **Abb. 2.11**   MRT-Darstellung eines Herzens im Vier-Kammer-Blick, bei dem alle vier Herzhöhlen gleichzeitig sichtbar sind

Untersuchungen mit dem Herzkatheter (► Abschn. 2.2.6) vermeiden. Nachteil ist, dass die Untersuchung technisch nicht immer möglich ist.

2.2.7   Herzkatheteruntersuchung

Der Herzkatheter gelangt über große Adern bis in das Innere des Herzens

Möglich sind mit dem Herzkatheter verschiedene Untersuchungen wie die Blutdruckmessung und das Röntgen mit Kontrastmittel oder eine Blutentnahme

Der Arzt schiebt von Adern in der Leiste oder in der Ellenbeuge aus einen Kunststoffschlauch in die Innenräume des Herzens, entnimmt Blutproben, misst den Blutdruck an verschiedenen Stellen und röntgt mit Kontrastmittel die Herzinnenräume (◘ Abb. 2.12, ◘ Abb. 2.13).

Das Einführen des Schlauchs tut etwas weh – man betäubt deshalb die Haut an der Einführstelle. Das Kind muss während der Untersuchung längere Zeit ruhig liegen bleiben. Aus diesem Grund nimmt man sie in einem sogenannten Dämmerschlaf vor – das Kind bekommt Schlaf- und Schmerzmittel. Die Untersuchung selbst hat ein kleines Risiko. Verletzungen der Ader, in die man den Schlauch einführt, sind selten und müssen dann nach der Untersuchung operiert werden. Die Bewegung des Schlauchs im Herzen kann Herzstolpern hervorrufen, was bei schwerst kranken Patienten zum Tod führen kann. Allein wegen dieses (allerdings geringen) Risikos kann man die Untersuchung nicht beliebig oft wiederholen.

Bei dem Einsatz von Röntgenstrahlen ist die Strahlenbelastung relativ hoch. Dabei besteht bei einer einmaligen Untersuchung keine Gefahr für die Gesundheit, allerdings bei mehrfacher Durchführung. Auch die Röntgenuntersuchung kann man deshalb nicht beliebig oft wiederholen (zur Strahlenbelastung ► e-Online-Material 5, extras. springer.com).

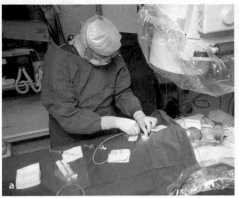

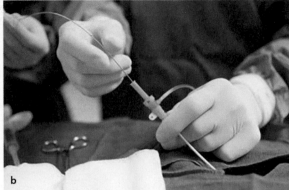

□ **Abb. 2.12 a, b.** Herzkatheteruntersuchung bei einem Kind

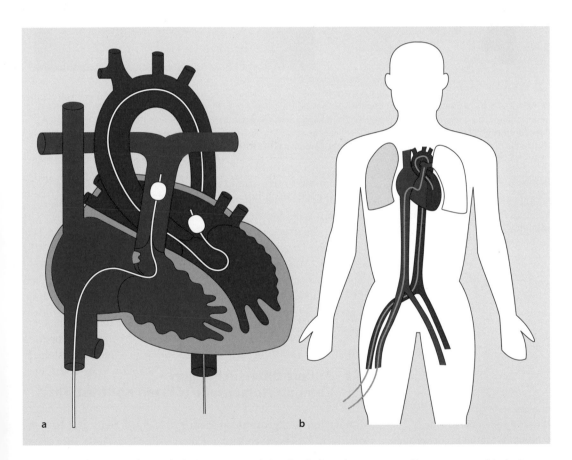

□ **Abb. 2.13 a, b.** a Wege des Herzkatheters im Herzen. b Den Herzkatheter kann man vom Venensystem aus (blau) mit dem Blutstrom in den rechten Herzbereich und die Lungenarterie schieben oder vom Arteriensystem aus (rot) gegen den Blutstrom über die Körperschlagader (Aorta) bis in den linken Herzbereich

2

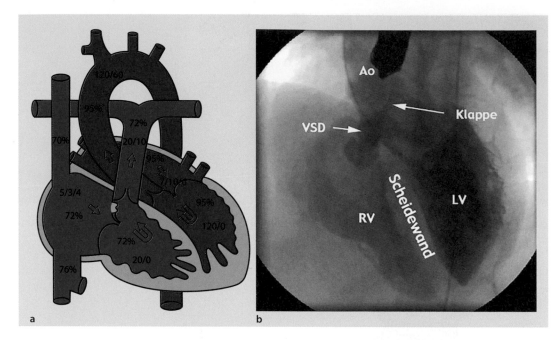

Abb. 2.14 a, b.   **a** Sauerstoffsättigungswerte (%) und Blutdruckwerte (mm Hg) in einem gesunden Herzen und **b** Röntgendarstellung des Innenraumes der linken Herzkammer (LV) mit Kontrastmittel: Der erfahrene Arzt erkennt auf dem Bild, dass Kontrastmittel durch ein kleines Loch in der Scheidewand zwischen den Herzkammern (VSD = Ventrikelseptumdefekt) in die rechte Herzkammer (RV = rechter Ventrikel) hinüberläuft: Es liegt ein Defekt des Ventrikelseptums vor

Bereits während der Untersuchung kann man mit dem Herzkatheter Reparaturen am Herzen vornehmen

Durch die Untersuchung erhält man nahezu alle Informationen, die man für die Behandlung eines Herzfehlers benötigt (■ Abb. 2.14). Man kann z. B. die Menge von fehlfließendem Blut genau berechnen, den Blutdruck in der Lungenschlagader messen und den Widerstand im Lungenkreislauf (angegeben in Wood-Einheiten = WE) berechnen. Während der Untersuchung kann der Kardiologe ggf. Reparaturen am Herzen, den Herzklappen oder den großen Arterien mit Herzkathetertechniken durchführen. Dies ist besonders wichtig, wenn der Herzchirurg die Zielbereiche nicht oder nur mit großem Operationstrauma erreichen könnte.

2.2.8   Andere Untersuchungen – Computertomografie (CT) mit Kontrastmittel

Die CT-Angiografie ist eine schonende Methode zur genauen Darstellung des Herzens

Mithilfe von Röntgenstrahlen kann man Schichtbilder des Herzens anfertigen. Zu erkennen sind auf diesen die Herzwände, die Innenräume des Herzens und die Anschlussadern (■ Abb. 2.15). Zusätzlich sieht man das Lungengewebe. Die Untersuchung dauert wesentlich kürzer als die MRT-Untersuchung. Sie ist schmerzfrei. Da die

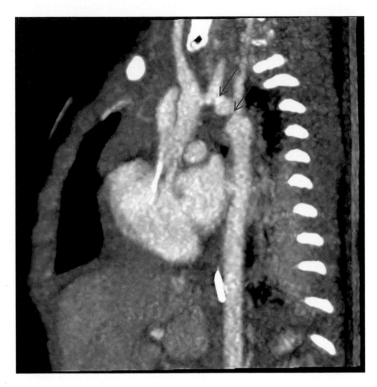

◘ Abb. 2.15 CT-Angiogramm eines an mehreren Stellen (rote Pfeile) kritisch eingeengten Aortenbogens bei einem nur 2,5 kg schweren und 8 Tage alten Neugeborenen. Auf dieser Grundlage erfolgte die Erweiterung des Gefäß-bogens unter Einsatz der Herz-Lungen-Maschine. Der Eingriff führte zu einem ausgezeichneten Ergebnis

Untersuchung mit einer gewissen Strahlenbelastung verbunden ist, setzt man sie nur bei besonderen Fragestellungen ein. Insbesondere für instabile und sehr junge Kinder ist die CT-Angiografie eine ausgezeichnete Methode, um den Herzfehler sehr schonend, präzise und schnell darzustellen, insbesondere wenn die Echokardiografie wichtige (oft zusätzliche) herzferne Anomalien schlecht erfassen oder ausschließen kann.

Herzoperation und Herzkatheterintervention

Ulrike Blum, Hans Meyer, Philipp Beerbaum

U. Blum et al., *Ratgeber angeborene Herzfehler bei Kindern,*
DOI 10.1007/978-3-662-47878-3_3, © Springer-Verlag Berlin Heidelberg 2016

3.1 Allgemeine Fragen zur Herzoperation

▪ Wo werden der Brustkorb und das Herz geöffnet? Wie heilt alles wieder zusammen? Gibt es Narben?

Bei den meisten Herzoperationen öffnet der Chirurg den Brustkorb vorne in Längsrichtung über dem Brustbein (▣ Abb. 3.1). Er durchtrennt das Brustbein mit einer feinen Säge und spreizt es auseinander. Hinter dem Brustbein liegt der Herzbeutel und darin das Herz. Nach dem Aufschneiden des Herzbeutels kann man das Herz an die Herz-Lungen-Maschine anschließen, den Kreislauf dadurch an Herz und Lunge vorbeiführen und den Herzfehler auf diese Weise innerhalb des Organs aufsuchen und reparieren. Die Herz-Lungen-Maschine ist weiter unten eingehender erläutert.

Kurz nach der Herzoperation können sich die Kinder wieder schmerzfrei bewegen, ohne die Heilung des Knochens zu beinträchtigen

Die Brustbeinknochen befestigt der Chirurg danach mit starken Fäden oder Drähten aneinander, und sie wachsen innerhalb von 4–6 Wochen (wie jeder andere Knochen im Körper) wieder fest zusammen. Das Kind braucht dafür weder Gips noch Korsett und kann sich nach der Herzoperation bewegen, ohne dass die Knochenheilung gestört würde. Die Bewegungen sind schmerzfrei. In den ersten 3 Monaten zu vermeiden sind starke Bewegungen im Schultergürtelbereich und das Hochnehmen kleiner Kinder durch einen festen Griff um die Brust oder unter den Achseln.

Bereits innerhalb einer Woche verheilt die Hautnaht. Später ist durch die intrakutane Nahtführung nur eine feine Narbe ohne Stiche sichtbar

Die Haut fügt man nach der Herzoperation mit einem Faden zusammen, der sich von selbst auflöst. Bei einer sogenannten intrakutanen Naht führt man die Stiche unsichtbar innerhalb der Haut, sodass später nur ein dünner weißer Strich als Narbe sichtbar bleibt. Nach 8 Tagen ist die Haut meist verheilt – man kann sie dann bereits wieder vorsichtig mit Wasser und Seife säubern. Intrakutane Fäden müssen nicht gezogen werden.

Einige Fehlbildungen kann man am besten vom linken oder rechten seitlichen Brustkorb aus erreichen (▣ Abb. 3.1). Dazu durchtrennt der Chirurg Brustwand- und Rückenmuskulatur und näht diese anschließend wieder zusammen. Die Rippen werden gespreizt und nicht entfernt. Der Heilungsprozess dauert ca. 3 Wochen.

Das Kind kann sich zwar ungehindert bewegen, Bewegungen mit dem Arm an der operierten Seite können jedoch in der Anfangszeit etwas unangenehm sein. Gymnastische Übungen sollten während der Heilungsphase der Muskulatur nicht erfolgen. Die Hautnaht führt der Chirurg ebenfalls innerhalb der Haut, um kosmetisch schöne Ergebnisse zu erzielen.

Fäden im Herzen spürt das Kind nicht, sie heilen vollständig ein

Das Herz selber kann der Chirurg an Vorhöfen wie Herzkammern und herznahen Arterien eröffnen und wieder mit Nähten verschließen.

▪ Wie wird das Kind für die Herzoperation vorbereitet, welche Narkose ist nötig? Braucht das Kind Fremdblut?

Akute und chronische entzündliche Erkrankungen müssen vor einer Operation ausgeschlossen sein

Vor der Operation muss das Kind frei von akuten und chronischen Infektionen sein. Ist der Kreislauf instabil, sollte dies durch intensiv-

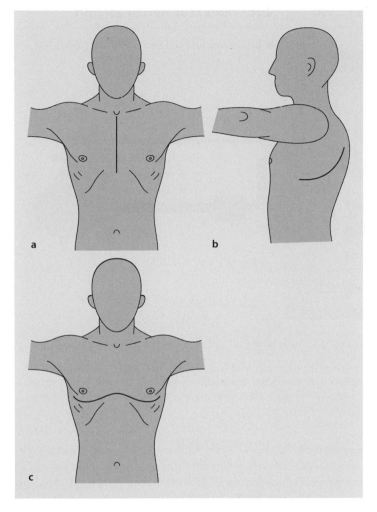

◨ **Abb. 3.1**   Schnittführungen zum Öffnen des Brustkorbs. **a** Schnitt über dem Brustbein, **b** Öffnung des seitlichen Brustkorbs, **c** kosmetischer Schnitt unter der weiblichen Brust

medizinische Maßnahmen so gut irgend möglich stabilisiert und bereits gebessert werden, bevor der große korrigierende Eingriff erfolgt. Die Organe des Körpers sollten funktionieren, insbesondere Organe, die empfindlich auf Sauerstoffmangel reagieren wie Gehirn und Nieren. Blutkonserven und gerinnungshemmende sowie -fördernde Medikamente und Blutprodukte müssen bereitstehen.

Bevor man das Kind in den Operationssaal bringt, erhält es ein starkes Beruhigungsmittel, sodass es seine Umgebung nicht mehr genau wahrnimmt und die Trennung von den Eltern in entspannter Atmosphäre stattfinden kann. Der Arzt betäubt es mit einem geruchlosen Narkosegas – zugeführt über eine Atemmaske –, bis es schläft. In Narkose wird es an das Beatmungsgerät angeschlossen und die verschiedenen Sonden, Infusionen und Kabel werden angelegt, um

> Das Anlegen eines Beatmungsgerätes erfolgt unter Narkose

3

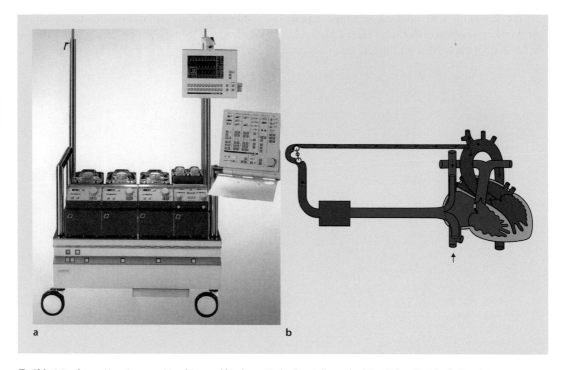

a   b

◘ Abb. 3.2 a, b.   a Herz-Lungen-Maschine und **b** schematische Darstellung des künstlichen Kreislaufs (Bezeichnung: extrakorporale Zirkulation). Sauerstoffarmes Blut aus den beiden herznahen Körpervenen (blau) leitet man aus dem Körper heraus in den Oxygenator. Der Oxygenator reichert das Blut mit Sauerstoff an (rot), das dann zur Rollerpumpe fließt, die es kontinuierlich vorwärts presst und in die Aorta hineinpumpt

eine optimale lückenlose Kreislaufüberwachung während der Herzoperation sicherzustellen. Für die Familien ist es wichtig, sich vorab mit diesem Umstand und ggf. dem Anblick vertraut zu machen, um nach der Operation auf der Intensivstation nicht zu unangenehm berührt zu sein (Näheres zur Funktion der verschiedenen Kabel und Sonden ► e-Online-Material 2, extras.springer.com).

Meistens ist bei einem Körpergewicht des Kindes unter 15 kg die Gabe von Fremdblut erforderlich

Kleine Kinder benötigen bei einer Operation mit Herz-Lungen-Maschine Fremdblut, weil sich die Füllung der Herz-Lungen-Maschine mit dem kindlichen Blut vermischt und eine übermäßige Blutverdünnung nicht vertragen wird. Den Blutbedarf berechnet man vor der Operation. Das Risiko, sich durch eine einer Blutkonserve mit dem humanen Immundefizienz-Virus (HIV) anzustecken, liegt in Deutschland unter 1:3 Millionen, fällt also sehr gering aus.

■ **Was ist eine Herz-Lungen-Maschine?**

Die Herz-Lungen-Maschine übernimmt die Tätigkeit von Herz und Lunge

Sauerstoffarmes Venenblut wird aus dem Körper des Kindes herznah herausgeleitet, außerhalb des Körpers in der Herz-Lungen-Maschine mit Sauerstoff angereichert und durch die Maschine in die Körperschlagader jenseits des Herzens zurückgepumpt (◘ Abb. 3.2). Während die Herz-Lungen-Maschine läuft, braucht das Herz nicht zu pumpen und die Lunge muss nicht atmen.

Das Herz kann während der Reparatur einige Zeit lang stillstehen. Der Arzt kann zudem mithilfe der Herz-Lungen-Maschine die Organe des Körpers abkühlen und damit ihren Sauerstoffbedarf senken, sodass der Körper mit geringem Kreislaufangebot und sogar gelegentlichen Kreislaufstillständen in besonders wichtigen Operationsphasen problemlos auskommen kann. In erfahrenen Zentren wird dabei die Sauerstoffversorgung des Gewebes im Gehirn und Körper durch Nah-Infrarot-Spektroskopie-Techniken kontinuierlich überwacht, was eine viel genauere Steuerung der Herz-Lungen-Maschine und der Temperaturregulation im Umgehungskreislauf (Bezeichnung: Bypass) ermöglicht.

Der Sauerstoffbedarf verringert sich mit sinkender Körpertemperatur. Dies kann man sich bei Herzoperationen zunutze machen

Hintergrundwissen: Die Herz-Lungen-Maschine

Wie viel Blut muss durch den Körperkreislauf gepumpt werden? Die Menge des Blutes richtet sich nach dem Gewicht und der Körpergröße des Patienten. Tabellen entnimmt man, welchen Blutfluss der Körper unter Ruhebedingungen benötigt (der Patient befindet sich ja in Narkose) und stellt die Herz-Lungen-Maschine so ein, dass der Ruheblutfluss gewährleistet bleibt. Der Blutfluss (Flow) im künstlichen Kreislauf beträgt bei Normaltemperatur 2,2–2,6 l/min/m^2 KOF und entspricht dem unteren Wert des Herzindex (▶ Abschn. 1.1). Die Füllung der Herz-Lungen-Maschine bezeichnet man als sogenannten Prime. Beim Neugeborenen kann der Prime größer sein, als das gesamte eigene Blutvolumen des Kindes (80 ml/kg).

Braucht das Kind fremdes Blut? Der künstliche Kreislauf und die Kunstlunge müssen mit Flüssigkeit gefüllt sein, die sich mit dem eigenen Blut des Kindes vermischt. Das Blut, das durch den Körper fließt, muss eine ausreichende Menge roter Blutkörperchen enthalten. Ansonsten würde es zu wenig Sauerstoff zu den Körperzellen transportieren. Man stellt für die Füllung der Herz-Lungen-Maschine eine blutähnliche Flüssigkeit her, die zusammen mit dem eigenen Blut des Kindes die minimal erforderliche Zahl an roten Blutkörperchen besitzt. Erfahrungsgemäß muss man bei Kindern bis ca. 15 kg der Flüssigkeit fremdes Blut zusetzen.

Was passiert bei einem Absenken der Körpertemperatur? Bei Temperaturen unter 20 °C ist ein Kreislaufstillstand von ca. 45 Minuten möglich, bei Temperaturen unter 15 °C ein Kreislaufstillstand von ca. 60 Minuten. Zum optimalen Schutz des Gehirns kann man den Kreislaufstillstand alle 30 Minuten aufheben, um das Gehirn 4–5 Minuten lang mit sauerstoffreichem Blut zu versorgen.

Wie gefährlich ist eine Bluttransfusion? Das Risiko einer Ansteckung mit Hepatitis liegt in westlichen Ländern bei 1:100.000, das Risiko einer HIV-Infektion bei 1:3.000.000. Bei Blutgruppenunverträglichkeit oder durch im Spenderblut enthaltene Antikörper kann es zu schweren allergischen Reaktionen oder einem Schock kommen. Insgesamt sind diese Risiken sehr gering.

- **Was bewirkt eine Operation bei Herzfehlern? Welche »Ersatzteile« kann der Arzt einsetzen, und wie verträgt das der Körper?**

Der Chirurg kann Löcher verschließen oder Wanddefekte durch Kunststoffmaterial oder ein Stückchen Herzbeutel auffüllen, künstliche Adern einziehen, künstliche Trennwände im Herzen einziehen, falsch laufende Adern umpflanzen oder verschließen, Herzklappen ausbessern oder durch künstliche Ventile ersetzen, Blutströme umleiten, Blutflüsse verbessern, das Wachstum unterentwickelter Herzkammern und unterentwickelter Adern anregen.

3

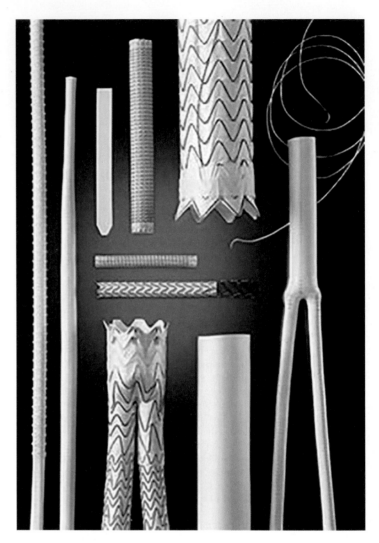

Implantate aus Kunststoffmaterialien

Den größten Teil des Kunststoffmaterials überzieht das Herz mit einer Innenhaut, dem sogenannten Endothel. Der Kunststoff dient letztendlich als Gerüst zur Bildung einer neuen Ader oder einer neuen Wand. Fremdmaterialien bleiben nach dem Einbau im Herzen liegen und werden nicht abgestoßen (⊡ Abb. 3.3). Herzbeutelgewebe oder das Kunststoffmaterial kann nicht mit dem Herzen mitwachsen, das Herz wächst aber um das Material herum weiter, was man Ausgleichswachstum nennt.

Mechanische Herzklappen

Mechanische Kunstklappen werden nicht von einer Endothelhaut überzogen. An ihnen gerinnt das Blut, und man muss lebenslang die Gerinnbarkeit des Blutes herabsetzen. Die hierzu erforderlichen Medikamente können während einer Schwangerschaft den Embryo

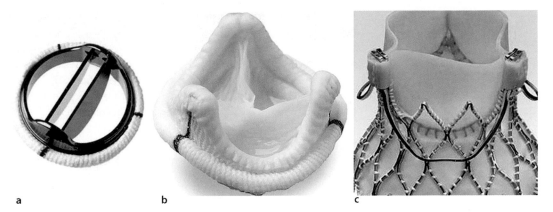

a   b   c

□ Abb. 3.4 a–c. Austauschherzklappen. **a** Kunststoffherzklappe. **b** Biologische Herzklappe aus tierischem Material. **c** Biologische Herzklappe, die für Herzkathetertechniken geeignet ist. Mit freundlicher Genehmigung von St. Jude Medical

schädigen. Bei Schwangeren muss man die Medikation deshalb umstellen. Dies ist mit einem erheblichen Aufwand für die Schwangere verbunden.

Kunststoffventile werden vom Körper nicht angegriffen, was ihr Vorteil ist, d. h., sie verschleißen kaum. Anstelle künstlicher Ventile kann man biologische Herzklappen von Tieren oder von menschlichen Spendern einsetzen (□ Abb. 3.4). Der Kunststoffring biologischer Herzklappen überhäuten sich mit Endothel, weshalb sich ca. 3 Monate nach Einheilen keine Blutgerinnsel mehr ausbilden und nachfolgend keine gerinnungshemmende Medikation notwendig ist. Probleme während einer Schwangerschaft entfallen.

Biologische Herzklappen

Biologische Herzklappen degenerieren jedoch nach einiger Zeit durch die körpereigene Abwehr, die das Fremde an dem Material erkennt, sodass man sie in der Regel aller 5–10 Jahre austauschen muss. Hierbei gilt die Regel: Je jünger das Kind ist, desto kürzer ist leider die Haltbarkeit. Biologische Herzklappen und klappentragende künstliche oder biologische Blutgefäße (Bezeichnung: Konduits) gibt es in kleinen Größen, auch für Neugeborene und Säuglinge, während mechanische Kunstklappen frühestens für ältere Kinder verfügbar sind – von Ausnahmen abgesehen. Inzwischen gibt es biologische Herzklappen, die man mittels Herzkatheter in zusammengefaltetem Zustand auf einer Gefäßstütze (Bezeichnung: Stent) in das Herz einführen und dort in der gewünschten Position durch einen Ballon verankern kann.

▪ Was sind vorbereitende Eingriffe?
Nur ein kleiner Teil der angeborenen Herzfehler lässt sich unmittelbar nach der Geburt korrigieren. Um den Zeitraum bis zur Korrekturoperation zu überbrücken und zu verhindern, dass bestimmte Fehlbildungen irreparable Schäden während der »Wartezeit« hervorrufen, führt man sogenannte **vorbereitende Operationen** durch. Sie korrigieren nicht die Fehlbildung, mildern aber ihre negativen Auswirkungen ab oder schaffen günstigere Voraussetzungen, um den jeweiligen

Vorbereitende Operationen verbessern die gesundheitliche Situation der Kinder und begünstigen weitere operative Eingriffe

3

Herzfehler mit besseren Erfolgsaussichten korrigieren zu können (▶ e-Online-Material 1, extras.springer.com).

- **Welche Möglichkeiten gibt es, wenn Reparaturarbeiten kein Herz herstellen können, das in zwei Kreisläufe pumpt?**
Zur Verfügung stehen die sogenannte Fontan-Operation, die Herztransplantation und das Einsetzen eines Kunstherzens.

▪▪ Fontan-Operation

Die Fontan-Operation ist benannt nach dem Entwickler des Operationsverfahrens.

Die Entlastung des Herzens erfolgt durch eine direkte Zuleitung von sauerstoffarmem Blut zur Lunge, ohne dass dieses durch das Herz fließt

Kann man am Herzen die Fehlbildung nicht verbessern, ohne ein inakzeptabel hohes Operationsrisiko einzugehen, besteht zumeist noch die Möglichkeit, das sauerstoffarme Körpervenenblut am Herzen vorbei direkt dem Lungenkreislauf zuzuleiten und dabei auf die Pumphilfe des rechten Ventrikels zu verzichten. Der Chirurg belässt das fehlgeformte Herz (bis auf eine gelegentlich nötige Entfernung der Trennwand zwischen den Vorhöfen) unverändert und stellt sicher, dass es sauerstoffreiches Blut behinderungsfrei in den Körperkreislauf pumpen kann.

Auf diese Weise befreit er es von der Arbeit, auch den Lungenkreislauf bedienen zu müssen. Körper- und Lungenkreislauf sind durch die direkte Führung des Venenblutes zur Lungenschlagader voneinander getrennt und eine eventuell bestehende Blausucht wird durch den Eingriff beseitigt.

Voraussetzungen Wichtigste Voraussetzungen sind ein ausreichend großes und aufnahmefähiges Lungengefäßbett mit niedrigem Durchflusswiderstand, eine leistungsstarke linke Herzkammer mit kompetentem (schließfähigem) Einlassventil und ein Mindestalter des Kindes von in der Regel 1–4 Jahren. Oft sind vorbereitende Eingriffe zur Optimierung der Lungendurchblutung erforderlich, um eben diese Voraussetzungen zu schaffen (Näheres zum arteriopulmonalen Shunt, der Bändelungsoperation und weiteren Eingriffen und Risiken ▶ e-Online-Material 1, extras.springer.com).

Operationsverfahren zur Herstellung des Fontan-Kreislaufs Der Chirurg schließt die beiden herznahen Körpervenen (Hohlvenen) mit dem rechten Hauptast der Lungenarterie kurz. Der Eingriff ist in ▶ Abschn. 4.2 näher beschrieben.

Ergebnis der Operation ist eine meist gute Lebensqualität und eine Lebensverlängerung. Überlebenszeiten nach der Fontan-Operation sind mit über 85 % innerhalb von 20 Jahren akzeptabel. Die körperliche Leistungsfähigkeit bleibt eingeschränkt, erlaubt in den meisten Fällen jedoch eine durchaus gute Lebensqualität. Der Eingriff kann schwere unvorhergesehene Schwierigkeiten nach sich ziehen wie langdauernde Pleuraergüsse (Flüssigkeitsansammlungen

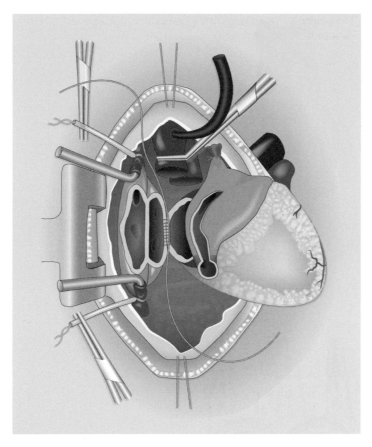

◪ Abb. 3.5   Herztransplantation

zwischen Lunge und Brustwand), Chylothorax (Ansammlung von Lymphflüssigkeit im Brustkorb) und Eiweißverlust-Enteropathie, eine Funktionsstörung der Leber bis zur Leberfibrose, Thrombosen, Embolien und plastische Bronchitis.

▪▪ Herztransplantation

Der Chirurg ersetzt das kranke Herz durch ein gesundes Herz von einem Spenderpatienten (◪ Abb. 3.5). Zuvor muss eine Ähnlichkeit oder sogar Übereinstimmung von bestimmten Eiweißmerkmalen weißer Blutkörperchen und Blutgruppenkonstellationen bestehen, um die akute Abstoßungsgefahr zu minimieren. Das Spenderherz wächst mit dem Körper des Kindes mit und funktioniert wie ein gesundes Herz. Das Kind erhält allerdings ein Leben lang Medikamente, mit denen der Angriff des eigenen Abwehrsystems auf das fremde Gewebe unterdrückt wird. In gewissen Abständen sind Herzkatheteruntersuchungen mit Biopsien notwendig.

Ein Spenderherz dient als Ersatz

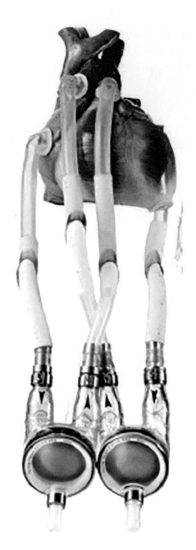

◻ **Abb. 3.6**   Kunstherz

■ ■ **Kunstherz**

Kunstherzen können die Zeit überbrücken, bis ein geeignetes Spenderherz gefunden ist

Man setzt eine künstliche Rollerpumpe oder Saug-Druck-Pumpe ein, die wie ein Herz Blut durch den Lungen- und den Körperkreislauf befördert (◻ Abb. 3.6). Hierzu muss man den vorderen Brustkorb öffnen und während des Einsetzens des Kunstherzens die Herz-Lungen-Maschine benutzen. Die heutigen Kunstherzen sind noch keine Dauerlösung. Sie können aber immer besser die teils sehr lange Zeit überbrücken, bis eine Herztransplantation möglich wird, gelegentlich mehrere Jahre.

■   **Wie wird das Kind nach einer Herzoperation behandelt, wie geht es ihm danach?**

Notwendig ist nach einer Herzoperation die intensivmedizinische Überwachung

Nach einer Herzoperation liegt das Kind fast immer einige Zeit lang auf der Intensivstation, um es überwachen und behandeln zu können.

Die Dauer des Aufenthalts richtet sich nach dem Gesundheitszustand vor der Operation, der Länge der Operation, der Funktion der Körperorgane nach der Herzoperation und nach der Leistungsfähigkeit des reparierten Herzens. Das Kind hat keine oder nur geringe Beschwerden und ängstigt sich auch nicht, weil es starke Schmerz- und Beruhigungsmittel bekommt.

Sofort nach der Operation dürfen die Angehörigen das Kind besuchen. Man kann es anfassen – z. B. den Kopf streicheln oder die Hände halten. Erhält das Kind keine Narkosemittel mehr, hört und versteht es allmählich alles, was man ihm sagt. Ohne Beatmungsgerät kann es sich auch stimmlich äußern. Das Kind kann sich unmittelbar nach der Operation bewegen – den Kopf hin und her drehen, die Arme und Beine bewegen, im Bett hin und her rutschen (Näheres zur Funktion der verschiedenen Kabel und Sonden ► e-Online-Material 2, extras.springer.com).

Sobald man das Herz und die Körperorgane nicht mehr fortlaufend überwachen muss, kommt das Kind auf die normale Krankenstation. Nach dem Entfernen der letzten Schläuche kann es sich gänzlich ungehindert bewegen. Weiterhin erfolgt regelmäßig eine Kontrolle von Puls, Blutdruck und Körpertemperatur.

Die Nahrung baut man mit wieder einsetzender Verdauung vorsichtig auf. Wichtig ist die Mobilisation, die man durch professionelle Hilfe wie Krankengymnastik begleiten kann. Der Entlassungszeitpunkt richtet sich nach der Art der Operation und dem Krankheitsverlauf nach dem Eingriff. Nach einfacheren Herzoperationen, z. B. dem Verschluss eines Vorhofseptumdefekts, ist mit einer Woche zu rechnen.

> Nach einfachen Herzoperationen kann das Kind bereits nach 5–10 Tagen das Krankenhaus verlassen

Der Verlauf nach einer Herzoperation kann kompliziert sein bei kritisch herzkranken Neugeborenen, Neugeborenen mit Untergewicht, Kindern in schlechter körperlicher Verfassung, wenn die Operation während eines Kreislaufzusammenbruchs durchgeführt werden muss, bei lebensbedrohlichen Begleiterkrankungen wie Mangeldurchblutung des Darmes oder Nierenversagen. Dann können weitere Eingriffe notwendig werden, und gelegentlich kommt es hier zu mehrmonatigen Krankenhausaufenthalten. Dies ist allerdings recht selten der Fall. Für einen herzoperieren Säugling sollte man ungefähr 3–4 Wochen einplanen. Etwa 4–6 Wochen nach einer Herzoperation ist das Kind wieder recht belastbar, was im Einzelnen stark variieren kann, abhängig von der Ausgangssituation und dem Behandlungsverlauf.

> Aufwendige langdauernde Eingriffe und Begleiterkrankungen machen teilweise einen Krankenhausaufenthalt von mehreren Wochen erforderlich

■ **Welche Risiken haben heute Herzoperationen?**
Das durchschnittliche Sterberisiko für Kinderherzoperationen liegt bei 2,5 % und ist abhängig von der Art des Eingriffs. Wenn ein Vorhofseptumdefekt operiert wird, geht das Sterberisiko gegen 0; wenn bei einem Säugling seltene aufwendige langdauernde Eingriffe vorgenommen werden, reicht es bis ca. 15 %. Weitere seltene Risiken sind Hirn- und Nierenschäden. Selten kommt es zu Nervenverletzungen mit Atemproblemen oder Verletzungen des großen Lymphganges

> Die Risiken sind abhängig von der Art des Eingriffs und vorliegenden Begleiterkrankungen

3

mit Flüssigkeitsaustritt in den Brustkorb (► Chylothorax). Nach der Operation können Nachblutungen auftreten, sodass Bluttransfusionen und/oder Zweitoperationen erforderlich sind. Deswegen bringt man bei der Operation Wundschläuche (Bezeichnung: Drainagen) ein, über die man Flüssigkeiten aus dem Körper ableiten kann.

Im Herzbeutel kann sich Flüssigkeit bilden (► Perikarderguss), ebenso im Brustkorb (► Pleuraerguss). Der Blutdruck kann vorübergehend sowohl im Körper-(► paradoxe arterielle Hypertonie) als auch im Lungenkreislauf (► pulmonal hypertensive Krisen) stark ansteigen. Daneben können Herzrhythmusstörungen auftreten, sodass man auf Dauer einen Herzschrittmacher einsetzen muss. Das Brustbein kann sich nach Operationen im Säuglingsalter verbiegen und so eine kosmetisch störende Vorwölbung entstehen,die Narbe kann sich verbreitern und hervortreten (Keloidbildung), was häufiger bei dunkelhäutigen oder asiatischen Patienten der Fall ist. Außerdem sind Infektionen möglich – an der Narbe, am Brustbein, in den Innenräumen des Herzens oder am eingesetzten Fremdmaterial.

Mögliche Schwierigkeiten nach Herzoperationen
Chylothorax – Ein Chylothorax entsteht durch Verletzung des großen Lymphganges (Ductus thoracicus) oder kleiner Lymphwege sowie auch spontan bei hohem Druck im Körpervenensystem. Lymphflüssigkeit tritt in den Brustkorb über, die man über Schläuche nach außen ableitet. Die Behandlung besteht in einer besonderen Diät, Nahrungskarenz oder Nachoperation.

Perikarderguss – Unter einem Perikarderguss versteht man eine Flüssigkeitsansammlung im Herzbeutel, die vermutlich durch die starke Gewebereizung bei der Operation ausgelöst wird. Der Herzbeutel produziert zeitweise so viel Flüssigkeit, dass zu wenig Platz für das Herz in ihm übrig bleibt und die dünne Wand des Vorhofs zusammengedrückt wird. Kann der Erguss nicht ablaufen (durch Punktion oder Drainage), drückt er so stark auf das Herz, das es nicht mehr in der Lage ist, sich mit Blut zu füllen. Eine lebensbedrohliche Situation entsteht.

Pleuraerguss – Unter einem Pleuraerguss versteht man eine Flüssigkeitsansammlung im Brustkorb um die Lunge herum – also zwischen den Rippenfellen (Pleuren). Er ist nicht lebensgefährlich, kann jedoch bei entsprechender Größe die Lunge zusammendrücken, die Atemtätigkeit behindern und Ursache für Luftnot sein. Der Nachweis erfolgt durch eine Röntgenaufnahme des Brustkorbs oder eine Ultraschalluntersuchung. Liegt eine größere Flüssigkeitsmenge vor, so kann man sie durch Einlegen eines Ablaufschlauchs (Drainage) in lokaler Betäubung absaugen.

Paradoxe arterielle Hypertonie – Nach Operationen an der Rückenaorta kommt es häufig zu einem Anstieg des Blutdrucks. Diese sogenannten Blutdruckkrisen verursachen Kopf- und Bauchschmerzen. Nach 2–3 Tagen normalisiert sich der Blutdruck. Man überwacht in dieser Phase den Blutdruck fortlaufend (auf der Intensivstation) und senkt ihn mit Medikamenten. Ursache ist vermutlich eine Fehlreaktion von Druck- bzw. Barorezeptoren im Operationsgebiet. Diese Rezeptoren informieren den Körper fortlaufend über den Druck in den einzelnen Gefäßen.

Pulmonal hypertensive Krisen, pulmonale Hypertonie – Bei verschiedenen Herzfehlern neigen die Lungenarterien dazu, sich plötzlich für eine bestimmte Zeit zusammenzuziehen. Das Zusammenziehen ihrer Wände vermindert die Aufnahmekapazität der Lunge für Blut plötzlich und unvermittelt, und die rechte Herzkammer ist gezwungen, ohne jede Vorwarnung mit äußerster Kraft Blut durch die Lunge zu pumpen. Ist sie dazu nicht in der Lage, entsteht eine lebensbedrohliche Situation. Die Behandlung besteht darin, den Blutdruck in der Lunge zu senken und, wenn nötig, das Kind für einige Tage in Narkose zu legen.

3.2   Allgemeine Fragen zur Herzkatheterintervention

Der Eingriff mit dem Herzkatheter ist eine Art minimalinvasive Operation im Herzen oder an den großen herznahen Gefäßen, ohne dass man dafür den Brustkorb eröffnen müsste. Die Operationswerkzeuge einschließlich des Operationsmaterials werden durch Adern außerhalb des Herzens eingeführt. Die Technik der Intervention ist vergleichbar mit der einer Herzkatheteruntersuchung (▶ Abschn. 2.2.7).

■ **Wie kommt der Interventionskatheter in das Herz hinein?**

Den Interventionskatheter schiebt der Kardiologe durch Körperarterien oder -venen bis in das Herz hinein. Besonders geeignet sind Adern in der Leiste, weil sie einen ausreichend großen Durchmesser für den Interventionskatheter haben. Bei Neugeborenen kann man auch eine Ader in der Nabelschnur verwenden. Der Katheter leitet man über eine dünne Schleuse mit einem Durchmesser von ungefähr 1,5–3,0 mm in die jeweilige Ader hinein. Über die Schleuse kann man verschiedene Katheter und Drähte sehr gefäßschonend ein- und ausführen, ohne dass Blut austritt (Ventilmechanismus). Am Ende der Behandlung entfernt der Arzt die Schleuse und sorgt dafür, dass die Stelle des Einstichs (Punktionsstelle) so lange mit einem Druckverband versehen bleibt, bis eine vollständige Blutstillung erreicht ist.

> Den Interventionskatheters leitet man über eine dünne Schleuse und ausreichend große Adern bis ins Innere des Herzens

Sicherheitshalber verbleibt der Druckverband noch für einige Stunden auf der Punktionsstelle. Um die Bildung von Gerinnseln (Bezeichnung: Thromben) innerhalb der punktierten Gefäße zu verhindern, gibt man gerinnungshemmende Medikamente (Heparin), weil ansonsten akute Gefäßverschlüsse auftreten können. Dann wäre beispielsweise die Beindurchblutung gefährdet, und man müsste das Gerinnsel sofort entfernen. Dies kann durch starke gerinnselauflösende Medikamente oder sehr selten auch operativ erfolgen. Selten kann es zu stärkeren Nachblutungen an den punktierten Gefäßen kommen, bei denen zumeist ein erneutes Anlegen eines Druckverbandes genügt. Gefährlich sind verdeckte »innere« Nachblutungen, die sich von der Leiste aus unter der Haut in den Kammern der Muskelbündel bis in den Rückenbereich ausbreiten. Zu spät erkannt können daraus lebensbedrohliche Kreislaufprobleme entstehen. Deshalb bleibt das Kind noch für 24 Stunden am Monitor, um seinen Gesundheitszustand fortwährend zu überwachen.

> Zur Kontrolle von möglichen Nachblutungen ist über 24 Stunden eine Monitorkontrolle der Kinder erforderlich

■ **Wie sehen die Interventionskatheter aus? Was kann man mit ihnen machen?**

Interventionskatheter gibt es in unterschiedlichen Materialien. In der Regel sind sie ca. 1–2 mm dick und haben eine Länge von 80–150 cm. Sie bestehen aus leicht biegsamem, aber knickfestem Kunststoff und sind innen hohl, um sie über Drähte an die Zielposition heranführen

3

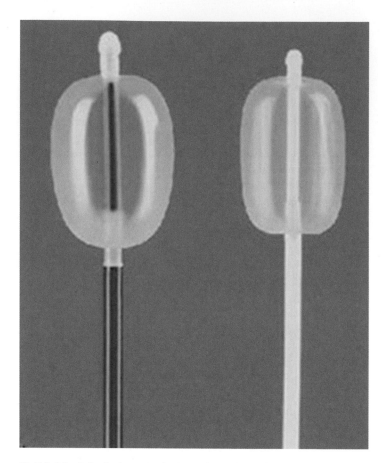

☐ **Abb. 3.7**   Ballonkatheter. An der Spitze des Herzkatheters sitzt ein aufblasbarer Ballon

zu können. Die Spitze kann gebogen sein, damit man dem Katheter im Herzen problemlos die Richtung vorgeben und ihn damit gezielter bewegen kann.

An der Katheterspitze kann ein aufblasbarer Ballon sitzen (☐ Abb. 3.7). Man kann an ihrer Spitze Material für eine Operation befestigen. So kann beispielsweise auf einem zusammengefalteten Ballon ein Drahtgeflecht montiert sein, das nach Aufblasen des Ballons zur Aufweitung eines Gefäßes den aufgeweiteten Durchmesser offenhält. Hierbei handelt es sich um einen sogenannten **Stent**. Und es gibt Katheter, deren Spitze man erhitzen kann, um verschlossene Membranen zu durchstoßen oder fehlerhaft funktionierende Bezirke des Erregungsleitungssystems auszuschalten (▶ Abschn. 1.2). Dies erlaubt beispielsweise die Behandlung bestimmter Herzrhythmusstörungen (Näheres über einzelne Interventionskatheter ▶ e-Online-Material 3, extras.springer.com).

- **Wie wird das Kind auf die Herzkatheterinterventionen vorbereitet?**

Das Kind sollte frei von akuten Infekten sein. Plant man, Kunststoffmaterial im Herzen einzusetzen, sollten chronische Infektionen ausgeheilt sein.

Mit einer Blutuntersuchung prüft man vorab, ob das Kind eine ausreichende Menge roter Blutkörperchen hat und die Gerinnbarkeit des Blutes normal ist. Daneben ist eine Funktionsprüfung der Nieren erforderlich, weil das Kontrastmittel, das man zur Darstellung der Herzinnenräume und der Adern benötigt, teilweise die Nieren schädigen kann. Blutkonserven stehen immer zur Sicherheit bereit – die Gabe von Fremdblut ist jedoch normalerweise nicht erforderlich.

Die Eingriffe mit dem Herzkatheter erfolgen je nach Komplexität und Zustand des Kindes mit oder ohne Allgemeinnarkose. Oft reicht es auch, dem Kind durch eine Armvene Schlafmittel und schmerzstillende Substanzen zu verabreichen, die es in eine Art Dämmerschlaf versetzen. Die Einstichstellen betäubt man zudem durch lokale Mittel. Die Patienten haben an den Eingriff nur geringe Erinnerung und empfinden ihn nicht als beängstigend oder belastend, wie eine Befragung älterer Kinder und Erwachsener ergeben hat.

> Infektionen sollten beim Kathereingriff nicht vorliegen

> Für den Herzkathetereingriff kann bei älteren Kindern ein Dämmerschlaf ausreichen, ansonsten erfolgt der Eingriff unter Allgemeinnarkose

- **Was bewirkt ein Herzkatheter am Herzen? Welche »Ersatzteile« kann der Arzt einsetzen, und wie verträgt das der Körper?**

Herzkatheterinterventionen ersetzen einige Herzoperationen, die naturgemäß viel aufwendiger und deshalb auch gefährlicher sind als die Kathetereingriffe. Die kinderkardiologischen Spezialisten können
- die Scheidewand zwischen den Vorhöfen eröffnen oder verschließen, wie im speziellen Fall erforderlich,
- überzählige Adern mit Kunststoffmaterial verschließen,
- Gefäße mittels eines aufblasbaren Ballons aufweiten und Innenröhrchen (Bezeichnung: Stents) in Adern einsetzen, um sie offenzuhalten – hierbei handelt es sich um eine sogenannte Ballon- bzw. Stent-Angioplastie,
- verklebte Segel fehlgebildeter Herzklappen auseinandersprengen,
- Engstellen im Herzen aufdehnen und durch Innenröhrchen (Stents) offenhalten,
- verschlossene Herzklappen mit Laser oder Hochfrequenzstrom wieder eröffnen und anschließend mit dem Ballon und ggf. Stents aufweiten,
- die Klappe der Lungenschlagader (Pulmonalklappe) ersetzen,
- überzählige Bahnen oder entgegenwirkende Zentren der Erregungsleitung gezielt unterbrechen.

Näheres zum den Einsatz der Herzkathetertechniken und zur Durchführung der Eingriffe finden Sie im ► e-Online-Material 4, extras.springer.com.

3

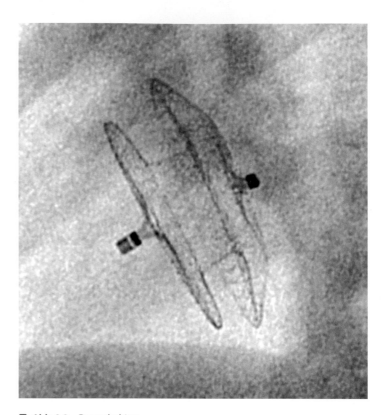

◘ **Abb. 3.8**   Doppelschirm

■ ■ **Implantationsmaterialien für Herzkathetereingriffe**
Zur Verfügung stehen verschiedene Materialien:

— **Doppelschirm:** zum Verschluss von Löchern in den Trennwänden zwischen rechter und linker Herzseite oder von größeren
unerwünschten Blutgefäßen (◘ Abb. 3.8)

— **Coil:** zum Verschluss kleinerer unerwünschter Blutgefäße oder
Verbindungen von Gefäßen zu Herzhöhlen (◘ Abb. 3.9)

— **Stent:** entfaltbares Innenröhrchen aus Drahtgeflecht zum Offenhalten von mittels Ballon aufgeweiteten Engstellen im Herzen
oder an Gefäßen

— **Herzklappe:** zum Ersatz einer defekten Pulmonalklappe

Weitere Erläuterungen sind dem ► e-Online-Material 3, extras.springer.
com zu entnehmen.

Herzkatheterinterventio-
nen können einige operative
Eingriffe überflüssig machen,
Hybrideingriffe zusätzlich das
Risiko senken

Die Entwicklung der Herzkatheterinterventionen ermöglicht
neue Behandlungsstrategien. Bei Herzfehlern wie dem Vorhofseptumdefekt, offenem Ductus arteriosus Botalli, Ventrikelseptumdefekt
sowie einigen weiteren Herzklappenfehlern sollte zunächst die Möglichkeit einer Intervention überprüft werden und erst dann, wenn
diese nicht Erfolg versprechend ist oder nicht gelingt, eine Operation
stattfinden.

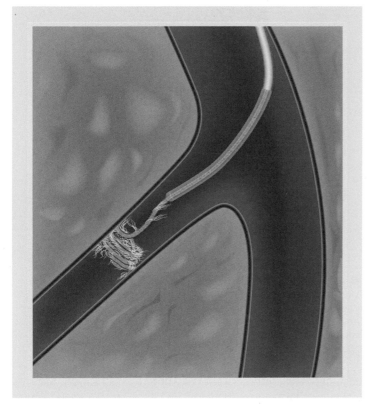

◻ Abb. 3.9 Coils, die mit gerinnungsfördernden Härchen besetzt sind. Man bringt sie über einen Herzkatheter in unerwünschte Blutgefäße ein

Daneben können **Hybrideingriffe**, bei denen man operative mit Kathetertechniken kombiniert, Behandlungen vereinfachen und zusätzlich das Risiko senken. Die Strategie ist in ◻ Abb. 3.10 am Beispiel der Fallot'schen Tetralogie dargestellt, bei der folgende Herzfehler kombiniert vorliegen (► Abschn. 4.5):

1. Verengung der Pulmonalklappe (Pulmonalstenose, ► Abschn. 4.7)
2. Verdickung der Wandmuskulatur der rechten Herzkammer mit Verengung ihres Auslasses
3. Ventrikelseptumdefekt (► Abschn. 4.1).
4. Verlagerung der Aorta

- **Wie wird das Kind nach einem Herzkathetereingriff behandelt, wie geht es ihm danach?**

Die nachfolgende Überwachung erfolgt entweder auf der Intensiv- oder Normalstation. Dies ist abhängig von

— der Komplexität der Herzkatheterintervention,

— dem Alter und Zustand des Kindes,

— der Notwendigkeit einer Vollnarkose.

Die weitere Überwachung erfolgt sowohl auf der Normal- wie auch Intensivstation

3

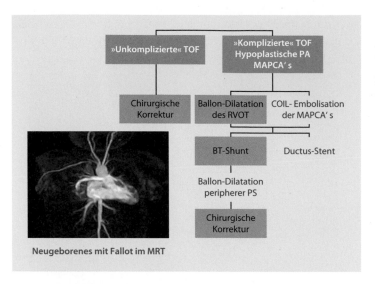

Neugeborenes mit Fallot im MRT

◻ **Abb. 3.10**   Hybride Therapie am Beispiel der Fallot'schen Tetralogie. Die Kombination von Operation und Intervention erhöht den Erfolg des Eingriffs und die Überlebensrate (PA = Lungenschlagader, MAPCA = aortopulmonale Kollaterale, RVOT = Ausflusstrakt der rechten Herzkammer, BT = Balock-Taussig-Shunt (palliatives Operationsverfahren), PS = Pulmonalstenose)

Man überwacht üblicherweise das Aufwachen des Kindes, seine Atmung und die Sauerstoffsättigung im Blut sowie den Herzrhythmus und Blutdruck. Wichtig ist natürlich auch die regelmäßige Kontrolle der Beindurchblutung und des Druckverbandes.

Die Eltern können meist unmittelbar nach dem Eingriff ihr Kind besuchen und mit ihm Kontakt aufnehmen. Sobald das Kind wieder wach und koordiniert ist, darf es trinken und bald auch wieder Nahrung zu sich nehmen. Für einige Stunden gilt allerdings Bettruhe, um keine Nachblutung in Punktionsbereich zu riskieren. Die Entlassung erfolgt bei kleineren Eingriffen meist bereits am Folgetag oder bei größeren Interventionen über die Arterie nach 2 Tagen.

> Nach nur 1–2 Tagen kann das Kind normalerweise das Krankenhaus verlassen

Die weitere Mobilisation und Belastbarkeit richtet sich nach Alter, Herzfehler und Art des Eingriffs. Der behandelnde Kardiologe teilt Ihnen diese individuell mit.

■   **Welche Risiken hat ein Herzkathetereingriff, wie groß ist die Belastung durch Röntgenstrahlen?**

> Allgemeine Risiken

Das Sterberisiko nach Herzkathetereingriffen ist relativ gering und hängt ab von der Art und dem Aufwand des Eingriffs. Zu den allgemeinen Risiken gehört das Verrutschen des Operationsmaterials – sehr selten gelangt es sogar in Körper- oder Lungenschlagadern und muss aus diesen wieder entfernt werden. Das Risiko liegt unter 5 %. Nach bestimmten Eingriffen können Herzrhythmusstörungen auftreten. Ebenso kann es zu Blutungen kommen, weil Wände von Adern zerreißen oder die Außenwände des Herzens Schaden nehmen. Die

Ader, durch die der Katheter hindurchläuft, kann beschädigt werden. An der Einführstelle des Interventionskatheters kann sich ein Bluterguss bilden. Alle diese Risiken sind gering.

Wenn solche unvorhergesehenen Schwierigkeiten auftreten, repariert man den Schaden in der Regel sofort. Deshalb steht während einer Herzkatheterintervention ein Herzchirurgenteam bereit, um notfalls sofort eingreifen zu können. Die Belastung durch Röntgenstrahlen ist relativ hoch und hängt unter anderem ab von der Dauer der Anwendung (Näheres zur Strahlenbelastung ▶ e-Online-Material 5, extras.springer.com).

3.3 Ist das Herz nach der Herzoperation oder Intervention so gesund wie das normale Herz?

▪ **Was bringt die Herzreparatur?**

Das Herz wird durch die Eingriffe verbessert. Aber es entsteht kein »völlig gesundes« Herz. Wie leistungsfähig das Herz tatsächlich sein wird, hängt davon ab, was defekt war und was man reparieren konnte. Wir haben deshalb eine Bewertungsskala entworfen:

Skala zur Bewertung des Effekts der Herzreparatur

Ausgezeichnet Die Reparatur schafft ein Herz, das mit einem gesunden Herzen vergleichbar ist. Lebenserwartung und Leistungsfähigkeit sind weitgehend normal.

Gut Die meisten Fehlbildungen sind beseitigt, kleinere Fehler bleiben zurück. Mit Folgeeingriffen oder unvorhergesehenen Schwierigkeiten ist im Verlauf zu rechnen. Lebenserwartung und Leistungsfähigkeit reichen nicht an die des gesunden Kindes heran.

Befriedigend Lebenserwartung und Leistungsfähigkeit sind verbessert, bleiben jedoch deutlich hinter der eines gesunden Kindes zurück. Mit Folgeeingriffen oder unvorhergesehenen Schwierigkeiten ist im Verlauf zu rechnen.

Ausreichend Lebenserwartung und Lebensqualität sind verbessert. Die Leistungsfähigkeit bleibt stark eingeschränkt. Mit Folgeeingriffen oder unvorhergesehenen Schwierigkeitenist im Verlauf zu rechnen.

▪ **Welche Ergebnisse kann man erwarten von einer Fontan-Operation, von einer Herztransplantation, von dem Kunstherz?**

Mit den Operationstechniken lassen sich verschiedene Erfolge erzielen:
- Fontan-Operation: ausreichend
- Herztransplantation: gut
- Kunstherz: ausreichend

3

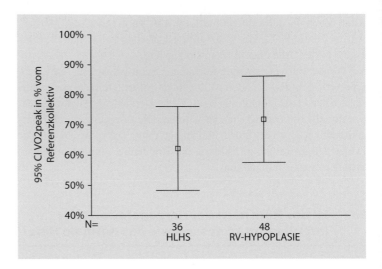

■ **Abb. 3.11**   Diagramm zum hypoplastischenLinksherzsyndrom (HLHS) und der Rechtsherzhypoplasie (RV-Hypoplasie) gegenüber der Leistungsfähigkeit gesunder Kinder in Prozent. Aus: Dubowy KO, Bernitzki S, Peters B (2006) Objektive Belastbarkeit von Patienten mit angeborenen Herzfehlern. Med Welt 57 (4): 158–163

Näheres zur Beurteilung der Ergebnisse bei einzelnen Herzfehlern finden Sie im ▶ e-Online-Material 6, extras.springer.com.

■ **Welche Arbeit, welcher Sport werden möglich sein?**
Die Berufswahl eines herzoperierten Patienten sollte sich zunächst an der Leistungsfähigkeit des Herzens nach der Operation orientieren, die entscheidend die körperliche Leistungsfähigkeit beeinflusst (▶ Serviceteil, Anhang A1). Eine mögliche Verschlechterung der Herzleistung im Langzeitverlauf und eine potenzielle Neigung zu gefährlichen Herzrhythmusstörungen müssen ebenfalls bedacht werden. Darüber hinaus fließt in die Überlegungen ein, ob eine körperliche Belastung das reparierte Herz gefährdet und ob bei der Arbeit eventuell Probleme auftreten könnten, durch die andere Personen gefährdet würden (Beispiel: Personenbeförderung).

Man kann auf der Basis heutiger Erfahrungen zwar allgemeine Aussagen zur möglichen Leistungsfähigkeit nach Herzfehlerbehandlung treffen, im Einzelfall muss man jedoch jeden Herzfehler für sich betrachten.

Die aktuelle körperliche Leistungsfähigkeit misst der Kinderkardiologe mithilfe der **Ergometrie** (Prüfung von Herz und Gefäßen) oder **Spiroergometrie** (Prüfung von Lunge und Atmung), indem er durch gezielte körperliche Belastung die Funktionsfähigkeit des Herzens und der Lunge prüft. Die Ergebnisse sind durch einen fest vorgegebenen Ablauf »genormt« und somit bei Wiederholung der Messung vergleichbar.

In ■ Abb. 3.11 sind zwei Herzfehler – das hypoplastische Linksherzsyndrom (HLHS) und die Rechtsherzhypoplasie (RV-Hypoplasie)

– im Vergleich zur Leistungsfähigkeit gesunder Kinder dargestellt. Beim hypoplastisches Linksherzsyndrom (HLSH) versorgt die rechte Herzkammer nach dem Korrektureingriff den Körperkreislauf mit Blut, bei der RV-Hypoplasie die linke Herzkammer. Das venöse Blut des Körperkreislaufs fließt bei beiden Herzfehlern am Herzen vorbei zur Lunge.

Ähnlich soll es in Zukunft möglich sein, für alle Herzfehler eine solche Gegenüberstellung vorzunehmen und die Leistungsfähigkeit zu bestimmen. Außerdem lassen sich gefährliche Herzrhythmusstörungen mithilfe eines **EKGs** und des **Langzeit-EKGs** feststellen.

Wenn die Untersuchungen normal ausfallen, besteht nach Korrektur sogenannter einfacher Herzfehler keine Einschränkung hinsichtlich der Berufswahl. Ansonsten rät der Arzt von Berufen mit starker körperlicher Belastung ab (z. B. Bauarbeiter, Möbelträger, Lagerarbeiter), weil die Gefahr besteht, dass sich das eigene Herz solch hohen Belastungen nicht anpassen kann und bei Überanstrengung versagen könnte. Ist nach der Operation eine Gerinnungshemmung erforderlich, scheiden Berufe mit erhöhter Verletzungsgefahr aus (Beispiel: Dachdecker).

Bei einigen Herzfehlern empfehlen sich Berufe mit überwiegend sitzender Tätigkeit (Beispiel: nach Fontan-Operation). Liegt eine Eisenmenger-Reaktion vor, so muss man mit Arbeitsunfähigkeit rechnen. Die Neigung zu gefährlichen Herzrhythmusstörungen oder auch zu einer Herzschwäche bedeuten eine Einschränkung für Berufe, bei denen andere Personen gefährdet werden können (Beispiel: Pilot, Busfahrer, Kranführer).

Der Verlauf nach einer Operation oder Herzkatheterintervention ist bei den einzelnen Herzfehlern individuell unterschiedlich. Aufgrund von Erfahrungswerten treten jedoch bei bestimmten Fehlbildungen trotz Behandlung häufiger Probleme auf, was in die Berufsberatung Jugendlicher eingehen sollte. Eine Beratung durch speziell ausgebildete Ärzte, die mit der Behandlung jugendlicher und erwachsener Herzpatienten vertraut sind, sollte unbedingt eingeholt werden(EMAH-Ärzte ▶ Serviceteil, Anhang A1 und A3).

Führerschein Wenn keine Herzrhythmusstörungen vorliegen und keine Herzschwäche besteht, spricht nichts gegen die Ausstellung des Führerscheins. Eine kardiologische Beratung mit Risikobewertung des Spätverlaufs sollte wiederum erfolgen.

Sport Sportliche Aktivitäten geben einen Hinweis darauf, welche körperliche Belastbarkeit nach Korrektur eines Herzfehlers zu erwarten ist. Beim Sport steigt die Durchblutung von Muskeln und Haut. Das Herz muss mehr Blut durch den Körper und auch seine eigene Herzmuskulatur pumpen können, um dem Sauerstoffbedarf des Körpers gerecht zu werden. Darüber hinaus besteht bei Kindern, die gerinnungshemmende Medikamente nehmen, eine Blutungsneigung nach Verletzungen. Eingesetzte Herzschrittmacher können bei

> Die Messung der Belastungsfähigkeit des Kindes erfolgt durch Ergometrie und Spirometrie. Mit dem EKG und Langzeit-EKG erfasst man mögliche Herzrhythmusstörungen

> EMAH-Ärzte sind speziell dazu ausgebildet, jugendliche Patienten bis ins Erwachsenenalter zu begleiten

3

Einteilung der Belastung durch
Sport in vier Klassen

Kampfsportarten beschädigt werden, Schwachstellen in der Körper-schlagader können bei bestimmten Sportarten einreißen (zur Transi-tion ► Serviceteil, Anhang A1).

Man kann Sportarten je nach statischer oder dynamischer Belas-tung des Körpers in verschiedene Gruppen einteilen. Wir haben eine Einteilung in folgende vier Klassen gewählt:

I.   Keine Einschränkung
II. Mäßige Belastung
III. Leichte Belastung
IV. Ohne Belastung

Näheres zur Belastbarkeit und Berufswahl ist in dem ► e-Online-Material 7, extras.springer.com, aufgeführt.

▪ **Werden Probleme während einer Schwangerschaft auftreten?**
Während der Schwangerschaft sind das Herz und die Lunge der Mut-ter verantwortlich für den Körperkreislauf des Embryos. Im Kreislauf der Mutter nimmt die Blutmenge zu, und ihr Herz pumpt stärker. Dies alles stellt eine erhebliche Belastung für das Herz dar. Wenn es dieser Belastung nicht gewachsen ist, besteht eine Gefahr für das Kind, die Mutter oder für beide (erhöhte Fehlgeburtenrate, Früh- oder Mangel-geburten, manchmal Lebensgefahr für die Mutter).

Vergleichen kann man die Schwangerschaft mit einer körper-lich schweren, sportlichen Leistung, auf die sich der Organismus der Mutter allmählich einstellt. Der Unterschied zur sportlichen Heraus-forderung ist lediglich, dass es nicht möglich ist, Erholungspausen einzulegen, wenn es zu anstrengend wird.

Ein weiterer gefährlicher Moment ist die Geburt. Während der Geburt kommt es zu Verschiebungen von Blutvolumen im Körper, mit denen wiederum das Herz der Mutter klarkommen muss. Schwanger-schaft und Entbindung bedürfen deshalb eines gut funktionierenden und anpassungsfähigen Herz-Kreislauf-Systems der Mutter.

Ist das mütterliche Herz nach der Behandlung eines Herzfeh-lers gut belastbar, kann man von einem problemlosen Verlauf der Schwangerschaft ausgehen. Bei mäßiger Belastbarkeit ist die Wahr-scheinlichkeit höher, dass unvorhergesehene Schwierigkeiten auftre-ten. In einigen Fällen wird diese als so erheblich eingeschätzt, dass der Arzt von einer Schwangerschaft abrät (► Serviceteil, Anhang A1).

Einteilung des Risikos in der
Schwangerschaft

Eine stark vereinfachte Risikoeinteilung erfolgt in gering, mit-tel und hoch:

— **Gering:** Es ist in der Regel ausreichend, bei Schwangerschafts-beginn eine kardiologische Beratung einzuholen, mit unvorher-gesehenen Schwierigkeiten ist nicht zu rechnen.
— **Mittel:** Die Schwangerschaft muss möglicherweise sehr intensiv ärztlich begleitet werden oder erfordert eine Krankenhausbe-handlung, weil mit unvorhergesehenen Schwierigkeiten zu rech-nen ist.
— **Hoch:** Von einer Schwangerschaft rät der Arzt zumeist ab.

Häufige Herzfehler

Ulrike Blum, Hans Meyer, Philipp Beerbaum

U. Blum et al., *Ratgeber angeborene Herzfehler bei Kindern,*
DOI 10.1007/978-3-662-47878-3_4, © Springer-Verlag Berlin Heidelberg 2016

- **Klassifizierung nach Häufigkeiten, Druck und Shuntverhalten**

Die Herzfehler lassen sich in Scheidewandfehler (Löcher), Blausuchtfehler, Klappen- und Aortenfehler sowie komplexe Herzfehler aufteilen (◘ Tab. 4.1).

4.1   Kammerseptumdefekt (Ventrikelseptumdefekt, VSD)

Klassifikation   Herzfehler **ohne Blausucht**. Loch in der Scheidewand.

Zum Vergleich und besseren Verständnis ist ein gesundes Herz vorangestellt.

- **Wo stimmt etwas nicht am Herzen?**

Gesundes Herz

Das gesunde Herz hat einen linken und einen rechten Bereich: Links pumpt es sauerstoffreiches Blut in den Körperkreislauf, rechts sauerstoffarmes Blut in den Lungenkreislauf. Zwischen dem linken und rechten Herzbereich befinden sich Trennwände, damit sich das unterschiedliche Blut nicht vermischen kann. Die Trennwand zwischen den Herzkammern bezeichnet man als Ventrikelseptum. Durch den Lungen- und Körperkreislauf fließen, wenn das Herz korrekt arbeitet, gleich große Blutmengen (◘ Abb. 4.1).

Liegt ein Ventrikelseptumdefekt vor, hat die Trennwand zwischen der rechten und linken Herzkammer ein Loch (◘ Abb. 4.2). Sauerstoffreiches Blut aus der linken Herzkammer wird in die rechte hinübergepumpt (Bezeichnung: Links-rechts-Shunt), mischt sich dort mit sauerstoffarmem Blut und wird von der rechten Herzkammer erneut in die Lunge befördert.

Herz mit einem Ventrikelseptumdefekt

In den Lungenkreislauf fließt nicht nur zu viel Blut hinein, sondern es fließt auch zu viel Blut heraus. Das herausfließende Blut müssen der linke Herzvorhof und die linke Herzkammer aufnehmen, und die Innenräume von Vorhof und Kammer werden aufgedehnt, zusätzlich auch der Innenraum der rechten Herzkammer. Durch den Lungenkreislauf fließen bei diesem Herzfehler größere Blutmengen als durch den Körperkreislauf.

Der Herzfehler liegt im Inneren des Herzens.

Die Lage des Defekts ist wichtig für den Verlauf der Erkrankung und die Behandlung:

- Am häufigsten liegt das Loch in der Nähe der Aorten- und Tricuspidalklappe. Hierbei handelt es sich um einen perimembranösen Ventrikelseptumdefekt (membranöser VSD, infrakristaler VSD).
- Seltener sind die muskulären Ventrikelseptumdefekte in der Mitte der Trennwand.
- Noch seltener treten der Inlet-VSD (Sinus-Septal-Defekt, AV-Kanal-VSD) zwischen der Trikuspidal- und Mitralklappe, der Doubly-committed-VSD (infundibulärer VSD, Bulbus-Septal-Defekt, suprakristaler VSD) zwischen der Aorten- und Pulmo-

Tab. 4.1 Häufigkeitsverteilung nach Angaben des Kompetenznetzes Angeborene Herzfehler (AHF)

Einteilung	Herzfehler	Häufigkeit
Löcher in Scheidewänden, vermehrte Lungendurchblutung, ohne Blausucht	Ventrikelseptumdefekt (VSD), Atriumseptumdefekt (ASD), persistierender Ductus arteriosus Botalli (PDA)	45–65[a] %
Blausuchtfehler, verminderte/vermehrte Lungendurchblutung	Fallot'sche Tetralogie (TOF), Transposition der großen Arterien (TGA)	5[a]–10 %
Klappenfehler	Pulmonalstenose/-insuffizienz (PS/PI), Aortenstenose/-insuffizienz (AoS/AoI), Mitralstenose/-insuffizienz (MS/MI)	15 %
Aortenfehler	Aortenisthmusstenose (CoA)	5–8 %
Komplexe Herzfehler, vermehrte/verminderte Lungendurchblutung	Hypoplastisches Linksherzsyndrom (HLHS), Trikuspidalatresie (TCA) usw.	10 %

Mittelwerte nach Angaben aus der Literatur; [a] laut aktueller PAN-Studie des AHF

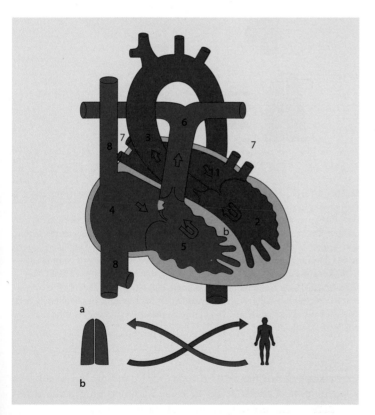

Abb. 4.1 a, b. Gesundes Herz. **a Herzschema:** Sauerstoffreiches Blut (roter Pfeil) fließt von den Lungenvenen (7) in den linken Vorhof (1), in die linke Herzkammer (2) und die Aorta (3). Sauerstoffarmes Blut (blauer Pfeil) fließt von den Hohlvenen (8) in den rechten Vorhof (4), die rechte Herzkammer (5) und die Lungenarterie (6). Die Innenräume beider Herzkammern und Vorhöfe sind gleich groß. Die Herzkammern sind durch eine Wand (b = Ventrikelseptum) voneinander getrennt. **b Blutfluss im Lungen- und Körperkreislauf:** In den Lungenkreislauf fließt sauerstoffarmes Blut (blau) hinein und sauerstoffreiches (rot) kommt heraus. In den Körperkreislauf fließt sauerstoffreiches Blut hinein und sauerstoffarmes kommt heraus. Lungen- und Körperkreislauf durchfließen die gleichen Blutmengen.

4

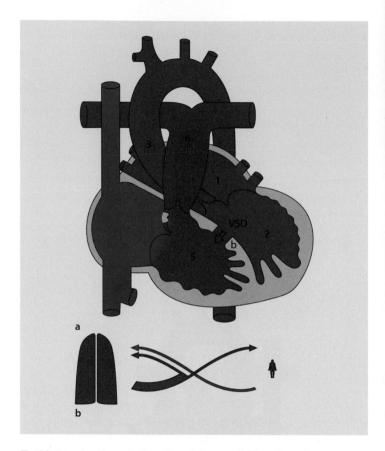

🔲 **Abb. 4.2 a, b.**   Herz mit einem Ventrikelseptumdefekt. **a Herzschema:** Das Ventrikelseptum (b) hat ein Loch und ein Teil des sauerstoffreichen Blutes (roter Pfeil) fließt von der linken Kammer in die rechte Kammer. Violette Farbe in der rechten Herzkammer (5) und Lungenarterie (6) = Mischung aus sauerstoffreichem und -armem Blut. Linker Vorhof (1), beide Herzkammern (2 und 5) und die Lungen-arterie (6) sind durch die Aufnahme des zusätzlichen Blutvolumens vergrößert. **b Blutfluss im Lungen- und Körperkreislauf:** In den Lungenkreislauf fließt eine Mischung aus sauerstoffarmem und -reichem Blut hinein und sauerstoffreiches Blut kommt heraus. In den Körperkreislauf fließt sauerstoffreiches Blut hinein und sauerstoffarmes kommt heraus. Der Lungenkreislauf ist stärker durchblutet als der Körperkreislauf

nalklappe sowie der Swiss-Cheese-VSD (multiple VSDs) auf. Beim Swiss-Cheese-Defekt weist die Kammertrennwand mehre-re Löcher auf und erinnert an einen Schweizer Käse.

▪ **Wie rasch muss unser Kind behandelt werden?**
In der Regel ist die Behandlung an einem für Kind und Eltern güns-tigen Termin planbar.

Beim Vorliegen einer Pumpschwäche des Herzens erfolgt die Behandlung zeitnah

Bei einigen Kindern führt die Fehlbildung allerdings zu einer schweren Pumpschwäche des Herzens (Bezeichnung: Herzinsuffi-zienz). Dann muss die Behandlung zeitnah erfolgen.

- **Welche Schäden verursacht der Herzfehler?**

■■ **Herz**

a. Das Herz muss zu viel arbeiten, um den Körper mit sauerstoffreichem Blut zu versorgen, da ein Teil dieses Blutes bei jedem Herzschlag in den falschen Kreislauf fließt. Deshalb ist es früher verschlissen als ein gesundes Herz (Folge: verkürzte Lebenserwartung).
b. Wenn der Körper besonders viel Sauerstoff braucht, z. B. beim schnellen Laufen, kommt das Herz mit der Anlieferung des Sauerstoffs nicht nach, auch wenn seine Pumpleistung steigert (Folge: eingeschränkte körperliche Leistungsfähigkeit).
c. Die Kraft der linken Herzkammer ist geschwächt, weil sich ihre Muskelwand durch die unnatürlich große Blutmenge, die sie aufnehmen und wegpumpen muss, dehnt (Folge: Pumpschwäche der linken Herzkammer, Herzinsuffizienz). Dies betrifft auch die rechte Herzkammer, deren Muskulatur zusätzlich noch einem ungewohnt hohen Blutdruck ausgesetzt ist.
d. Auch die Wand des linken Vorhofs dehnt sich durch die übergroße Menge des Rückflussblutes aus dem Lungenkreislauf. In der Wand verläuft das Erregungsleitungssystem des Herzens, das Schaden nehmen kann (Folge: Herzrhythmusstörungen).

■■ **Lunge**

a. Die Lungengefäße müssen zu viel Blut aufnehmen und sind einem zu hohen Blutdruck ausgesetzt. Die Schleimproduktion in den Bronchien nimmt zu, und das Kind neigt zu Lungeninfektionen.
b. Durch hohen Blutdruck werden im Laufe der Zeit die Wände der Lungenadern irreparabel geschädigt und formen sich zu starren Röhren um. Kinder mit einer Eisenmenger-Reaktion sind blausüchtig, körperlich fast nicht belastbar, und ihre Lebenserwartung ist deutlich eingeschränkt (▶ Abschn. 1.5).

■■ **Körper**

a. Die körperliche Entwicklung der Kinder ist in der Regel normal. Manche Kinder sind auffallend schlank.
b. Nur wenn der Herzfehler zu einer Herzinsuffizienz führt, kommt es beim Säugling zu einer Gedeihstörung mit Gewichtsstagnation.

Die Arbeitsleistung der Herzbereiche bei einem Ventrikelseptumdefekt veranschaulicht ein Cartoon (▶ Serviceteil, Anhang A2).

- **Was geschieht, wenn der Herzfehler nicht behandelt wird?**

Neben der Lage der Defekte ist auch ihre Größe von Bedeutung. Man unterscheidet den Verlauf bei kleinen, mittelgroßen und großen Ventrikelseptumdefekten.

4

Bei kleinen Ventrikelseptum-
defekten fließt weniger als ein
Drittel des sauerstoffreichen
Blutes in den falschen Kreislauf.
Sie verursachen zumeist keinen
Schaden

Mittelgroße und große
Ventrikelseptumdefekte ziehen
schwere Beeinträchtigungen
nach sich und müssen behandelt
werden

Wenn weniger als ein Drittel des sauerstoffreichen Blutes in den falschen Kreislauf fließt, spricht man von kleinen Ventrikelseptumdefekten. Die Fehlbildungen wirken sich nicht negativ aus und müssen nicht zwingend behandelt werden (man kann sich gut anhand des Cartoons vorstellen, dass es keine größeren Auswirkungen hat, wenn der Vater nur ein paar Tröpfchen Wasser in die Wasseraufbereitungsanlage schüttet, ▶ Serviceteil, Anhang A2). Schäden anrichten können allenfalls besonders ungünstig liegende Defekte (z. B. ein Herzventil schädigen). In diesen eher seltenen Fällen rät man zum Verschluss kleiner Defekte.

Wenn mittelgroße Defekte vorliegen, durch die ein Drittel bis die Hälfte des Blutes in den falschen Kreislauf gepumpt wird, oder wenn große Defekte vorliegen, bei denen mehr als die Hälfte des Blutes falsch fließt, ist die Lebenserwartung des Betroffenen verkürzt und die körperliche Belastbarkeit herabgesetzt. Zusätzlich treten Herzrhythmusstörungen auf. Bei einigen Betroffenen kommt es bereits in der Säuglingszeit zu einer schweren Herzinsuffizienz. Begleitend treten häufige Lungeninfektionen auf, und nach einiger Zeit kommt es zur irreparablen Schädigung der Lungenadern. Man rät zum Verschluss solcher Defekte, es sei denn, die Chance einer Spontanheilung besteht, bevor Schäden zurückbleiben.

Hintergrundinformation: Spontanheilung
Bei einem Drittel aller Kinder (in manchen Statistiken noch häufiger) verkleinern sich Ventrikelseptumdefekte in den ersten 3 Lebensjahren und können sich komplett verschließen. Nach dem 3. Lebensjahr ist noch bei jedem 10. Patienten mit einem Verschluss zu rechnen, bei Erwachsenen allerdings selten. Ausnahmen sind Ventrikelseptumdefekte, bei denen die Öffnung unterhalb der Aorten- und der Pulmonalklappe liegt (Bezeichnung: Doubly-committed-VSD«). Sie können sich weder verkleinern noch verschließen.

Sinnvollerweise wartet man mit einer Behandlung so lange ab, bis mit einer spontanen Verkleinerung oder einem spontanen Verschluss nicht mehr zu rechnen ist. Keinesfalls abwarten kann man, wenn eine Herzinsuffizienz auftritt, häufige Lungeninfektionen behandelt werden müssen, ein irreparabler Schaden an den Lungenadern zu befürchten ist oder durch den Defekt Schäden im Inneren des Herzens verursacht werden (Bezeichnung solcher Schäden: Aortenklappeninsuffizienz, Septumaneurysma, Subaortenstenose).

- **Wie macht sich der Herzfehler bemerkbar?**

Bei kleinen Defekten sind die Kinder beschwerdefrei. Dem Arzt fällt während der Untersuchung des Kindes ein lautes Herzgeräusch auf. Bei mittelgroßen Defekten ist die körperliche Belastbarkeit eingeschränkt, und es treten häufig Lungeninfektionen auf.

Große Defekte können einige Wochen nach der Geburt bereits zu einer Herzinsuffizienz führen. Herzinsuffiziente Säuglinge haben eine angestrengte und beschleunigte Atmung, schwitzen beim Trinken am Kopf, sind nicht in der Lage, ausreichend Nahrung zu sich zu nehmen, und fallen durch Gewichtsrückstand auf. Nach dem 1. Lebensjahr kann sich bei diesen Kindern die Brust verformen und ein Herzbuckel entstehen.

- **Mit welchen Untersuchungsmethoden weist man den Herzfehler nach?**

Standarduntersuchung zum Nachweis des Herzfehlers und zur Beantwortung fast aller für die Behandlung wichtigen Fragen ist die Echokardiografie. Alternativ, wenn Fragen offen bleiben, kommt die MRT (ohne Röntgenstrahlen) als Basisuntersuchung in Betracht. Der Arzt will anhand dieser Untersuchungen herausfinden,

Echokardiografie und MRT

- ob mehr als ein Drittel des Blutes in die falsche Richtung fließt,
- ob die linke Herzkammer oder der linke Vorhof vergrößert sind,
- wo im Septum der Defekt liegt und ob mehrere Defekte vorliegen,
- wie groß der Defekt ist,
- ob er zu den Defekten gehört, die sich spontan verschließen können,
- ob er geeignet ist, um mittels Herzkathetertechniken verschlossen zu werden,
- ob er die Aortenklappe geschädigt hat,
- ob man Muskelwucherungen im Auslass einer Herzkammer sieht oder ob sich ein Septumaneurysma ausgebildet hat,
- ob es weitere Herzfehler gibt und
- wie hoch der Blutdruck in der Lungenarterie ist.

Die Herzkatheteruntersuchung beantwortet ebenfalls alle Fragen. Sie wird aber wegen der Röntgenstrahlenbelastung in der Regel nur eingesetzt, wenn ein Verdacht auf einen irreparablen Schaden an den Lungenadern besteht und der Widerstand im Lungenkreislauf berechnet werden muss.

Herzkatheteruntersuchung

Hintergrundwissen: pulmonaler Gefäßwiderstand

Ist die Wand der Lungenadern geschädigt, verengen sich die Blutgefäße, die Aufnahmekapazität für Blut im Lungenkreislauf nimmt ab und der Blutdruck der Lungenschlagader ist erhöht (Bezeichnung: pulmonale Hypertonie). Gleichzeitig steigt der Widerstand im Lungenkreislauf an, messbar in Wood-Einheiten (WE) während einer Herzkatheteruntersuchung (▶ Abschn. 2.2.7). Ein Wert > 8 WE bedeutet: Der Schaden ist vermutlich irreparabel, es liegt eine Eisenmenger-Reaktion vor (▶ Abschn. 1.5). Den Ventrikelseptumdefekt kann man dann in der Regel nicht mehr verschließen. Durch Tests bei der Untersuchung kann man klären, ob ein Verschluss noch etwas verbessern könnte.

Eine Diagnostik mit dem Herzkatheter führt man ebenfalls durch, wenn gleichzeitig ein Verschluss des Lochs mit Herzkathetertechniken aussichtsreich erscheint. Dann erfolgen die Diagnostik und Behandlung in einem Arbeitsgang.

Folgende ergänzende Untersuchungen führt man routinemäßig unter verschiedenen Fragestellungen durch:

Weitere Untersuchungen

4

◘ Tab. 4.2   Behandlung bei Kammerseptumdefekt

Herzfehler		Beschwerden	Alter
1.	Mittelgroße Defekte	Keine Beschwerden	Vorschulalter
2.	Mittelgroße Defekte	Keine Beschwerden, Lungenhochdruck	Ende des 2. Lebensjahres
3.	Mittelgroße Defekte	Keine Beschwerden, Lungenhochdruck oder Morbus Down	6.–12. Lebensmonat
4.	Kleine oder mittelgroße Defekte	Keine Beschwerden, Schäden im Inneren des Herzens	Zeitnah
5.	Kleine oder mittelgroße Defekte	Keine Beschwerden, Aufweitung der linken Herzkammer	Nach Säuglingsperiode
6.	Große Defekte	Keine ausgeprägten Probleme	1. Lebenshalbjahr
7.	Große Defekte	Herzinsuffizienz, Lungeninfektionen, Gedeihstillstand	1.–3. Lebensmonat

- EKG: Nachweis von Herzrhythmusstörungen, Hinweis auf einen Inlet-VSD (d. h., die Öffnung liegt im Bereich des Einlassseptums der rechten Herzkammer)
- Messung der Sauerstoffsättigung: Aufspüren einer Blutflussumkehr zwischen den Herzkammern (Bezeichnung: Rechts-links-Shunt) als Zeichen einer Behinderung des Blutflusses durch den Lungenkreislauf (Bezeichnung: Eisenmenger-Reaktion)
- Abhören des Brustkorbs mit dem Stethoskop: Hinweis auf eine Schädigung der Lungenadern (Bezeichnung: Lungenhochdruck)
- Röntgenaufnahme des Brustkorbs: Hinweise auf einen verstärkten Blutfluss durch den Lungenkreislauf, eine Lungenentzündung oder Herzinsuffizienz

■ **Wie häufig ist mit weiteren Herzfehlern zu rechnen?**
Bei jedem 2. Kind ist mit weiteren Fehlbildungen am Herzen zu rechnen. Die Begleitfehlbildungen sieht man während der Echokardiografie, ggf. benötigt man zum Nachweis die MRT-Untersuchung, in Ausnahmefällen eine Herzkatheteruntersuchung.

Mögliche Zusatzherzfehler   Offener Ductus arteriosus Botalli, Aortenisthmusstenose, Vorhofseptumdefekt, AV-Kanal, Fallot'sche Tetralogie, doppelter Auslass des rechten Ventrikels (Bezeichnung: Double-Outlet-right-Ventricle), unterbrochener Aortenbogen, Verschluss der Pulmonalklappe (Bezeichnung: Pulmonalatresie), Aortenstenose, Mitralstenose oder -insuffizienz, Transposition der großen Arterien.

■ **Wann wird üblicherweise die Behandlung der Herzfehler empfohlen?**
In ◘ Tab. 4.2 ist das Alter angegeben, in dem sich die Behandlung der Herzfehler abhängig vom Schweregrad und möglichen Begleiterkrankungen empfiehlt.

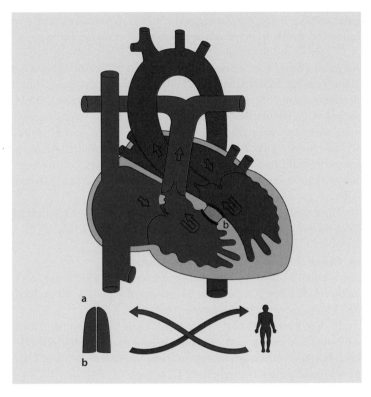

◘ Abb. 4.3 a, b. Verschluss des Defekts im Ventrikelseptum (b) mit einem Doppelschirm. **a Herzschema:** Den Defekt im Ventrikelseptum (b) überdeckt man von beiden Seiten mit einem Schirm. Die Veränderungen am Herzen bilden sich zurück. **b Blutfluss im Lungen- und Körperkreislauf:** Die Blutflüsse sind normalisiert und Körper- und Lungenkreislauf gleich stark durchblutet

■ **Wie behandelt man den Herzfehler?**

■ ■ **Behandlung durch eine Herzkatheterintervention**
Ein Verschluss von einigen günstig liegenden Ventrikelseptumdefekten ist inzwischen mithilfe von Herzkathetertechniken möglich. Mit dem Herzkatheter führt man von Adern in der Leiste aus die Operationswerkzeuge und das Verschlussmaterial in das Herz. Zum Verschluss benutzt man zwei schirmähnliche Scheiben, die zusammengefaltet in das Herz eingeführt und über dem Defekt in Position gebracht werden. Rechts und links der Trennwand spannt man den Schirm auf und überdeckt so das Loch in der Scheidewand von beiden Seiten (◘ Abb. 4.3).

Bei der Herzkatheterintervention ist kein Operationsschnitt nötig

Besondere Voraussetzungen Ein ausreichend großer Geweberand um den Defekt herum muss vorhanden sein, an dem man die Schirmchen verankern kann. Das Lebensalter der Kinder ist wichtig, weil das Erregungsleitungssystem des Herzens am Rand der Defekte entlangläuft und durch die Schirmchen gequetscht und beschädigt werden kann mit der Folge, dass lebenslang ein Herzschrittmacher arbeiten muss. Das Risiko ist bei jüngeren Kindern höher als bei älteren.

Zur körperlichen Belastung nach dem Eingriff ist eine individuelle Beratung durch das behandelnde Zentrum erforderlich

Aufwand   Eingriff im Dämmerschlaf und mit lokaler Betäubung der Haut, kein Hautschnitt, keine Öffnung des Brustkorbs, kein Einsatz der Herz-Lungen-Maschine. Röntgenstrahlen: ja. Jodhaltiges Kontrastmittel: ja. Dauer des Eingriffs: ca. 2–3 Stunden. Intensivstation: nein oder nur wenige Stunden. Künstliche Beatmung auf der Intensivstation: nein. Druckverband in der Leiste: 6–8 Stunden. Krankenhausaufenthalt: ca. 3–4 Tage. Schulbesuch: möglich nach ca. 1 Woche. Körperliche Belastung und Sport: voraussichtlich nach ca. 3–6 Monaten.

Die Angaben beziehen sich auf allgemeine und durchschnittliche Erfahrungswerte und können im Einzelfall stark abweichen.

▪▪ Behandlung durch eine Herzoperation

Die meisten Löcher im Ventrikelseptum kann man nicht mit Herzkathetertechniken verschließen. Sie erfordern eine Operation durch den Chirurgen am offenen Herzen.

In die Trennwand näht man einen Flicken (Bezeichnung: Patch) ein (vergleichbar mit dem Einnähen eines Flickens, um ein rundes Loch in einem Kleidungsstück zu verschließen; ◘ Abb. 4.4). Der Patch besteht aus Kunststoffgewebe.

Besondere Voraussetzungen   Bei Säuglingen und kleinen Kindern dürfen nicht zu viele Löcher im Ventrikelseptum vorliegen. Das Ventrikelseptum ist an der Pumpleistung der Herzkammern beteiligt, sodass das Einnähen vieler Flicken zu dessen Unbeweglichkeit führen kann. Folge wäre eine Pumpschwäche der Herzkammern und eine Herzinsuffizienz. Voraussetzung für den Einsatz der Herz-Lungen-Maschine ist, dass das Kind frei von Infekten ist.

Aufwand   Eingriff in Narkose, Hautschnitt und Öffnung des Brustkorbs, Einsatz der Herz-Lungen-Maschine, Öffnung des Herzens, Unterbrechung der Herzmuskeldurchblutung während des Defektverschlusses, Dauer des Eingriffs: ca. 3 Stunden. Intensivstation: ja. Künstliche Beatmung auf der Intensivstation: meistens ja (gelegentlich mehrere Tage). Krankenhausaufenthalt: ca. 8–14 Tage. Schulbesuch: möglich nach 4–5 Wochen. Körperliche Belastung und Sport: möglich nach 3–6 Monaten.

Schwierig wird es, wenn weder die Voraussetzungen für die offene Herzoperation vorliegen noch ein Herzkatheterverschluss möglich ist. In einigen Fällen muss man zeitnah operieren, sonst kann das Kind sterben oder die Lungengefäße erleiden einen irreparablen Schaden.

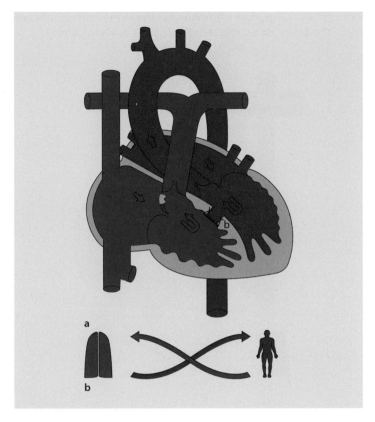

◱ Abb. 4.4 a, b. Verschluss des Ventrikelseptumdefekts durch Einnähen eines Flickens. **a Herzschema:** Die Blutflüsse sind normalisiert und die Veränderungen am Herzen haben sich zurückgebildet. **b Blutfluss im Lungen- und Körperkreislauf:** Körper- und Lungenkreislauf sind gleich stark durchblutet

▪▪ Bändelung der Pulmonalarterie

Die Bändelung der Lungenarterie ist eine »Ausweichoperation«, mit der man eine Herzinsuffizienz behandeln und einen Schaden an Lunge und den Lungenadern abwenden kann, ohne den Ventrikelseptumdefekt sofort zu verschließen. Dieser Eingriff verschafft Zeit, bis die Korrektur des Herzfehlers möglich ist. Leider entstehen andere, eingriffstypische Probleme.

Bei der Bändelung der Pulmonalarterie engt man den Durchmesser der Lungenarterie mit einem Teflonband ein, wodurch der Blutdurchfluss durch den Lungenkreislauf begrenzt und der Blutdruck in der Lungenarterie abgesenkt wird (◱ Abb. 4.5).

Aufwand Eingriff in Narkose, Hautschnitt und Öffnung des Brustkorbs, kein Einsatz der Herz-Lungen-Maschine, keine Öffnung des Herzens, Dauer des Eingriffs: ca. 2 Stunden. Intensivstation: meistens ja. Künstliche Beatmung auf der Intensivstation: nicht unbedingt. Krankenhausaufenthalt: ca. 8–14 Tage.

Als Dauerbehandlung oder als Ersatz für die Korrektur des Herzfehlers ist die Bändelung der Lungenarterie ungeeignet

4

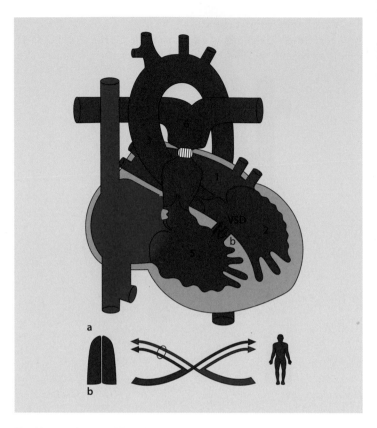

☑ **Abb. 4.5 a, b.**   Bändelung der Lungenarterie. **a Herzschema:** Verglichen mit
☑ Abb. 4.2 sind folgende Änderungen erkennbar: Der Anfangsteil der Lungenarterie (6) wird durch ein Band eingeengt, linker Vorhof (1), linke (2) und rechte
Herzkammer (5) haben wieder normale Größe, die Wand der rechten Herzkammer
(5) ist verdickt, in der Lungenader (6) und der Aorta (3) fließt vermischtes sauerstoffarmes und -reiches Blut (violett). **b Blutfluss im Lungen- und Körperkreislauf:** Lungen- und Körperkreislauf sind gleich stark durchblutet, der Zufluss in
den Lungenkreislauf ist begrenzt. In den Lungen- und Körperkreislauf fließt eine
Mischung aus sauerstoffarmem und -reichem Blut hinein. Eine Blausucht des
Patienten besteht (Körper violett)

Die Angaben beziehen sich auf allgemeine und durchschnittliche
Erfahrungswerte und können im Einzelfall stark abweichen.

■ ■ **Hybridoperation**
Defekte der Kammerscheidewand kann der Chirurg manchmal
schlecht visuell im Herzen erkennen, allerdings sehr gut mit dem
Ultraschall. In solchen Fällen können Herzchirurg und Kardiologe
zusammenarbeiten. Nach Öffnung des Brustkorbs und unter Ultra-
schallkontrolle schiebt man am schlagenden Herzen (ohne Einsatz
der Herz-Lungen-Maschine) durch die Außenwand des Herzens den
Herzkatheter mit dem Verschlussmaterial in das Herzinnere. Dort
positioniert und verankert man den Doppelschirm an der vorgesehenen Stelle.

■ **Was bringt die Herzreparatur?**

Bei rechtzeitiger Behandlung kann man alle Störungen, die durch den Herzfehler entstehen, beseitigen. Das Herz arbeitet nach dem Verschluss des Ventrikelseptumdefekts wie ein normales Herz, Lunge und Körper nehmen keinen Schaden mehr.

Wenn die Behandlung spät erfolgt und bereits Schäden am Herzen oder an den Lungenadern vorliegen (Herzrhythmusstörungen, Lungenhochdruck), sind diese eventuell nicht mehr rückgängig zu machen. Die körperliche Belastbarkeit und die Lebenserwartung können dann trotz Behandlung vermindert sein.

> Mit der Behandlung kann man die Funktionsfähigkeit des Herzens wiederherstellen

■■ **Was verbessert man durch die Bändelung?**

Einige negative Auswirkungen des Ventrikelseptumdefekts lassen sich beseitigen: Hierzu gehören die Herzinsuffizienz, Neigung zu Lungeninfektionen und Schädigung der Lungenarterien. Die körperliche Entwicklung verläuft normal. Nachteile der Bändelung: Das Herz kann seine Pumpleistung nicht mehr steigern, und der Patient ist nach dem Eingriff nur eingeschränkt belastbar. Es fällt eine leichte Blausucht auf, weil etwas sauerstoffarmes Blut aus der rechten in die linke Herzkammer und in den Körperkreislauf fließt, gelegentlich entstehen Schäden im Herzen. Mit zunehmendem Wachstum des Herzens und der Lungenschlagader wird das Bändchen zu eng oder schädigt die Wand der Lungenschlagader. Dann muss man es entfernen oder weiten (mit einer Nachoperation zu rechnen ist nach 6 Monaten).

■ **Was ist zu tun, wenn zusätzliche Fehlbildungen am Herzen vorliegen?**

Die meisten Zusatzfehlbildungen kann man zusammen mit dem Ventrikelseptumdefekt korrigieren. Für einige wenige ist ein gesonderter Eingriff vor dem Verschluss des Ventrikelseptumdefekts notwendig, den man erst in einer nachfolgenden Operation verschließt.

■ **Welche besonderen Risiken haben die verschiedenen Behandlungsmethoden?**

■■ **Risiken bei einem Herzkatheterverschluss**

Die Sterbewahrscheinlichkeit ist sehr gering und liegt in Deutschland unter 1 %.

Die allgemeinen Risiken von Herzkatheterinterventionen sind in ▶ Abschn. 3.2 ausgeführt.

Spezielle Risiken   Selten: Der Doppelschirm ist nicht platzierbar und der Eingriff muss abgebrochen werden, der Schirm verrutscht und muss wieder aus dem Herzen entfernt werden (mit Herzkathetertechniken oder mittels Operation – Notfall!). Selten: Die Herzmuskulatur erleidet einen Schaden durch Mangeldurchblutung während des Eingriffs, die Aorten- oder Mitralklappe werden geschädigt, Blutzellen

4

zerstört (Bezeichnung: Hämolyse). Schädigungen der Erregungsleitung mit der Folge von Herzrhythmusstörungen und gelegentlich Notwendigkeit eines Herzschrittmachers. Selten: Ein Teil des Lochs bleibt offen (kein Notfall).

▪▪ Risiken bei einem chirurgischen Verschluss
Die Sterbewahrscheinlichkeit liegt in Deutschland unter 1 %. Wenn man den Eingriff bei Säuglingen oder vor dem 18. Lebensjahr durchführt, geht das Sterberisiko gegen 0. Bei älteren Patienten steigt es auf >5 %. Bei kritisch kranken Säuglingen im 1. Lebensmonat kann das Sterberisiko auf bis zu 10 % ansteigen (ältere Statistiken), erhöht ist das Sterberisiko beim sogenannten Swiss-Cheese-Defekt, bei dem in der Muskulatur mehrere Defekte vorliegen, und nach vorausgegangener Bändelung der Lungenarterie (bis zu 7 % und 8 % in älteren Statistiken). Das Risiko steigt auch bei einem Lungenhochdruck an, wenn die Lungenadern durch den Herzfehler beschädigt sind.

Spezielle Risiken Herzrhythmusstörungen können auftreten. Die Notwendigkeit eines Herzschrittmachers liegt unter 1 % (Näheres zum Risiko der Bändelung ▶ e-Online-Material 1, extras.springer.com).

▪ Können unmittelbar nach den Eingriffen irgendwelche Probleme auftreten?

Herzkatheterverschluss Selten können einige Stunden nach einem unkomplizierten Eingriff plötzlich Herzrhythmusstörungen auftreten.

Chirurgischer Verschluss Besondere unvorhergesehene Schwierigkeiten können sein: eine vorübergehende Herzschwäche nach der Operation, pulmonal hypertensive Krisen (lebensgefährliche Störungen, die meist eine mehrtägige Behandlung auf der Intensivstation erfordern; ▶ Abschn. 3.1), Herzrhythmusstörungen.

▪ Wie geht es weiter nach einem erfolgreichen Verschluss des Ventrikelseptumdefekts?

Körperliche Entwicklung, Beruf, Sport, Schwangerschaft, Lebenserwartung

Nach erfolgreichem, unkompliziertem Verschluss kleiner oder mittelgroßer Ventrikelseptumdefekte – ob durch Operation oder Herzkatheterbehandlung –, erreichen die Kinder die gleiche Leistungsfähigkeit wie ein herzgesundes Kind. In der Regel bestehen keine Einschränkungen bei der späteren Berufswahl oder beim Sport. Eine Schwangerschaft gilt als risikoarm. Die Lebenserwartung ist normal. Gleiches gilt für große Ventrikelseptumdefekte, die innerhalb der ersten beiden Lebensjahre operiert wurden. Veränderungen der Herzkammern bilden sich in der Regel zurück ebenso wie ein vor dem Verschluss bestehender Lungenhochdruck.

Werden große Ventrikelseptumdefekte nach dem 2. Lebensjahr operiert, so können bereits irreparable Herzschäden entstanden sein oder eine Lungengefäßerkrankung kann fortschreiten. Dies kann die körperliche Belastbarkeit einschränken und ein Hindernis für Berufe mit starker körperlicher Belastung oder für Leistungssport werden. Die körperliche Leistungsfähigkeit der Kinder schätzt der Kardiologe individuell ein, und es sollten bei der Berufsberatung potenzielle Herzrhythmusstörungen berücksichtigt werden. Schwangerschaften sind dann gefährlich für Mutter und Kind, wenn eine irreparable Lungengefäßerkrankung vorliegt (▶ Abschn. 3.3).

Die Lebenserwartung dieser Kinder ist verkürzt. Etwa ein Viertel verstirbt vor dem 20. Lebensjahr. Erheblich vermindert ist die Lebenserwartung, wenn große Ventrikelseptumdefekte erst nach dem 3. Lebensjahr operiert werden. Etwa 60 % dieser Kinder versterben, bevor sie das 20. Lebensjahr erreicht haben. Bei älteren Kindern, bei denen eine chronische Überbelastung und Schädigung der linken Herzkammer bestand, verstirbt etwa jedes Fünfte vor Erreichen des 25. Lebensjahres nach der Herzoperation.

■ **Braucht unser Kind weitere medizinische Betreuung?**

Nach einem Herzkatheterverschluss des Ventrikelseptumdefekts gibt man 6 Monate lang ein Medikament, das die Blutgerinnung etwas abschwächt und auch in Schmerzmitteln enthalten ist. So lässt sich sicherstellen, dass keine Blutgerinnsel an den Schirmchen entstehen. Man verabreicht das Medikament so lange, bis das Material von einer Herzinnenhaut überzogen ist. Nach chirurgischer Herzoperation ist in der Regel kein entsprechendes Medikament erforderlich.

Medikamente, Nachuntersuchungen, Folgeeingriffe am Herzen

Nachuntersuchungen nach Herzkatheterverschluss Bis zum Abschluss der Wachstumsperiode sind in großen Abständen Nachkontrollen vorzunehmen (EKG, um Herzrhythmusstörungen zu erfassen, Echokardiografie zur Kontrolle eines Lungendrucks und zur Beobachtung der Herzentwicklung). Nach der Pubertät muss man in der Regel keine routinemäßigen Kontrollen mehr durchführen.

Nachuntersuchungen nach chirurgischem Verschluss Kontrolluntersuchungen des Herzens – anfangs in halbjährlichen, später in großen Abständen – mit EKG und Echokardiografie sind sinnvoll.

Nachoperationen oder -interventionen sind erforderlich, wenn Restdefekte nach einem chirurgischen Verschluss oder dem Herzkatheterverschluss bestehen, durch die mehr als ein Drittel des Blutes in den falschen Kreislauf fließt, bei denen keine Verkleinerungstendenz erkennbar ist oder die Probleme bereiten. Darüber hinaus können Muskelwucherungen in den Herzkammern Grund für eine Nachoperation sein (selten).

4

- **Wie sind nach heutiger Erfahrung die Behandlungsergebnisse einzuschätzen?**

Die Beurteilungskriterien ergeben sich aus dem Zeitpunkt der Behandlung und bereits bestehenden Schäden an Herz und Gefäßen (▶ Abschn. 3.3):

- Ergebnisse nach rechtzeitiger Behandlung: ausgezeichnet
- Ergebnisse, wenn zum Zeitpunkt der Eingriffe bereits Schäden am Herzen vorliegen: gut
- Ergebnisse, wenn eine Lungengefäßerkrankung vorliegt und im weiteren Verlauf fortschreitet: ausreichend

- **Weitere Informationen zum Verständnis des Herzfehlers**

■■ **Ist es ein häufiger Herzfehler?**

Der Kammerseptumdefekt ist der häufigste angeborene Herzfehler. Jungen sind etwas häufiger betroffen als Mädchen. Die ersten erfolgreichen Operationen wurden Mitte der 1950er-Jahre vorgenommen, die ersten Herzkatheterverschlüsse Anfang 2000. Pro Jahr erfolgen in Deutschland ungefähr 500 Operationen. Hinzu kommt die Zahl der Herzkathetereingriffe. Der überwiegende Teil der Betroffenen wird bereits im Säuglingsalter operiert.

■■ **Warum ist ausgerechnet unser Kind mit dem Herzfehler auf die Welt gekommen?**

Aufgrund statistischer Berechnungen besteht ein leicht erhöhtes Risiko bei starkem und ständigem Alkoholkonsum der Mutter, bei Einnahme von Amphetaminen, bei mütterlicher Einnahme bestimmter Arzneimittel (z. B. bestimmter Antiepileptika) und wenn die Mutter Diabetikerin ist oder unter der seltenen Erkrankung Phenylketonurie leidet (▶ e-Online-Material 8, extras.springer.com).

Wenn Vater oder Mutter diesen Herzfehler hatten oder ein Geschwisterkind, ist die Wahrscheinlichkeit ebenfalls leicht erhöht.

■■ **Haben Kinder mit einem Ventrikelseptumdefekt häufig weitere körperliche Fehlbildungen?**

Eine Häufung bestimmter körperlicher Fehlbildungen gibt es nicht. Verschiedene, zum Teil vererbbare Erkrankungen können mit einem Ventrikelseptumdefekt kombiniert sein wie Morbus Down, das Cornelia-de-Lange-Syndrom oder das DiGeorge-Syndrom (▶ e-Online-Material 8, extras.springer.com).

■■ **Wie groß ist das Risiko einer Herzinnenhautentzündung (Endokarditis) beim unbehandelten Ventrikelseptumdefekt, wie groß ist das Risiko nach einer Behandlung?**

Bei unbehandelten Defekten ist das Endokarditisrisiko zwar etwas erhöht, eine routinemäßige Endokarditisprophylaxe wird aber nicht empfohlen. Man rät zu einer Prophylaxe, nachdem bereits eine Endokarditis aufgetreten ist.

Nach Operationen oder Herzkathetereingriffen, bei denen Fremdmaterial im Herzen eingesetzt wurde, geht man 6 Monaten lang von einem erhöhten Endokarditisrisiko aus (bis das Fremdmaterial im Herzen eingewachsen und »überhäutet« ist). Wenn in der Nähe von eingesetztem Fremdmaterial Verwirbelungen (Bezeichnung: Turbulenzen) des Blutes entstehen (z. B. durch Restdefekte im Ventrikelseptum), geht man ebenfalls von einem hohen Endokarditisrisiko aus und empfiehlt die Endokarditisprophylaxe, bis das Problem beseitigt ist.

Zur Endokarditisprophylaxe erfolgt eine individuelle Beratung durch den Kardiologen und nachbetreuenden Arzt

4.2 Atrioventrikularkanal (AV-Kanal, Endokardkissendefekt, AVSD)

Klassifikation Herzfehler **ohne Blausucht**. Löcher in 2 Scheidewänden, gemeinsames Einlassventil der Herzkammern.

Zum Vergleich und besseren Verständnis ist ein gesundes Herz vorangestellt.

▪ Wo stimmt etwas nicht am Herzen?

Das gesunde Herz hat einen linken und einen rechten Bereich: Links wird sauerstoffreiches Blut in den Körperkreislauf gepumpt, rechts sauerstoffarmes Blut in den Lungenkreislauf. Zwischen dem linken und rechten Herzbereich (linker und rechter Herzvorhof, linke und rechte Herzkammer) befinden sich Trennwände, damit sich das unterschiedliche Blut nicht vermischen kann.

Gesundes Herz

Die beiden Herzkammern haben jeweils ein separates Einlassventil für ihr Blut. Das Einlassventil in die linke Herzkammer (Mitralklappe) hat 2 Klappensegel und 2 Halteapparate zur Aufhängung der Segel, das Einlassventil in die rechte Herzkammer (Trikuspidalklappe) hat 3 Segel und 3 Halteapparate.

Den Lungen- und Körperkreislauf durchfließen unter normalen Bedingungen gleich große Blutmengen (◘ Abb. 4.6).

Bei einem Atrioventrikularkanal liegen drei Fehlbildungen vor:
- Die Trennwand zwischen den Vorhöfen (Vorhofseptum) hat ein Loch.
- Die Trennwand zwischen den Herzkammern (Ventrikelseptum) hat ein Loch.
- Für beide Herzkammern gibt es nur ein einziges gemeinsames Einlassventil mit 5 oder mehr Klappensegeln.

Herz mit einem AV-Kanal

Sauerstoffreiches Blut aus der linken Herzkammer wird in die rechte hinübergepumpt und sauerstoffreiches Blut aus dem linken Vorhof fließt in den rechten hinüber (Bezeichnung: Shunt). Das sauerstoffreiche Blut mischt sich mit dem sauerstoffarmen im rechten Herzbereich und wird erneut in die Lunge befördert.

4

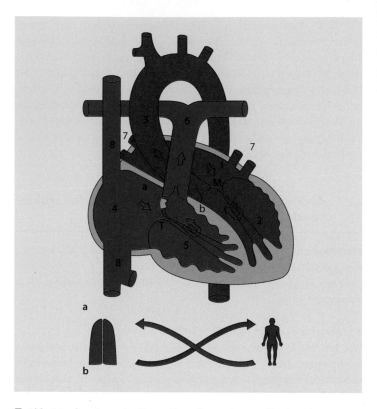

■ **Abb. 4.6 a, b.**   Gesundes Herz. **a Herzschema:** Sauerstoffreiches Blut (roter Pfeil) fließt von den Lungenvenen (7) in den linken Vorhof (1), in die linke Herz- kammer (2) und die Aorta (3). Sauerstoffarmes Blut (blauer Pfeil) fließt von den Hohlvenen (8) in den rechten Vorhof (4), die rechte Herzkammer (5) und die Lungenarterie (6). Die Innenräume beider Herzkammern und Vorhöfe sind gleich groß. Die beiden Vorhöfe sind durch eine Wand (a = Vorhofseptum) und die bei- den Kammern durch eine Wand (b = Ventrikelseptum) voneinander getrennt. Die 3 Klappensegel des Einlassventils in die rechte Herzkammer, der Trikuspidalklappe (T), sind an 3 Muskelzapfen im Innenraum der rechten Kammer befestigt, die 2 Klappensegel des Einlassventils in die linke Herzkammer, die Mitralklappe (M), an 2 Muskelzapfen im Innenraum der linken Kammer. **b Blutfluss im Lungen- und Körperkreislauf:** In den Lungenkreislauf fließt sauerstoffarmes Blut (blau) hinein und sauerstoffreiches (rot) kommt heraus, in den Körperkreislauf fließt sauerstoff- reiches Blut hinein und sauerstoffarmes kommt heraus. Lungen- und Körperkreis- lauf durchfließen die gleichen Blutmengen

Die Innenräume des rechten Herzvorhofs und der rechten Herz- kammer sind aufgeweitet, weil sie zu viel Blut aufnehmen müssen. In den Lungenkreislauf fließt zu viel Blut hinein und ebenso zu viel Blut heraus. Das herausfließende Blut nehmen der linke Herzvorhof und die linke Herzkammer auf, wodurch sich die Innenräume von Vorhof und Kammer aufweiten.

Durch den Lungenkreislauf fließen bei diesem Herzfehler größere Blutmengen als durch den Körperkreislauf (■ Abb. 4.7).

Die Fehlbildung liegt im Inneren des Herzens.

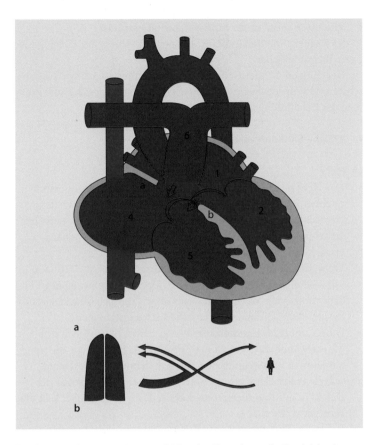

◘ Abb. 4.7 a, b. Herz mit einem AV-Kanal. **a Herzschema:** Im Vergleich mit
◘ Abb. 4.6 sind folgende Änderungen erkennbar: Das Vorhofseptum (a) hat ein
Loch und ein Teil des sauerstoffreichen Blutes (roter Pfeil) fließt vom linken Vor-
hof (1) in den rechten (4). Das Ventrikelseptum (b) hat ein Loch und ein Teil des
sauerstoffreichen Blutes (roter Pfeil) fließt von der linken Kammer (2) in die rechte
Kammer (5). Violette Farbe in rechtem Vorhof (4), rechter Herzkammer (5) und der
Pulmonalarterie (6) = Mischung aus sauerstoffreichem und -armem Blut. Beide
Vorhöfe und Herzkammern sind durch die Aufnahme des Zusatzblutes vergrößert. Zwischen den Vorhöfen und den Herzkammern gibt es ein gemeinsames
Einlassventil. Der Halteapparat seiner Klappensegel setzt in beiden Herzkammern
und am blind endenden Ventrikelseptum an. **b Blutfluss im Lungen- und Körperkreislauf:** In den Lungenkreislauf fließt eine Mischung aus sauerstoffarmem und
-reichem Blut hinein und sauerstoffreiches Blut kommt heraus. In den Körperkreislauf fließt sauerstoffreiches Blut hinein und sauerstoffarmes kommt heraus.
Der Lungenkreislauf ist stärker durchblutet als der Körperkreislauf

Wichtig für die Behandlung ist, wo in den Herzkammern die Segel der gemeinsamen Klappe aufgehängt sind. Hierzu gibt es eine
Einteilung nach Rastelli in A, B und C. Wichtig ist auch, ob die Trennwand zwischen den Herzkammern symmetrisch in der Mitte verläuft
oder asymmetrisch (Bezeichnung: balancierte oder unbalancierte
Ventrikel).

Beim Vorliegen einer Herzinsuffizienz erfolgt die Behandlung
zeitnah

▪ **Wie rasch muss unser Kind behandelt werden?**

In der Regel ist die Behandlung an einem für Kind und Eltern günstigen Termin planbar.

Bei einigen Kindern führt die Fehlbildung allerdings zu einer
schweren Pumpschwäche des Herzens (Herzinsuffizienz). Dann muss
man die Behandlung zeitnah ansetzen.

▪ **Welche Schäden verursacht der Herzfehler?**

▪▪ **Herz**

a. Das Herz muss zu viel arbeiten, um den Körper mit sauerstoffreichem Blut zu versorgen, da ein Teil dieses Blutes bei jedem
   Herzschlag in den falschen Kreislauf fließt. Deshalb ist es früher
   verschlissen als ein gesundes Herz (Folge: verkürzte Lebenserwartung).
b. Wenn der Körper besonders viel Sauerstoff braucht, z. B. beim
   schnellen Laufen, kommt das Herz mit der Anlieferung des
   Sauerstoffs nicht nach, auch wenn seine Pumpleistung steigert
   (Folge: eingeschränkte körperliche Leistungsfähigkeit).
c. Die Kraft beider Herzkammern ist geschwächt, weil sich ihre
   Muskelwände durch die unnatürlich große Blutmenge, die sie
   aufnehmen und wegpumpen müssen, dehnen (Folge: Pumpschwäche der Herzkammern, Herzinsuffizienz). Je größer der
   Defekt in der Kammertrennwand ist, desto ausgeprägter fällt die
   Herzschwäche aus.
d. Wenn das Einlassventil in die Herzkammern nicht korrekt
   schließt, müssen die Herzkammern noch einmal mehr Pump-
   arbeit leisten, um Blut in die Kreisläufe zu befördern, da bei
   jedem Pumpvorgang ein Teil des Blutes in die Vorhöfe zurückfließt und nicht in den Körper- und Lungenkreislauf (Folge:
   Verstärkung der Herzinsuffizienz).
e. Auch die beiden Vorhöfe müssen zu viel Blut aufnehmen und
   ihre Wände werden gedehnt. In ihrer Wand verläuft das Erregungsleitungssystem des Herzens, das durch die Dehnung Schaden nehmen kann (Folge: Herzrhythmusstörungen).

▪▪ **Lunge**

a. Die Lungengefäße müssen zu viel Blut aufnehmen und sind
   einem zu hohen Blutdruck ausgesetzt. Die Schleimproduktion in
   den Bronchien nimmt zu, und das Kind neigt zu Lungeninfektionen.
b. Hoher Blutdruck schädigt im Laufe der Zeit die Wände der
   Lungenadern irreparabel, die sich zu starren Röhren umformen.
   Patienten mit einer Eisenmenger-Reaktion sind blausüchtig, körperlich fast nicht belastbar, und ihre Lebenserwartung ist gering
   (▶ Abschn. 1.5).

■ ■ **Körper**

a. Durch die schlechte Blutversorgung des Körpers verzögert sich die körperliche Entwicklung (schmächtige, untergewichtige Kinder). Schlimmstenfalls kommt es zu einer schweren Gedeihstörung mit Gewichtsstagnation.

■ **Was geschieht, wenn der Herzfehler nicht behandelt wird?**

Wenn der Ventrikelseptumdefekt klein ist und die gemeinsame Herzklappe gut funktioniert, liegen häufig Lungeninfektionen vor. Zusätzlich ist die körperliche Belastbarkeit herabgesetzt, die Lebenserwartung verkürzt, und es treten Herzrhythmusstörungen auf.

Ist der Ventrikelseptumdefekt groß, kann darüber hinaus in der Säuglingszeit eine schwere Herzinsuffizienz auftreten, die durch ein schließunfähiges gemeinsames Einlassventil noch verstärkt wird. Mehr als die Hälfte dieser Kinder verstirbt im 1. Lebensjahr. Bei Überlebenden kommt es nach einiger Zeit (in der Regel nach dem 1. Lebensjahr) bereits zur irreparablen Schädigung der Lungenadern. Die Schädigung der Lungenarterien setzt bei Kindern mit Morbus Down oft schon nach dem 1. Lebenshalbjahr ein.

> Ohne Behandlung ist der Verlauf abhängig von der Größe des Ventrikelseptumdefekts und der Schließfähigkeit des gemeinsamen Einlassventils

Hintergrundinformation: Spontanheilung

Ein kleiner Ventrikelseptumdefekt unter der gemeinsamen Herzklappe kann sich ab und zu spontan in den ersten Lebensjahren verschließen. Dadurch werden die Auswirkungen des Herzfehlers abgemildert. Die anderen Komponenten der Fehlbildung (der Vorhofseptumdefekt und das fehlgestaltete Einlassventil) können nicht ausheilen.

Eine Behandlung ist bei jedem Kind, dessen Lebensqualität und Lebenserwartung man verbessern will, angeraten.

■ **Wie macht sich der Herzfehler bemerkbar?**

Bei kleinem Ventrikelseptumdefekt und schließfähiger Herzklappe verursacht der Herzfehler meist erst nach dem 3. Lebensjahr erste Beschwerden: Luftnot nach körperlicher Anstrengung, frühe Ermüdung nach körperlicher Belastung, Herzstolpern, gehäufte Lungeninfektionen. Die Kinder sind oft auffallend schlank und blass.

Bei großem Ventrikelseptumdefekt und eventuell schießunfähigem gemeinsamem Einlassventil kommt es in der Säuglingsperiode zu einer schweren Herzinsuffizienz mit schneller, angestrengter Atmung (Bezeichnung: Tachypnoe), Luftnot nach dem Schreien, Schwitzen am Kopf, Trinkschwäche und Gewichtsrückstand, Schwellung der Leber durch Blutstau (Bezeichnung: Hepatomegalie) und gehäuften Lungeninfektionen. Die Brust kann sich über dem Herzen verformen.

■ **Mit welchen Untersuchungsmethoden weist man den Herzfehler nach?**

Standarduntersuchung zum Nachweis des Herzfehlers ist die Echokardiografie. Alternativ, wenn Fragen offen bleiben, kommt die MRT

> Echokardiografie und MRT

4

(ohne Röntgenstrahlen) als Basisuntersuchung in Betracht. Der Arzt will anhand dieser Untersuchungen herausfinden,

- wie groß der Ventrikelseptumdefekt ist,
- ob der linke Vorhof und die linke Herzkammer vergrößert sind,
- ob die beiden Herzkammern die gleiche Größe haben (balanciert sind),
- wie groß das gemeinsame Einlassventil ist,
- welcher Typ der Segelaufhängung vorliegt,
- ob man aus der gemeinsamen Herzklappe 2 ausreichend große Herzklappen konstruieren kann,
- ob das gemeinsame Einlassventil schließfähig ist,
- ob es zusätzliche Fehlbildungen gibt (z. B. ob eine Einengung des rechten oder linken Ausflusstraktes der Herzkammern oder eine Aortenisthmusstenose vorliegen),
- wie hoch der Blutdruck in der Lungenarterie ist.

Herzkatheteruntersuchung   Bei Verdacht auf eine irreparable Lungengefäßschädigung führt man eine Herzkatheteruntersuchung durch (ab dem 2. Lebenshalbjahr und prinzipiell nach dem 2. Lebensjahr). Mit dieser Untersuchung will der Arzt herausfinden,

- wie hoch der Widerstand in den Lungengefäßen ist,
- ob die Widerstandswerte eine anatomische Korrektur erlauben und mit welchem Risiko,
- ob sie eine Fontan-Operation erlauben,
- ob der Widerstand mit Medikamenten gesenkt werden kann.

Hintergrundinformation: pulmonaler Widerstand
Bei Widerstandswerten von RP > 10 Wood-Einheiten (WE) kann in der Regel keine anatomische Korrektur mehr erfolgen, bei Widerstandswerten > 4 WE keine Fontan-Operation.

Im Rahmen der Herzkatheteruntersuchung behandelt man unter Umständen auch bestimmte Begleitfehlbildungen sofort mit Herzkathetertechniken wie einen offenen Ductus arteriosus Botalli (▶ Abschn. 4.3) oder eine Aortenisthmusstenose (▶ Abschn. 4.10).

Weitere Untersuchungen   Folgende ergänzende Untersuchungen führt man routinemäßig unter verschiedenen Fragestellungen durch:

- EKG: Nachweis von Herzrhythmusstörungen
- Messung der Sauerstoffsättigung: Aufspüren einer Blutflussumkehr zwischen den Herzkammern (Bezeichnung: Rechts-links-Shunt) als Zeichen einer Behinderung des Blutflusses durch den Lungenkreislauf (Bezeichnung: Eisenmenger-Reaktion)
- Abhören des Brustkorbs mit dem Stethoskop: Hinweis auf Lungenhochdruck)
- Röntgenaufnahme des Brustkorbs: Hinweise auf einen verstärkten Blutfluss durch den Lungenkreislauf, eine Lungenentzündung oder Herzinsuffizienz

◻ Tab. 4.3 Behandlung bei AV-Kanal durch anatomische und physiologische Korrektur

Herzfehler	Beschwerden	Alter
Anatomische Korrektur		
1. Kleiner Ventrikelseptumdefekt, schließfähiges Einlassventil	Keine Beschwerden, mäßiger Lungenhochdruck	Vorschulalter
2. Kleiner Ventrikelseptumdefekt, schließunfähiges Einlassventil	Beschwerden, mäßiger Lungenhochdruck	3. Lebensjahr oder früher
3. Großer Ventrikelseptumdefekt, kein Morbus Down	Behandelbare Herzinsuffizienz	2. Lebenshalbjahr
4. Großer Ventrikelseptumdefekt, Morbus Down	Behandelbare Herzinsuffizienz	Ende 1. Lebenshalbjahr
5. AV-Kanal und Fallot'sche Tetralogie	Beschwerden	2. Lebenshalbjahr
6. Großer Ventrikelseptumdefekt	Herzinsuffizienz	1. Lebenshalbjahr
Physiologische Korrektur (Fontan-Operation)		
1. Alle Größen des Ventrikelseptumdefekts, schließfähiges Einlassventil	Keine Beschwerden, keine Lungengefäßerkrankung	1.–4. Lebensjahr, Vorbereitungsoperationen zeitnah, Teilschritt der Fontan-Operation ab dem 6. Lebensmonat

- **Wie häufig ist mit weiteren Herzfehlern zu rechnen?**

Jedes 2. bis 3. Kind hat weitere Fehlbildungen des Herzens. Die Begleitfehlbildungen erkennt man während der Echokardiografie, ggf. ist zum Nachweis die MRT-Untersuchung angebracht, in Ausnahmefällen führt man eine Herzkatheteruntersuchung durch. Eine Störung der Erregungsleitung kann man durch ein EKG erfassen.

Mögliche Zusatzherzfehler Zusätzliche Vorhofseptumdefekte, offener Ductus arteriosus Botalli, Fallot'sche Tetralogie, doppelter Auslass des rechten Ventrikels (Bezeichnung: Double-Outlet-right-Ventricle), Verschluss der Pulmonalklappe (Bezeichnung: Pulmonalatresie), Verengung (Stenose) im linken Ausflusstrakt, Zusatzfehlbildung des linken atrioventrikulären Klappenanteils, ungleich große (unbalancierte) Ventrikel, Aortenisthmusstenose, linke obere Hohlvene, Heterotaxiesyndrom, univentrikuläres Herz (Herz mit einer einzigen Pumpkammer), Pulmonalstenose mit Unterentwicklung (Bezeichnung: Hypoplasie) der Lungengefäße, totale Lungenvenenfehleinmündung, Ebstein'sche Anomalie, langsame Herzrhythmusstörungen durch Störung der Erregungsleitung (Bezeichnung: AV-Block). Eine Übersicht über mögliche Gendefekte bietet das ► e-Online-Material 8, extras.springer.com.

- **Wann wird üblicherweise die Behandlung der Herzfehler empfohlen?**

In ◻ Tab. 4.3 ist das Alter angegeben, in dem sich die Behandlung der Herzfehler abhängig vom Schweregrad und möglichen Begleiterkrankungen empfiehlt.

▪▪ Bändelung der Pulmonalarterie

Falls dieser Eingriff in Erwägung gezogen wird, liegt der empfohlene Behandlungszeitraum im 1. Lebenshalbjahr. Bei hohem Widerstand in den Lungenarterien nimmt man bis zum Ende des 2. Lebensjahres eine Bändelung vor, sofern man davon ausgehen kann, dass der Schaden an den Lungenadern rückbildungsfähig ist. Entfernung des Bandes (Bezeichnung: Debanding) und Korrekturoperation des Herzfehlers: 6–12 Monate nach der Bändelung.

▪ Wie behandelt man den Herzfehler?

Anatomische Korrektur mit der Zwei-Patch-Technik

▪▪ Behandlung durch eine anatomiegerechte Korrekturoperation

An dem blind endenden Rand des Ventrikelseptums näht man ein Flicken (aus Kunststoff oder dem körpereigenen Herzbeutel = Perikard) an, dessen obere Kante an die Segel des Einlassventils anstößt. An den blind endenden Rand des Vorhofseptums wird ebenfalls ein Flicken aus Perikard genäht, dessen untere Kante bis an die Segel des Einlassventils heranreicht. Die Flicken verbindet man miteinander (Naht) und befestigt an ihnen die mittleren Segel der gemeinsamen Herzklappe (Bezeichnung: Zwei-Patch-Technik).

Anatomische Korrektur mit der Ein-Patch-Technik

Alternativ schneidet man die mittleren Segel der Klappe auf, setzt vom Rand des Ventrikelseptums bis zum Rand des Vorhofseptums einen durchgehenden Flicken aus körpereigenem Perikard ein und näht an diesem Flicken die aufgeschnittenen Klappensegel von rechts und links an (Bezeichnung: Ein-Patch-Technik).

Ergebnis der Rekonstruktion ist, dass die rechten und linken Herzbereiche vollständig voneinander getrennt sind und 2 Einlassventile in den Herzkammern vorliegen, d. h., Verhältnisse wie bei einem gesunden Herzen entstanden sind (◧ Abb. 4.8).

Besondere Voraussetzungen für die anatomische Korrektur Keine akuten und chronischen Infektionen. Gleich große (balancierte) Ventrikel, ausreichend großes, teilbares gemeinsames Einlassventil. Widerstand im Pulmonalgefäßsystem gering bzw. nicht höher als 10–14 WE.

Hintergrundinformation: pulmonaler Widerstand
Nach dem 3. Lebensjahr bedeutet ein Widerstand über 10 Wood-Einheiten (WE) im Allgemeinen, dass eine Operation keine Besserung mehr bringen kann.

Aufwand Eingriff in Narkose, Hautschnitt und Öffnung des Brustkorbs, Einsatz der Herz-Lungen-Maschine, Öffnung des Herzens, Unterbrechung der Herzmuskeldurchblutung während des Defektverschlusses, Dauer des Eingriffs: ca. 3–4 Stunden. Intensivstation: ja. Künstliche Beatmung auf der Intensivstation: ja, gelegentlich mehrere Tage. Krankenhausaufenthalt: ca. 2–3 Wochen. Schulbesuch: möglich nach 4–5 Wochen. Körperliche Belastung und Sport: möglich nach 3–6 Monaten.

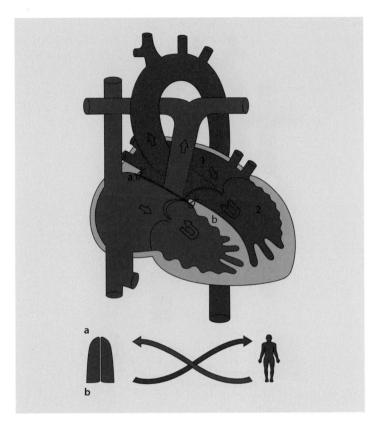

◘ Abb. 4.8 a, b. Anatomische Korrektur eines AV-Kanals. **a Herzschema:** Die Wanddefekte im Vorhofseptum (a) und Ventrikelseptum (b) sind durch einen Flicken verschlossen, die gemeinsame Herzklappe ist in 2 Herzklappen aufgeteilt worden. Die Herzklappe zwischen linkem Vorhof (1) und linker Herzkammer (2) ist so rekonstruiert, dass sie 2 Klappensegel hat. Die Veränderungen des Herzens aus ◘ Abb. 4.7 haben sich zurückgebildet. **b Blutfluss im Lungen- und Körperkreislauf:** Die Blutflüsse im Lungen- und Körperkreislauf entsprechen denen eines gesunden Herzens

▪▪ Physiologische Korrektur (Fontan-Operation)

Was kann man machen, wenn ungleich große (unbalancierte) Herzkammern vorliegen oder das gemeinsame Einlassventil nicht teilbar ist? Oder wenn Zusatzherzfehler vorliegen, die eine anatomiegerechte Herzfehlerkorrektur durch ein inakzeptables Risiko oder technisch unmöglich machen?

Alternativ zur anatomischen Korrekturmöglichkeit des AV-Kanals gibt es die physiologische Korrektur, die sogenannte Fontan-Operation (◘ Abb. 4.9; ► Abschn. 3.1).

Fontan-Operation Bei der Operation schließt man die beiden großen herznahen Körpervenen – die obere und untere Hohlvene – mit der Lungenschlagader kurz (Beschreibung der Operation ► e-Online-Material 1, extras.springer.com).

Häufig erfolgen mehrere Operationsschritte, bis der Fontan-Kreislauf hergestellt ist

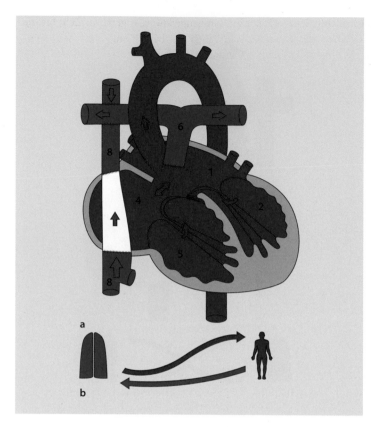

☑ **Abb. 4.9 a, b.**   Fontan-Operation bei einem unbalancierten AV-Kanal. **a Herzschema:** Die obere und die untere Hohlvene (8) sind an die Lungenarterie (6) angeschlossen und die Verbindung der Lungenarterie zur rechten Herzkammer (5) ist verschlossen. Körper- und Lungenkreislauf sind vollständig voneinander getrennt, die Vergrößerung von Herzbereichen hat sich zurückgebildet. **b Blutfluss im Lungen- und Körperkreislauf:** Das sauerstoffarme Blut aus dem Körperkreislauf (blau) fließt am Herzen vorbei in den Lungenkreislauf, sauerstoffreiches Blut (rot) fließt aus der Lunge heraus durch das Herz in den Körperkreislauf. Körper- und Lungenkreislauf sind gleich stark mit Blut durchflossen

Besondere Voraussetzungen   Keine akuten und chronischen Infektionen. Keine ausgeprägte Lungengefäßerkrankung (maximaler Lungengefäßwiderstand 2–4 WE), schließfähiges gemeinsames Einlassventil. Keine Flusshindernisse im linken Herzbereich, gut funktionierende linke Herzkammer, Patient älter als 1 Jahr.

Aufwand   ▶ Abschn. 4.9.

Als Dauerbehandlung oder als Ersatz für die Korrektur des Herzfehlers ist die Bändelung ungeeignet

▪▪ Bändelung der Pulmonalarterie
Die Operation steht zur Verfügung, wenn zeitnah operiert werden muss, aber die Voraussetzungen für die anatomische Korrektur oder die Fontan-Operation nicht vorliegen. Man behandelt damit eine

Herzinsuffizienz, schützt die Lungengefäße und gewinnt Zeit, bis die Korrektur des Herzfehlers möglich ist. Leider entstehen neue, eingriffstypische Probleme (Näheres zur Bändelung ► e-Online-Material 1, extras.springer.com).

Eine Bändelung der Pulmonalarterien wird z. B. durchgeführt, wenn unbeherrschbare akute Infektionen vorliegen, bei schwerer Herzinsuffizienz eines untergewichtigen Säuglings sowie bei erhöhtem Widerstand der Lungenarterien und Aussicht auf Besserung nach Drosselung des Blutstromes zur Lunge. Sie ist außerdem geeignet, wenn die gemeinsame Herzklappe zu klein zur Teilung erscheint und die Aussicht besteht, dass sie im weiteren Verlauf zu ausreichender Größe heranwächst. Auch wenn Zusatzfehler vorliegen, die vor der Behandlung des AV-Kanals operiert werden müssen und die besser vom linken als vom vorderen Brustkorb aus zu erreichen sind (Aortenisthmusstenose), ist die Bändelung der Pulmonalarterie angezeigt.

> Mögliche Gründe für eine Bändelung der Pulmonalarterie

Wann ist die Bändelungsoperation nicht sinnvoll? Die Bändelungsoperation ist bei kleinem Ventrikelseptumdefekt oder ausgeprägter AV-Klappeninsuffizienz wenig wirksam. Sie hilft nicht, wenn die Lungenadern irreparabel geschädigt sind. Diese Situation liegt bei hohem Blutdruck in der Lungenarterien meistens nach dem 2. Lebensjahr vor, und das Kind gilt als »inoperabel«.

Bändelungsoperation Man engt den Durchmesser der Lungenarterie mit einem Teflonband ein, um so den Blutdurchfluss durch den Lungenkreislauf zu begrenzen. Der Blutdruck in der Lungenarterie sinkt in der Folge ab (◘ Abb. 4.10).

Aufwand Eingriff in Narkose, Hautschnitt und Öffnung des Brustkorbs, kein Einsatz der Herz-Lungen-Maschine, keine Öffnung des Herzens, Dauer des Eingriffs: ca. 2 Stunden. Intensivstation: meistens ja. Künstliche Beatmung auf der Intensivstation: nicht unbedingt. Krankenhausaufenthalt: ca. 8–14 Tage.

Die Angaben beziehen sich auf allgemeine und durchschnittliche Erfahrungswerte und können im Einzelfall stark abweichen.

■ **Was bringen die Herzreparaturen?**

■■ **Anatomische Korrektur**
Bei rechtzeitiger Behandlung und günstigem Verlauf lassen sich alle Störungen, die durch den Herzfehler entstehen, beseitigen. Das Herz arbeitet dann nach der Korrekturoperation wie ein normales Herz, die körperliche Belastbarkeit ist gut und die Lebenserwartung reicht fast an die Lebenserwartung gesunder Kinder heran.

> Mit der Behandlung kann man die Funktionsfähigkeit des Herzens wiederherstellen

Wenn die Behandlung spät erfolgt und bereits Schäden am Herzen oder an den Lungenadern vorliegen (Herzrhythmusstörungen, Lungenhochdruck), sind diese eventuell nicht mehr rückgängig zu machen und das Behandlungsergebnis bleibt mäßig. Gleiches gilt, wenn man keine optimale Funktion der neu konstruierten Mitralklappe

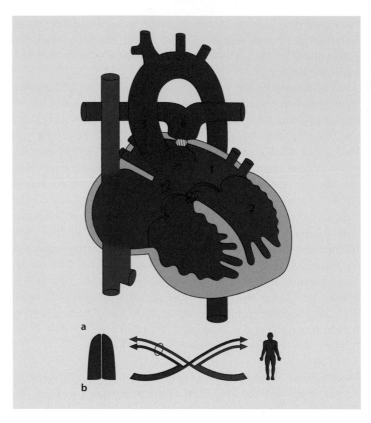

◘ **Abb. 4.10 a, b.**   Bändelung der Lungenarterie. **a Herzschema:** Verglichen mit ◘ Abb. 4.7 sind folgende Änderungen erkennbar: Der Anfangsteil der Lungenarterie (6) ist durch ein Band eingeengt. Linker Vorhof (1) und linke Herzkammer (2) haben wieder normale Größe. In der Aorta (3) und in der linken Herzkammer (2) befindet sich vermischtes sauerstoffarmes und -reiches Blut (violett). **b Blutfluss im Lungen- und Körperkreislauf:** Lungen- und Körperkreislauf sind gleich stark durchblutet, der Zufluss in den Lungenkreislauf ist begrenzt. In den Lungen- und Körperkreislauf fließt eine Mischung aus sauerstoffarmem und -reichem Blut hinein. Eine Blausucht des Patienten besteht (Körper violett)

erzielen kann. Die körperliche Belastbarkeit und die Lebenserwartung entsprechen dann nicht der gesunder Kinder, sind jedoch besser als ohne Operation.

■ ■ **Physiologische Korrektur (Fontan-Operation)**

Die Fontan-Operation stellt eine normale Blutversorgung sicher

Man kann eine normale Blutversorgung des Körpers herstellen, sodass die Herzinsuffizienz behandelt wird und keine weitere Schädigung der Lungenadern eintreten kann. Nach der Operation ist eine normale körperliche Entwicklung möglich.

Der Nachteil der Fontan-Operation besteht darin, dass das Herz seine Leistungsfähigkeit nur begrenzt steigern kann, weil die rechte Pumpkammer zur Beschleunigung des Lungendurchflusses fehlt.

■■ **Bändelung**

Durch die Bändelung verbessert sich die Blutversorgung des Körpers, und es erfolgt keine Überdehnung und Pumpschwäche der linken Herzkammer oder Überdehnung des linken Vorhofs. Das Risiko für Lungeninfektionen ist nicht mehr erhöht. Besonders wichtig ist, dass keine irreparable Lungengefäßschädigung mehr erfolgt. Das Kind erreicht fast eine normale körperliche Entwicklung.

> Die Bändelung führt zur Verbesserung der Blutversorgung des Körpers und verhindert weitere Organ- und Gefäßschäden

Nachteile der Bändelung sind folgende: Es ist keine ausreichende Steigerung der Leistungsfähigkeit des Herzens möglich. Vorhanden bleibt eine leichte Blausucht, weil die rechte Herzkammer etwas sauerstoffarmes Blut an die linke Herzkammer abgibt. Die Belastung der rechten Herzkammer führt gelegentlich zur Anregung von Muskelwucherungen in den Herzkammern, die eine nachfolgende Korrekturoperation oder eine Fontan-Operation erheblich erschweren. Zudem kann eine Narbenbildung an der Lungenader im Bereich der Bändelung auftreten.

Das Bändchen kann dem Wachstum des Herzens und der Lungenschlagader nicht folgen. Man entfernt oder weitet das Band, wenn es zu eng wird.

■ **Was ist zu tun, wenn zusätzliche Fehlbildungen am Herzen vorliegen?**

Im Rahmen einer anatomischen Korrektur kann man folgende Fehlbildungen ebenfalls operieren oder ggf. auch mit Herzkathetertechniken behandeln: zusätzliche Vorhofseptumdefekte, offener Ductus arteriosus Botalli, zusätzliche Ventrikelseptumdefekte, die Fallot'sche Tetralogie oder ein doppelter Auslass des rechten Ventrikels (Bezeichnung: Double-Outlet-right-Ventricle), eine Stenose im linken Ausflusstrakt (bei systolischem Druckunterschied zwischen linker Herzkammer und Aorta von über 50 mm Hg), eine totale Lungenvenenfehleinmündung, Zusatzfehlbildungen an dem Mitralklappenanteil des gemeinsamen Einlassventils.

> Eine Reihe zusätzlicher Fehlbildungen behandelt man direkt bei der Korrektur des AV-Kanals

Liegen eine Pulmonalstenose (▶ Abschn. 4.7) oder eine Fallot'sche Tetralogie (▶ Abschn. 4.5) mit hypoplastischen Lungengefäßen vor (oder treten hypoxämische Anfälle auf; ▶ Abschn. 4.5), kann man vor der Korrekturoperation des Fehlbildungskomplexes einen systempulmonalen Shunt anlegen (▶ Abschn. 4.5).

> Teilweise ist vor der eigentlichen Korrektur eine vorbereitende Operation notwendig

Vor anatomischer oder physiologischer Korrektur des AV-Kanals korrigiert man eine Aortenisthmusstenose (▶ Abschn. 4.10) operativ oder mit Herzkathetertechniken. Die chirurgische Operation kann mit einer Bändelungsoperation (beide Eingriffe ohne Herz-Lungen-Maschine vom linken Brustkorb aus) kombiniert und die Korrekturoperation des AV-Kanals aufgeschoben werden.

Bei einer Ebstein'schen Anomalie erfolgt eine individuelle Planung der Korrektur.

Bei einem Heterotaxiesyndrom können verschiedenste Fehlbildungen vorliegen, die je nach Bedeutung für die Herzfunktion eben-

4

falls operiert werden. Eine linke obere Hohlvene ist nicht behandlungsbedürftig (sie erschwert nur technisch die Herzoperation).

Bei einem zusätzlichen univentrikulären Herzen (Herz mit einer einzigen Pumpkammer) und einem Verschluss der Pulmonalklappe (Bezeichnung: Pulmonalatresie) erfolgt die Behandlung durch eine Fontan-Operation. Den inneren Herzfehler belässt man dabei üblicherweise. Sollten allerdings die Blutflüsse durch das Herz behindert oder das Einlassventil schließunfähig sein, berücksichtigt man auch diese.

- ▪ Welche besonderen Risiken haben die verschiedenen Behandlungsmethoden?

▪▪ **Risiken bei anatomischer Korrekturoperation**

Die Sterbewahrscheinlichkeit liegt in Deutschland unter 2,5 %. Bei der Operation von Säuglingen steigt sie bis 3 %. Operiert man nach dem 1. Lebensjahr, geht das Sterberisiko gegen 0 %, nach dem 18. Lebensjahr steigt es auf über 5 % (in Sammelstatistiken finden sich Angaben zum Sterberisiko in Europa und Nordamerika von 4,3 %). Ein erhöhtes Sterberisiko haben Säuglinge im 1. Lebenshalbjahr, untergewichtige Säuglinge (< 5 kg) und Säuglinge in schlechtem Allgemeinzustand. Das Sterberisiko steigt auch bei bereits bestehendem Lungenhochdruck an.

Das allgemeine Risiko offener Herzoperationen ist in ▶ Abschn. 3.1 ausgeführt.

Spezielle Risiken Durch Herzrhythmusstörungen/AV-Block kann die Notwendigkeit einer Herzschrittmacherimplantation (1–2 %) bestehen. Daneben können sich schlechte Rekonstruktionsergebnis der Einlassventile ergeben. Zur Vermeidung einer möglichen Zersetzung der Blutzellen (Bezeichnung: Hämolyse) bei Mitralinsuffizienz wählt man einen Perikardflicken, um den Vorhofseptumdefekt zu verschließen. Selten verbleiben Restdefekte im Kammer- oder Vorhofseptum.

▪▪ **Risiken bei der physiologischen Korrektur (Fontan-Operation)**

Das Sterberisiko ist sehr niedrig und liegt unter 1 %.

Spezielle Risiken Zum Teil bestehen schwerwiegende Risiken (▶ Abschn. 3.1).

▪▪ **Risiken der Bändelungsoperation**

Die Sterbewahrscheinlichkeit liegt zwischen 0 und 5 %.

Das allgemeine Risiko eines Brustkorbeingriffs ist in ▶ Abschn. 3.1 ausgeführt.

Spezielle Risiken Selten treten Verletzungen der Zwerchfellnerven oder Lymphwege auf.

- **Können unmittelbar nach den Eingriffen irgendwelche Probleme auftreten?**

Spezifische unvorhergesehene Schwierigkeiten nach anatomischer Korrektur sind eine vorübergehende Herzschwäche, vorübergehende Herzrhythmusstörungen, pulmonal hypertensive Krisen (hierbei handelt es sich um eine lebensgefährliche Situation, ▸ Abschn. 3.1).

Die spezifischen Probleme nach Fontan-Operation sind in ▸ Abschn. 3.1 ausgeführt. Schwerste unvorhergesehene Schwierigkeit ist, dass der unnatürliche Kreislauf nicht funktioniert und man die Operation rückgängig machen muss.

Nach der Bändelungsoperation sind normalerweise keine besonderen Probleme zu erwarten.

- **Wie geht es weiter nach den Eingriffen?**

Der AV-Kanal ist ein schwerer Herzfehler, bei dem eine zentrale Struktur mitten im Herzen fehlt. Nach anatomischer Korrekturoperation, d. h. dem Ersatz der fehlenden Struktur durch Fremdmaterial und Konstruktion zweier Einlassventile, ist das Herz zwar verbessert, aber nicht vollständig gesund. Für den Verlauf nach anatomischer Korrektur ist es entscheidend, ob die neu konstruierten Herzklappen ihre Schließfunktion behalten und ob sich der Blutdruck in den Lungenarterien normalisiert. Hinzu kommen bei einem großen Teil der Kinder die Probleme des Morbus Down (▸ e-Online-Material 8, extras. springer.com).

> Durch den Eingriff erreicht man eine Verbesserung am Herzen

Bei einwandfreier Funktion der Herzklappen und Normalisierung der Druckverhältnisse in den Lungenadern reicht die Pumpleistung des Herzens nach frühzeitiger Korrektur des Herzfehlers an die eines gesunden Herzens heran, die körperliche Entwicklung verläuft ungestört, das Kind wird körperlich ausreichend belastbar sein. Berufe mit mittelstarker körperlicher Belastung können die Patienten meist wahrnehmen. Bei der Berufswahl muss man außerdem eine Neigung zu Herzrhythmusstörungen berücksichtigen. Sport der Klasse II ist in der Regel möglich (▸ Abschn. 3.3). Schwangerschaften haben ein mittleres Risiko. Die Lebenserwartung bei idealem Verlauf reicht in etwa an die gesunder Kinder heran.

> Körperliche Entwicklung, Beruf, Sport, Schwangerschaft, Lebenserwartung

Entscheidenden Einfluss nimmt außerdem das Vorliegen des Morbus Down, durch das sich weitere Beeinträchtigungen und Begleiterkrankungen ergeben.

Werden diese Ergebnisse nicht erzielt oder müssen Folgeoperationen durchgeführt werden, bleibt die körperliche Belastbarkeit eingeschränkt, was die Patienten bei der Berufswahl oder sportlichen Tätigkeiten berücksichtigen müssen. Schwangerschaften sind risikobelastet, wenn ein Lungenhochdruck bestehen bleibt (▸ Abschn. 3.3). Verringert ist auch die Lebenserwartung (Verlauf nach Fontan-Operation ▸ e-Online-Material 1, extras.springer.com).

4

Medikamente, Nachuntersuchungen, Folgeeingriffe am Herzen

Medizinische Betreuung nach einer Fontan-Operation

■ **Braucht unser Kind weitere medizinische Betreuung?**

Nach anatomischer Korrektur ist keine routinemäßige Einnahme von Medikamenten nötig. Nachuntersuchungen müssen regelmäßig durchgeführt werden (EKG, Echokardiografie), um Probleme im Verlauf rechtzeitig zu erfassen und helfen zu können.

Folgeeingriffe sind nötig, wenn die konstruierten Herzklappen nicht mehr schließen, sich Engstellen im Auslass der linken Herzkammer bilden, Herzrhythmusstörungen auftreten (Herzschrittmacherimplantation) oder Restdefekte im Vorhof- oder Kammerseptum zurückbleiben.

Nach der Fontan-Operation müssen die Patienten in der Regel Medikamente zur Gerinnungshemmung einnehmen. Auch nach diesen Eingriffen sind regelmäßige Nachuntersuchungen erforderlich (EKG, Echokardiografie). Folgeeingriffe sind nötig bei Schließunfähigkeit der Herzklappen, bei Engstellen im Auslass der linken Herzkammer und bei bestimmten Herzrhythmusstörungen. Nimmt ein Lungenhochdruck zu, ist im Extremfall eine Aufhebung des unnatürlichen Kreislaufs und eine Wiederherstellung der Ausgangssituation erforderlich.

■ **Wie ist nach heutiger Erfahrung das Behandlungsergebnis beim AV-Kanal einzuschätzen?**

Die Beurteilungskriterien ergeben sich aus dem Zeitpunkt der Behandlung und bereits bestehenden Schäden an Herz und Gefäßen (► Abschn. 3.3):

– Ergebnisse nach anatomischer Korrektur und problemlosem Langzeitverlauf: gut
– Ergebnisse, wenn bereits Schäden am Herzen vorliegen oder Nachoperationen erforderlich sind: befriedigend
– Ergebnisse, wenn eine Lungengefäßerkrankung vorliegt und im weiteren Verlauf fortschreitet: ausreichend
– Ergebnisse nach Fontan-Operation: ausreichend

■ **Weitere Informationen zum Verständnis des Herzfehlers**

■■ **Ist es ein häufiger Herzfehler?**

Er gehört zu den 10 häufigsten Herzfehlern. Jungen und Mädchen sind gleich häufig betroffen (3–5 % aller angeborenen Herzfehler). Die ersten erfolgreichen anatomischen Korrekturen erfolgten Mitte der 1950er-Jahre, die Fontan-Operation kennt man seit Ende der 1960er-Jahre, die Bändelung der Pulmonalarterie seit Anfang der 1950er-Jahre. Pro Jahr werden in Deutschland ca. 300 Operationen durchgeführt.

■■ **Warum ist ausgerechnet unser Kind mit dem Herzfehler auf die Welt gekommen?**

Bei Kindern mit Morbus Down tritt der Herzfehler gehäuft auf

Der Herzfehler tritt häufig bei Kindern mit einem Morbus Down (Trisomie 21) auf. Diese Chromosomenanomalie wird bei etwa jedem

700. Neugeborenen beobachtet. Das Alter der Mutter ist wesentlicher Risikofaktor für die Chromosomenanomalie des Kindes. Laut Statistik beträgt das Risiko bei Schwangeren, die jünger als 38 Jahre sind, 1 % und steigt nach dem 40. Lebensjahr auf 20 % an (Morbus Down des Embryos lässt sich während der Schwangerschaft mittels eines mütterlichen Bluttests nachweisen). Ein erhöhtes Risiko besteht auch, wenn die Eltern bereits diesen Herzfehler haben. Ist die Mutter erkrankt, beträgt das Risiko für das Kind ca. 12 %, bei väterlicher Erkrankung ca. 4 %. Wenn ein Kind den Herzfehler hat, so liegt das Risiko für ein Geschwisterkind bei etwa 2 %. Darüber hinaus sind keine weiteren Ursachen oder Risikofaktoren für die Entstehung des Herzfehlers bekannt (▶ e-Online-Material 8, extras.springer.com).

■■ **Haben Kinder mit einem AV-Kanal häufig weitere körperliche Fehlbildungen?**

Eine Häufung einzelner körperliche Fehlbildungen gibt es nicht. Bei bis zu 70 % der Kinder sind jedoch Chromosomenanomalien oder Syndrome mit den entsprechenden zugehörigen körperlichen Fehlbildungen vorhanden. Bedeutendster Gendefekt ist der Morbus Down, der bei bis zu 60 % der Patienten vorliegt. Seltener liegt das Klinefelter-Syndrom, das Ellis-van-Creveld-Syndrom oder das Noonan-Syndrom vor (▶ e-Online-Material 8, extras.springer.com).

■■ **Wie groß ist das Risiko einer Herzinnenhautentzündung (Endokarditis) beim unbehandelten AV-Kanal, wie groß ist das Risiko nach einer Behandlung?**

Unbehandelt besteht ein mittleres Endokarditisrisiko. Eine routinemäßige Endokarditisprophylaxe wird nicht empfohlen. Man rät allerdings zu einer Prophylaxe, nachdem bereits eine Endokarditis auftrat.

Nach Korrektur der Fehlbildung geht man 6 Monate lang von einem hohen Endokarditisrisiko aus und empfiehlt eine Endokarditisprophylaxe. Nach Einsatz einer Kunststoffherzklappe oder einer Herzklappe aus biologischem Material ist lebenslang eine Endokarditisprophylaxe notwendig.

4.3   Persistierender Ductus arteriosus Botalli (Ductus Botalli apertus, PDA)

Klassifikation   Fehlbildung **ohne Blausucht**. Über eine direkte Verbindung zwischen Aorta und Lungenschlagader gelangen zu große Mengen Blut in den Lungenkreislauf und von diesem in das Herz.

■ **Was stimmt nicht an dem Herz?**

Der Ductus arteriosus Botalli ist ein Verbindungsgang zwischen Aorta und Lungenschlagader, der während der Embryonalzeit eine wichtige Funktion hatte und sich normalerweise wenige Tage nach der Geburt spontan verschließt. Verschließt er sich nicht, spricht

Herz mit offenem Ductus arteriosus Botalli

4

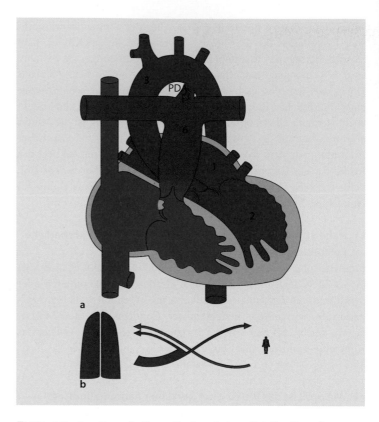

🔲 **Abb. 4.11 a, b.**   Herz mit offenem Ductus arteriosus Botalli. **a Herzschema:** Das Blutgefäß (PDA) ist offen, und es fließt sauerstoffreiches Blut (roter Pfeil) aus der Aorta (3) in die Lungenarterie (6). Violette Farbe in der Lungenarterie (6) = Mischung aus sauerstoffreichem und -armem Blut. Linker Vorhof (1), linker Ventrikel (2) und die Lungenarterie (6) sind durch die Aufnahme des Zusatzblutes vergrößert. (vergleiche 🔲 Abb. 4.1 a,b) **b Blutfluss im Lungen- und Körperkreislauf:** In den Lungenkreislauf fließt eine Mischung aus sauerstoffarmem und -reichem Blut hinein (violett) und sauerstoffreiches (rot) kommt heraus, in den Körperkreislauf fließt sauerstoffreiches Blut hinein und sauerstoffarmes (blau) kommt heraus. Der Lungenkreislauf ist stärker durchblutet als der Körperkreislauf

man von einem »persistierenden« Ductus arteriosus Botalli (PDA). Ein Teil des sauerstoffreichen Blutes aus der Körperschlagader wird dann in die Lungenschlagader hineingepresst und fließt zusammen mit sauerstoffarmem Blut ein weiteres Mal durch die Lunge (Bezeichnung: Shunt).

In den Lungenkreislauf fließt nicht nur zu viel Blut hinein, sondern es fließt auch zu viel Blut heraus. Das herausfließende Blut müssen der linke Herzvorhof und die linke Herzkammer aufnehmen, wodurch sich die Innenräume von Vorhof und Kammer aufdehnen.

Durch den Lungenkreislauf fließen über den offenen PDA größere Blutmengen als durch den Körperkreislauf (🔲 Abb. 4.11). Darüber

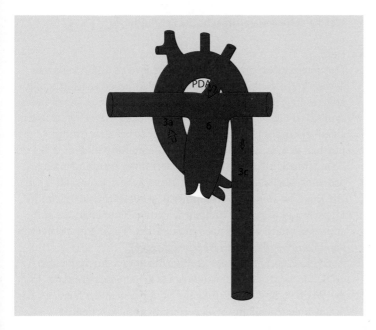

Abb. 4.12 Blutfluss in der Aorta bei offenem Ductus arteriosus Botalli. Im Anfangsteil der Aorta (3a) ist der Blutstrom normal (dicker roter Pfeil). Dann fließt ein Teil des sauerstoffreichen Blutes (roter Pfeil) durch den PDA in die Lungenschlagader (6). Nur ein Teil (dünner roter Pfeil) erreicht durch die Rückenaorta (3c) die untere Körperhälfte

hinaus gelangt weniger Blut in die untere Körperhälfte als in die obere (■ Abb. 4.12).

Der Ductus arteriosus Botalli liegt außerhalb des Herzens im linken Brustkorb. Gelegentlich liegt er auch im rechten Brustkorb, kommt doppelt vor oder verbindet Arm- oder Halsarterien mit der Lungenschlagader.

■ **Wie rasch muss unser Kind behandelt werden?**
In der Regel ist die Behandlung an einem für Kind und Eltern günstigen Termin planbar.

Bei großem Fehlfluss des Blutes kann es allerdings schon in der frühen Säuglingsperiode zu einer ausgeprägten Pumpschwäche des Herzens (Herzinsuffizienz) und zu einer schlechten Durchblutung der Körperorgane kommen. Einige Kinder muss man künstlich beatmen und ihren Kreislauf mit Medikamenten stützen. Darüber hinaus kann bei Frühgeborenen eine schlechte Durchblutung der unteren Körperhälfte zum Absterben des Darmes führen (Bezeichnung: nekrotisierende Enterokolitis). In diesen Fällen muss die Behandlung zeitnah erfolgen.

> Eine zeitnahe Behandlung ist bei großem Fehlfluss des Blutes erforderlich, um eine Herzinsuffizienz und Mangeldurchblutung des Körpers zu verhindern

- Welche Schäden verursacht die Fehlbildung?

■■ **Herz**

a. Der unteren Körperhälfte geht sauerstoffreiches Blut verloren. Diesen Verlust muss das Herz durch Mehrarbeit ausgleichen. Es arbeitet zu viel, auch wenn der Körper nur einen geringen Sauerstoffbedarf hat, z. B. im Schlaf. Deshalb ist es früher verschlissen als ein gesundes Herz (Folge: verkürzte Lebenserwartung).

b. Einen hohen Sauerstoffbedarf der unteren Körperhälfte, z. B. beim schnellen Laufen, kann das Herz unter Umständen nicht bedienen (Folge: eingeschränkte körperliche Leistungsfähigkeit).

c. Die Kraft der linken Herzkammer ist geschwächt, weil sich ihre Muskelwand durch die unnatürlich große Blutmenge, die sie aufnehmen und wegpumpen muss, dehnt (Folge: Pumpschwäche der linken Herzkammer, Herzinsuffizienz).

d. Auch die Wand des linken Vorhofs dehnt sich durch die übergroße Menge des Rückflussblutes aus dem Lungenkreislauf. In der Wand verläuft das Erregungsleitungssystem des Herzens, das Schaden nehmen kann (Folge: Herzrhythmusstörungen).

e. Verwirbelungen (Bezeichnung: Turbulenzen) des Blutes in dem PDA begünstigen Entzündungen (Bezeichnung: Endarteriitis und Endokarditis). Darüber hinaus kann sehr selten die Wand des Ganges wie ein Sack ausbeulen, dünn werden und schlimmstenfalls platzen (Bezeichnung: Duktusaneurysma).

■■ **Lunge**

a. Die Lungengefäße müssen zu viel Blut aufnehmen und sind einem zu hohen Blutdruck ausgesetzt. Die Schleimproduktion in den Bronchien nimmt zu, und das Kind neigt zu Lungeninfektionen.

b. Der hohe Blutdruck schädigt im Laufe der Zeit die Wände der Lungenadern irreparabel, die sich zu starren Röhren umformen. Patienten mit einer Eisenmenger-Reaktion sind blausüchtig, körperlich fast nicht belastbar, und ihre Lebenserwartung ist gering (► Abschn. 1.5).

■■ **Körper**

a. Die körperliche Entwicklung der meisten Kinder ist normal.

b. Wenn allerdings die Fehlbildung zu einer Herzinsuffizienz führt, kommt es beim Säugling zu einer Gedeihstörung mit Gewichtsstagnation.

c. Bei Frühgeborenen können durch einen geringen Blutfluss zur unteren Körperhälfte Körperorgane geschädigt werden. Die Funktionsfähigkeit der Nieren kann verloren gehen oder Teile des Darms können absterben (Bezeichnung: nekrotisierende Enterokolitis).

■ **Was geschieht, wenn die Fehlbildung nicht behandelt wird?**

Der Verlauf ist abhängig von der Menge des fehllaufenden Blutes. Deshalb unterscheidet man den Verlauf bei einem kleinen, mittelgroßen und großen PDA.

Ein geringer Blutfehlfluss (kleiner PDA) wirkt sich nicht negativ aus und muss nicht zwingend behandelt werden. Schäden können allenfalls durch Entzündungen entstehen oder wenn sich der Gang zu einem dünnen Sack (Bezeichnung: Aneurysma) umformt. In diesen Fällen rät man zum Verschluss.

Ein kleiner PDA mit geringem Blutfehlfluss bedarf nur ausnahmsweise der Behandlung

Bei mittelgroßem PDA ist die Lebenserwartung verkürzt und die körperliche Belastbarkeit herabgesetzt. Herzrhythmusstörungen treten auf. Nach einiger Zeit kann es außerdem zur irreparablen Schädigung der Lungenadern kommen. Bei großem PDA leiden einige Kinder darüber hinaus unter einer schweren Herzinsuffizienz mit Gedeihstörung und unter häufigen Lungeninfektionen. Bei Frühgeborenen kann eine Minderdurchblutung des Darmes auftreten und die chirurgische Entfernung abgestorbener Darmanteile notwendig machen.

Beim mittelgroßen und großen PDA treten erhebliche Begleiterkrankungen auf, sodass ein Verschluss erforderlich ist

Hintergrundinformation: Spontanheilung

Der Ductus arteriosus Botalli verschließt sich bei einigen Kindern verspätet, jedoch dann meistens innerhalb der ersten 3 Lebensmonate (bei Frühgeborenen innerhalb der ersten 4 Lebensmonate). Zwischen dem 3. und 12. Lebensmonat liegt die Wahrscheinlichkeit eines Verschlusses bei ca. 10 %, anschließend unter 1 %.

Man rät zum Verschluss eines mittelgroßen und großen PDA nach dem 1. Lebensjahr, um die Möglichkeit des Spontanverschlusses abzuwarten. Nicht abwarten kann man bei bestehender Herzinsuffizienz, wenn Köperorgane minderdurchblutet sind und im 2. Lebenshalbjahr bereits ein erheblicher Lungenhochdruck besteht. Ebenso ist eine Korrektur erforderlich, wenn das Risiko erhöht ist, dass die Lungenarterien einen dauerhaften Schaden erleiden, oder wenn ein Duktusaneurysma vorliegt.

■ **Wie macht sich die Fehlbildung bemerkbar?**

Ein kleiner PDA verursacht keine Beschwerden. Dem Arzt fällt manchmal bei Abhorchen des Herzens ein typisches Geräusch auf.

Kinder mit einem mittelgroßen PDA klagen oft über eine Einschränkung der körperlichen Leistungsfähigkeit, rasche Ermüdbarkeit, Luftnot bei Belastung und Herzklopfen. Gleiche Beschwerden treten bei großem PDA auf. Häufig treten Lungeninfektionen auf. Gelegentlich verformt sich nach dem 1. Lebensjahr der vordere Brustkorb, es entsteht der sogenannte Herzbuckel.

Darüber hinaus leidet etwa jeder 6. Säugling mit großem PDA unter einer schweren Herzinsuffizienz, die zum Tod führen kann. Klinische Zeichen der Herzinsuffizienz sind erschwerte Atmung, Schwitzen am Kopf beim Trinken, Gewichtsstagnation. Bei Frühgeborenen mit großem PDA können neben den Zeichen der Herzinsuffizienz ein aufgetriebener Bauch, verbunden mit Schmerzen und ausbleibender

4

Urinproduktion (infolge Minderdurchblutung des Darmes und der Nieren) auffallen.

- **Mit welchen Untersuchungsmethoden weist man die Fehlbildung nach?**

Echokardiografie und MRT

Standarduntersuchung zum Nachweis der Fehlbildung und zur Beantwortung fast aller für die Behandlung wichtigen Fragen ist die Echokardiografie. Alternativ, wenn Fragen offen bleiben, kommt die MRT (ohne Röntgenstrahlen) als Basisuntersuchung in Betracht. Der Arzt will anhand dieser Untersuchungen herausfinden,

- ob Blut aus der Aorta in die Lungenschlagader fließt (Bezeichnung: Links-rechts-Shunt) oder umgekehrt,
- ob die linke Herzkammer oder der linke Vorhof deutlich vergrößert sind,
- ob der Blutdruck in Aorta und Lungenschlagader unterschiedlich hoch ist (drucktrennender PDA),
- ob bei Frühgeborenen der diastolische Fluss in der mittleren Hirnarterie (Arteria cerebri media) im Kopf oder dem Bauchhöhlenstamm (Truncus coeliacus) im Bauch 0 oder negativ ist,
- ob der PDA an typischer Stelle liegt,
- welchen Durchmesser und welche Länge er hat,
- ob man ihn mit Herzkathetertechniken verschließen kann,
- ob ein Duktusaneurysma vorliegt,
- wie hoch der Blutdruck in der Lungenarterie ist,
- ob weitere Herzfehlbildungen vorliegen oder Fehlbildungen der herznahen Adern (z. B. eine Aortenisthmusstenose, ▶ Abschn. 4.10),
- ob Fehlbildungen vorliegen, bei denen das Überleben des Kindes von einem offenen Ductus arteriosus Botalli abhängt.

Herzkatheteruntersuchung

Die Herzkatheteruntersuchung beantwortet ebenfalls alle Fragen zur Fehlbildung. Sie wird aber wegen der Röntgenstrahlenbelastung in der Regel nur zur Diagnostik eingesetzt, wenn der Verdacht auf einen irreparablen Schaden an den Lungenadern besteht und der Widerstand im Lungenkreislauf berechnet werden muss (bei irreparablem Schaden der Lungenadern ist ein Verschluss des Ganges nicht mehr sinnvoll).

Hintergrundinformation: pulmonaler Widerstand
Der Messwert des pulmonalen Widerstandes liegt bei einem irreparablen Schaden der Lungenarterien > 10 WE und verringert sich auch nicht, wenn die Patienten drucksenkende Medikamente erhalten.

Eine Diagnostik mit dem Herzkatheter führt man zudem durch, wenn gleichzeitig ein Verschluss des Ganges mit Herzkathetertechniken geplant ist. Dann erfolgen die Diagnostik und Behandlung in einem Arbeitsgang. Bei der Herzkatheteruntersuchung misst man den Durchmesser und Verlauf des Ganges exakt aus, um das passende Verschlussmaterial auszuwählen.

Folgende ergänzende Untersuchungen führt man routinemäßig unter verschiedenen Fragestellungen durch:

- EKG: Nachweis von Herzrhythmusstörungen
- Messung der Sauerstoffsättigung: Blutflussumkehr in dem PDA bei Lungenhochdruck oder Zusatzherzfehlern
- Abhören des Brustkorbs mit dem Stethoskop: Hinweis auf einen bestehenden Lungenhochdruck, fehlbildungstypisches Herzgeräusch
- Röntgenaufnahme des Brustkorbs: Hinweise auf einen verstärkten Blutfluss durch den Lungenkreislauf, eine Lungenentzündung oder Herzinsuffizienz

Weitere Untersuchungen

- **Wie häufig ist mit weiteren Herzfehlern oder Gefäßfehlbildungen zu rechnen?**

Der PDA ist häufig mit anderen Herzfehlern oder Gefäßfehlbildungen kombiniert. Die Begleitfehlbildungen sieht man während der Echokardiografie, ggf. ist zum Nachweis die MRT-Untersuchung notwendig, in Ausnahmefällen eine Herzkatheteruntersuchung.

Mögliche Zusatzherzfehler und Fehlbildungen Ventrikelseptumdefekt, Pulmonalstenose, Aortenisthmusstenose, Vorhofseptumdefekt, Atrioventrikularkanal (AV-Kanal), Aortenstenose, Abgang der Lungen- und Körperschlagader aus einem gemeinsamen Gefäßstamm (Bezeichnung: Truncus arteriosus communis), aortopulmonales Fenster, Mitralstenose, Gefäßringe.

Häufig ist der PDA auch Begleitfehlbildung komplexer Herzfehler. Bei bestimmten komplexen Herzfehlern sichert er nach der Geburt das Überleben des Kindes und darf nicht verschlossen werden, bevor der Herzfehler korrigiert ist. Dies ist der Fall bei kritischer Pulmonalstenose, Transposition der großen Arterien, hypoplastischem Linksherzsyndrom, kritischer Aortenstenose, präduktaler Aortenisthmusstenose und unterbrochenem Aortenbogen, Truncus arteriosus Typ A3, Verschluss der Pulmonalklappe (Bezeichnung: Pulmonalatresie), Ebstein'scher Anomalie, Verschluss der Trikuspidalklappe (Bezeichnung: Trikuspidalatresie).

- **Wann wird üblicherweise die Behandlung der Fehlbildung empfohlen?**

In ◘ Tab. 4.4 ist das Alter angegeben, in dem sich die Behandlung der Fehlbildung abhängig vom Schweregrad und möglichen Begleiterkrankungen empfiehlt.

- **Wie verschließt man den Ductus arteriosus Botalli?**

■■ **Behandlung durch eine Herzkatheterintervention**

Ein Verschluss des Ganges ist bei vielen Kindern mithilfe von Herzkathetertechniken möglich. In günstigen Fällen kann man bereits Neugeborene so behandeln. Von Adern in der Leiste aus führt man

Bei der Herzkatheterintervention ist kein Operationsschnitt nötig

4

◘ Tab. 4.4 Behandlung bei PDA

Fehlbildung		Beschwerden	Alter
1.	Kleiner PDA ohne Herzgeräusch	Keine Beschwerden	Nicht zwingend behandlungsbedürftig, Behandlung allenfalls zur Verminderung des Entzündungsrisikos, Verschluss bevorzugt im Vorschulalter
2.	Kleiner PDA mit Herzgeräusch	Keine Beschwerden, Erweiterung von linkem Vorhof und linker Herzkammer	Herzkatheterverschluss ab dem 2. Lebenshalbjahr, chirurgischer Verschluss im Vorschulalter (bzw. nach dem 1. Lebensjahr)
3.	Mittelgroßer PDA	Keine oder geringe Beschwerden, drucktrennender PDA	Herzkatheterverschluss ab 2. Lebenshalbjahr, chirurgischer Verschluss im Vorschulalter (bzw. nach dem 1. Lebensjahr)
4.	Kleiner oder mittelgroßer PDA	Aneurysma, Endarteriitis (Innenwandentzündung arterieller Gefäße)	Zeitnah, bei Endarteriitis nach Behandlung der Entzündung
5.	Kleiner oder mittelgroßer PDA	Beschwerden, Aufweitung der linken Herzkammer	Nach Säuglingsperiode, bevorzugt im Vorschulalter
6.	Großer PDA	Lungenhochdruck	Zeitnah
7.	Großer PDA	Herzinsuffizienz, Lungeninfektionen, Gedeihstillstand	Zeitnah
8.	PDA bei Frühgeborenen	Herzinsuffizienz, Enterokolitis, Nierenversagen	Zeitnah

mit dem Herzkatheter die Operationswerkzeuge und das Verschlussmaterial in den Gang ein und verankert es dort.

Zum Verschluss der Ader stehen verschiedene sogenannte Okkluder zur Verfügung: Spiralen (Coils), Doppelschirmsysteme (◘ Abb. 4.13) oder Stopfen (▶ Abschn. 3.2).

Besondere Voraussetzungen Keine akute Infektion. In der Leiste müssen ausreichend große Adern vorliegen, durch die man das Verschlussmaterial in den Gang hineinschieben kann (ab ca. 3 kg Körpergewicht reicht die Größe der Adern in der Regel aus). Durchmesser und Verlauf des Ganges müssen geeignet sein, um das Verschlussmaterial zu verankern.

Zur körperlichen Belastung nach dem Eingriff ist eine individuelle Beratung durch das behandelnde Zentrum erforderlich

Aufwand Eingriff im Dämmerschlaf und mit lokaler Betäubung der Haut, kein Hautschnitt, keine Öffnung des Brustkorbs. Röntgenstrahlen: ja (in der Regel). Jodhaltiges Kontrastmittel: ja. Dauer des Eingriffs: ca. 2–3 Stunden. Intensivstation: nicht unbedingt. Künstliche Beatmung auf der Intensivstation: nicht unbedingt. Druckverband in der Leiste: 6–8 Stunden. Krankenhausaufenthalt: ca. 3–4 Tage. Schulbesuch: möglich nach ca. 1 Woche. Körperliche Belastung und Sport: voraussichtlich nach ca. 14 Tagen.

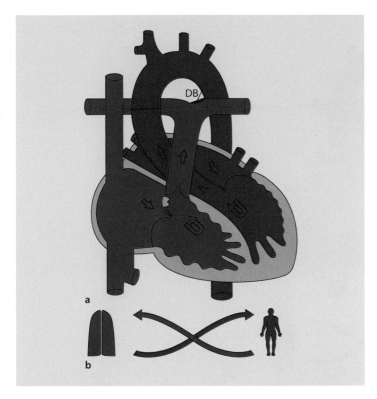

□ **Abb. 4.13 a, b.**   Verschluss des Ductus arteriosus Botalli (DB) mit einem Doppelschirm. **a Herzschema:** Die Blutflüsse sind normalisiert, und die Veränderungen am Herzen haben sich zurückgebildet. **b Blutfluss im Lungen- und Körperkreislauf:** Körper- und Lungenkreislauf sind gleich stark durchblutet

■ ■ **Behandlung durch eine Operation**

Wenn der Verschluss des Ganges mit Herzkathetertechniken nicht möglich ist (z. B. bei Frühgeborenen oder problematischem Verlauf des Ganges), verschließt ein Chirurg den Ductus arteriosus Botalli (□ Abb. 4.14).

Er öffnet den linken seitlichen Brustkorb und bindet der Gang entweder mit einem Faden zu, drückt ihn mit einem Metallclip zusammen oder durchtrennt ihn komplett (die offenen Gefäßstümpfe werden nach der Durchtrennung des Ganges verschlossen). Bei größeren Kindern kann man die Operation minimalinvasiv und videoassistiert durchführen.

Besondere Voraussetzungen   Keine akute Infektion. Falls eine Entzündung des Ganges vorlag, muss diese vor dem Eingriff ausgeheilt sein.

Aufwand   Eingriff in Narkose, Hautschnitt und Öffnung des linken Brustkorbs, kein Einsatz der Herz-Lungen-Maschine (kann gelegentlich bei Operation eines Duktusaneurysmas nötig werden), keine

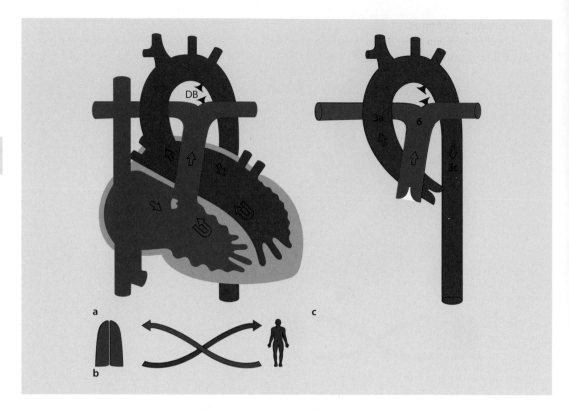

⬛ Abb. 4.14 a–c. Durchtrennung des Ductus arteriosus Botalli. **a Herzschema:** Die Blutflüsse sind normalisiert und die Veränderungen am Herzen haben sich zurückgebildet (DB = verschlossener Ductus arteriosus Botalli). **b Blutfluss im Lungen- und Körperkreislauf:** Körper- und Lungenkreislauf sind gleich stark durchblutet. **c Darstellung der Aorta und der Lungenarterie:** Im gesamten Verlauf der Aorta (3a, 3c) ist der Blutstrom gleich kräftig (roter Pfeil). Die Lungenarterie (6) hat einen normalen Durchmesser

Öffnung des Herzens. Dauer des Eingriffs: ca. 2 Stunden. Intensivstation: nicht unbedingt. Künstliche Beatmung auf der Intensivstation: nicht unbedingt. Krankenhausaufenthalt: ca. 8–14 Tage. Schulbesuch: möglich nach 4–5 Wochen. Körperliche Belastung und Sport: möglich nach 3–4 Monaten.

■■ **Behandlungsmöglichkeiten bei Frühgeborenen**
Bei Frühgeborenen können Medikamente versucht werden, die den Ductus arteriosus Botalli zum Verschluss anregen (bei reifen Neugeborenen funktionieren diese meist nicht mehr). Die Medikamente senken den hohen Prostaglandinspiegel Frühgeborener, den man für den ausbleibenden Verschluss verantwortlich macht (Medikamente: Indometacin, Ibuprofen, Diclofenac). Die Behandlung beginnt ab dem 2.–3. Lebenstag. Wenn innerhalb von 36 Stunden kein Verschluss stattfindet, erfolgt bei schwerer Herzinsuffizienz oder drohender Enterokolitis (Gefahr, dass Teile des Darmes absterben) die Operation. Operationen mit Öffnung des linken Brustkorbs sind auch bei stark untergewichtigen Frühgeborenen (ab ca. 500 g Körpergewicht) möglich und erfolgreich.

■ Was bringen die Eingriffe?

Bei rechtzeitiger Behandlung kann man alle Störungen, die durch die Fehlbildung entstehen, beseitigen. Veränderungen des Herzens bilden sich zurück, es arbeitet nach Verschluss des Ganges wie ein normales Herz. Lunge und Körper können sich normal entwickeln.

Wenn die Behandlung spät erfolgt und bereits irreparable Schäden an den Lungenadern oder der Herzmuskulatur zum Zeitpunkt des Eingriffs vorliegen, können die körperliche Belastbarkeit und die Lebenserwartung trotz der Behandlung vermindert sein.

> Mit der Behandlung kann man die Funktionsfähigkeit des Herzens wiederherstellen

■ Was ist zu tun, wenn zusätzliche Fehlbildungen am Herzen vorliegen?

Den Ductus arteriosus Botalli kann man in der Regel während der Korrektur der Zusatzfehlbildung (vom vorderen Brustkorb aus) verschließen. Wenn ein dringlicher Verschluss der Ganges erforderlich ist und die Korrektur des Zusatzherzfehlers zu einem späteren Zeitpunkt erfolgen soll, führt man den Verschluss des PDA vor Korrektur der Zusatzfehlbildung durch.

■ Welche besonderen Risiken haben die verschiedenen Behandlungsmethoden?

■ ■ Risiken der Herzkatheterintervention

Die Sterbewahrscheinlichkeit ist sehr gering und liegt unter 1 %.

Die allgemeinen Risiken von Herzkatheterinterventionen sind in ► Abschn. 3.2 ausgeführt.

Spezielle Risiken Selten: Das Verschlussmaterial ist nicht platzierbar, und man muss den Eingriff abbrechen, das Material verrutscht und muss aus den Adern notfallmäßig wieder entfernt werden (mit Herzkathetertechniken oder mittels Operation – Notfall!). Selten: Zersetzen der Blutzellen (Bezeichnung: Hämolyse). Selten: Der Gang wird inkomplett verschlossen (in bis zu 10 % der Eingriffe, kein Notfall, 2. Intervention möglich).

■ ■ Risiken bei chirurgischer Operation

Die Sterbewahrscheinlichkeit in Deutschland liegt bei der Operation von Frühgeborenen und Säuglingen bei ca. 1,8 %, bei Kindern und Erwachsenen geht die Sterblichkeit gegen 0.

Spezielle Risiken Selten kommt es zur Blutung, wenn die zarte Wand des Ductus arteriosus Botalli einreißt. Selten: Verletzung von Stimmbandnerv, Zwerchfellnerv oder großem Lymphgang (Ductus thoracicus). Selten: Versehentlicher Verschluss der linken Lungenarterie. Selten: Inkompletter Verschluss des Ganges (in bis zu 10 % der Operationen, kein Notfall, eventuell mit Herzkathetertechniken behandelbar).

■ **Können unmittelbar nach den Eingriffen irgendwelche Probleme auftreten?**

In der Regel treten weder nach dem chirurgischen Verschluss noch nach dem Herzkatheterverschluss spezielle Probleme auf.

■ **Wie geht es weiter nach einem erfolgreichen Verschluss des PDA?**

Körperliche Entwicklung, Beruf, Sport, Schwangerschaft, Lebenserwartung

Nach erfolgreichem, unkompliziertem Verschluss des Ganges – ob durch Herzkatheterbehandlung oder Operation – erreichen die Patienten die gleiche Leistungsfähigkeit wie herzgesunde Menschen. In der Regel gibt es keine Einschränkungen bei der späteren Berufswahl oder beim Sport. Eine Schwangerschaft gilt als ungefährlich. Die Lebenserwartung ist normal.

Verschließt man einen großen PDA erst nach dem 2. Lebensjahr und bestand bereits eine Lungengefäßerkrankung, so kann diese fortschreiten mit Auswirkungen auf die körperliche Entwicklung, Leistungsfähigkeit und Lebenserwartung. Wird der Gang im Erwachsenenalter verschlossen, können die Leistungsfähigkeit und Lebenserwartung aufgrund einer Schädigung der linken Herzkammer vermindert sein.

■ **Braucht unser Kind weitere medizinische Betreuung?**

Medikamente, Nachuntersuchungen, Folgeeingriffe am Herzen

Gerinnungshemmende Medikamente können nach bestimmten Herzkathetereingriffen einige Zeit lang nötig werden. Kontrolluntersuchungen empfiehlt man in den ersten 2 Jahren nach den Eingriffen mittels Echokardiografie, falls noch ein Blutfluss in dem Gang nachweisbar ist. Folgeeingriffe sind gelegentlich erforderlich, wenn man den Gang nicht vollständig verschließen konnte. In der Regel kann der Zweiteingriff durch Herzkathetertechniken erfolgen.

■ **Wie ist nach heutiger Erfahrung das Behandlungsergebnis beim Verschluss eines Ductus arteriosus Botalli einzuschätzen?**

Die Beurteilungskriterien ergeben sich aus dem Zeitpunkt der Behandlung und bereits bestehenden Schäden an Herz und Gefäßen (▶ Abschn. 3.3):

– Ergebnisse nach rechtzeitiger Behandlung: ausgezeichnet
– Ergebnisse, wenn bereits Schäden am Herzen vorliegen: gut
– Ergebnisse, wenn eine Lungengefäßerkrankung vorliegt und im weiteren Verlauf fortschreitet: ausreichend

■ **Weitere Informationen zum Verständnis der Fehlbildung**

■■ **Ist es eine häufige Fehlbildung?**

Sie gehört zu den 10 häufigsten Herzfehlern bzw. Fehlbildungen. Mädchen sind doppelt so häufig betroffen wie Jungen. Besonders häufig bleibt der Ductus arteriosus Botalli bei Frühgeborenen offen. Die ersten erfolgreichen Operationen wurden Ende der 1930er-Jahre durchgeführt, die ersten Herzkatheterverschlüsse Ende der 1970er-Jahre. Pro Jahr werden in Deutschland ca. 300 chirurgische Eingriffe durchgeführt, überwiegend bei Frühgeborenen und Säuglingen. Hinzu kommt die noch sehr viel größere Zahl an Herzkatheterverschlüssen bei Säuglingen, Kindern, Jugendlichen und Erwachsenen.

■■ Warum ist ausgerechnet unser Kind mit der Fehlbildung auf die Welt gekommen?

Aufgrund statistischer Berechnungen gibt es ein leicht erhöhtes Risiko bei starkem und ständigem Alkoholkonsum der Mutter, bei einer Röteln-Erkrankung der Mutter während der Schwangerschaft (Risiko 40 %), bei Einnahme bestimmter Medikamente (z. B. bestimmter Antiepileptika) oder wenn die Mutter unter der seltenen Erkrankung Phenylketonurie leidet (► e-Online-Material 8, extras.springer.com). Wenn Vater oder Mutter diese Fehlbildung hatten oder ein Geschwisterkind, ist die Wahrscheinlichkeit ebenfalls leicht erhöht.

Man vermutet, dass die Wandstruktur des Ganges unreif bleibt und deshalb nicht in der Lage ist, sich zusammenzuziehen. Darüber hinaus spielt bei Frühgeborenen anscheinend die hohe Blutkonzentration von Prostaglandin eine Rolle, das die Blutgefäße erweitert und als Nebeneffekt den Ductus arteriosus Botalli offenhält.

■■ Haben Kinder mit einem PDA häufig weitere körperliche Fehlbildungen?

Eine Häufung bestimmter körperlicher Fehlbildungen gibt es nicht. Ausnahme ist die Rötelnembryopathie (Röteln-Erkrankung der Mutter während der Schwangerschaft). Dann können bei dem Kind zusätzlich zum PDA eine Taubheit, Linsentrübung des Auges (Katarakte), Minderwuchs und eine verzögerte geistige Entwicklung vorliegen.

Darüber hinaus treten verschiedene, zum Teil vererbbare Erkrankungen zusammen mit einem PDA auf wie Morbus Down oder das DiGeorge-Syndrom (► e-Online-Material 8, extras.springer.com).

■■ Wie groß ist das Risiko einer Entzündung (Endarteriitis oder Endokarditis) beim unbehandelten PDA, wie groß ist das Risiko nach einer Behandlung?

Beim unbehandelten PDA ist das Entzündungsrisiko der Innenwand arterieller Gefäße (Bezeichnung: Endarteriitis) und der Herzinnenhaut (Bezeichnung: Endokarditis) zwar etwas erhöht, eine routinemäßige Endokarditisprophylaxe wird aber nicht empfohlen. Man rät zu einer Prophylaxe, wenn eine Entzündung aufgetreten ist.

Nach einigen Herzkathetereingriffen geht man 6 Monate lang von einem erhöhten Entzündungsrisiko aus (bis das Fremdmaterial eingewachsen und »überhäutet« ist). Wenn noch ein Restfluss in der Ader nachweisbar ist, bleibt das Risiko auch nach dem halben Jahr hoch.

Zur Endokarditisprophylaxe erfolgt eine individuelle Beratung durch den Kardiologen und nachbetreuenden Arzt

4.4   Vorhofseptumdefekt (Atriumseptumdefekt, ASD)

Klassifikation   Herzfehler **ohne Blausucht**. Loch in einer Scheidewand.

Zum Vergleich und besseren Verständnis ist ein gesundes Herz vorangestellt.

■ **Wo stimmt etwas nicht am Herzen?**

Gesundes Herz

Das gesunde Herz hat einen linken und einen rechten Bereich: Links wird sauerstoffreiches Blut in den Körperkreislauf gepumpt, rechts sauerstoffarmes Blut in den Lungenkreislauf. Zwischen dem linken und rechten Herzbereich befinden sich Trennwände, damit sich das unterschiedliche Blut nicht vermischen kann. Die Trennwand zwischen den Herzvorhöfen wird Vorhofseptum genannt.

Lungen- und der Körperkreislauf durchfließen gleich große Blutmengen (◨ Abb. 4.15).

Herz mit einem Vorhofseptumdefekt

Bei einem Vorhofseptumdefekt hat die Trennwand zwischen dem rechten und linken Herzvorhof ein Loch. Sauerstoffreiches Blut aus dem linken Herzvorhof fließt in den rechten hinüber, mischt sich dort mit sauerstoffarmem Blut und wird von der rechten Herzkammer erneut durch die Lunge gepumpt.

Die Innenräume des rechten Herzvorhofs und der rechten Herzkammer dehnen sich auf, weil sie das Zusatzblut aus dem linken Vorhof aufnehmen müssen. Durch den Lungenkreislauf fließen größere Blutmengen als durch den Körperkreislauf (◨ Abb. 4.16).

Der Herzfehler liegt im Inneren des Herzens.

Für die Behandlung ist die Lage des Herzfehlers entscheidend

Wichtig für den Verlauf der Erkrankung und die Behandlung ist die Lage des Defekts:

— Am häufigsten liegt er in der Mitte der Vorhoftrennwand. Man bezeichnet ihn als Ostium-secundum-Defekt oder ASD II (◨ Abb. 4.16).

— Ungefähr ein Fünftel der Defekte liegen am Rand der Trennwand nahe der Einlassventile in die Herzkammern. Hierbei handelt es sich um Ostium-primum-Defekte oder ASD I (◨ Abb. 4.17).

— Etwa jeder 10. Defekt liegt am Rand der Trennwand nahe der Hohlvenen. Dann liegt ein sogenannter Sinus-venosus-Defekt vor (◨ Abb. 4.18).

Sonderformen

Eine Sonderform ist das persistierende (offen bleibende) Foramen ovale bzw. PFO (◨ Abb. 4.19). Die beiden Wandanteile der Vorhoftrennwand wachsen bei jedem 3. Menschen nach der Geburt nicht zusammen und lassen einen Schlitz offen, ein Foramen ovale (»ovales Loch«). Durch den Schlitz fließt zwar kein Blut vom linken Vorhof in den rechten hinüber, bei hohem Blutdruck im rechten Vorhof fließt allerdings sauerstoffarmes Blut in den linken.

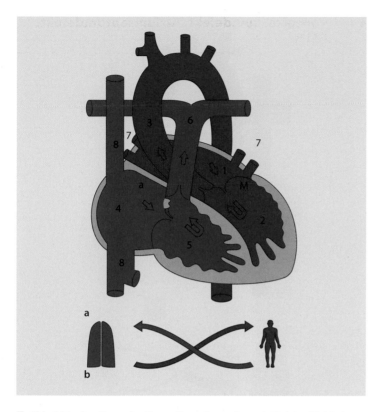

⬧ Abb. 4.15 a, b. Gesundes Herz. **a Herzschema:** Sauerstoffreiches Blut (roter Pfeil) fließt von den Lungenvenen (7) in den linken Vorhof (1), in die linke Herzkammer (2) und die Aorta (3). Sauerstoffarmes Blut (blauer Pfeil) fließt von den Hohlvenen (8) in den rechten Vorhof (4), die rechte Herzkammer (5) und die Lungenarterie (6). Die Innenräume beider Herzkammern und Vorhöfe sind gleich groß. Die beiden Vorhöfe sind durch eine Wand, das Vorhofseptum (a), voneinander getrennt, die Mitralklappe (M) hat 2 Klappensegel. **b Blutfluss im Lungen- und Körperkreislauf:** In den Lungenkreislauf fließt sauerstoffarmes Blut (blau) hinein und sauerstoffreiches (rot) kommt heraus, in den Körperkreislauf fließt sauerstoffreiches Blut hinein und sauerstoffarmes kommt heraus. Lungen- und Körperkreislauf durchfließen die gleichen Blutmengen

Der Koronarsinusdefekt ist eine seltene Fehlbildung. Hier besitzt der Sammelgang des Herzvenenblutes (▶ Abb. 1.7b), der in den rechten Vorhof mündet, eine Verbindung zum linken Vorhof. Durch die Verbindung fließt sauerstoffreiches Blut in den Gang und damit aus dem linken Vorhof in den rechten hinüber.

Bei einem kribriformen Septum hat das Septum viele Löcher und sieht aus wie ein Sieb.

■ **Wie rasch muss unser Kind behandelt werden?**
In der Regel ist die Behandlung an einem für Kind und Eltern günstigen Termin planbar.

Gelegentlich treten allerdings frühzeitig so starke Beschwerden auf, dass die Behandlung in der Säuglingsperiode erfolgen muss.

Eine Behandlung im Säuglingsalter erfolgt nur bei starken Beschwerden

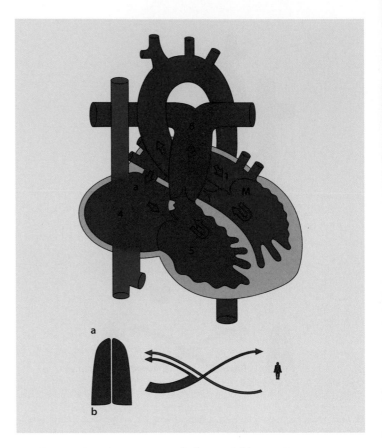

☐ **Abb. 4.16 a, b.**   Herz mit einem Vorhofseptumdefekt Typ ASD II. **a Herz-schema:** Im Vergleich mit ☐ Abb. 4.15 sind 3 Veränderungen erkennbar. Das Vorhofseptum (a) hat ein Loch und ein Teil des sauerstoffreichen Blutes fließt vom linken Vorhof (1) in den rechten Vorhof (4), in die rechte Herzkammer (5) und die Lungenschlagader (6). Violette Farbe = Mischung aus sauerstoffreichem und sauerstoffarmem Blut. Rechter Vorhof (4), rechte Herzkammer (5) und Lungen-schlagader (6) sind durch die Aufnahme des Zusatzblutes vergrößert. **b Blutfluss im Lungen- und Körperkreislauf:** In den Lungenkreislauf fließt eine Mischung aus sauerstoffarmem und -reichem Blut hinein (blau und rot) und sauerstoffreiches (rot) kommt heraus, in den Körperkreislauf fließt sauerstoffreiches Blut hinein und sauerstoffarmes kommt heraus. Der Lungenkreislauf ist stärker durchblutet als der Körperkreislauf

■   **Welche Schäden verursacht der Herzfehler?**

■ ■ **Herz**
a.   Das Herz muss zu viel arbeiten, um den Körper mit sauerstoff-reichem Blut zu versorgen, da ein Teil dieses Blutes bei jedem Herzschlag in den falschen Kreislauf fließt. Deshalb ist es früher verschlissen als ein gesundes Herz (Folge: verkürzte Lebens-erwartung).
b.   Wenn der Körper besonders viel Sauerstoff braucht, z. B. beim schnellen Laufen, kommt das Herz mit der Anlieferung des

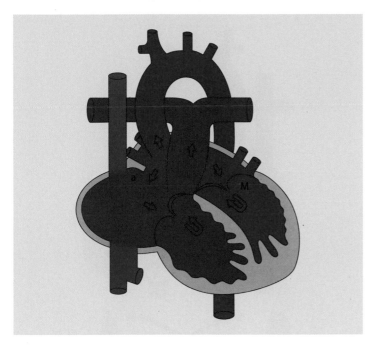

Abb. 4.17 Herzschema mit einem Ostium-primum-Defekt (ASD I): Der Defekt im Vorhofseptum (a) reicht an die Einlassventile der Herzkammern heran. Meistens ist auch das Einlassventil, die Mitralklappe (M), fehlgestaltet und hat 3 Klappensegel anstatt 2

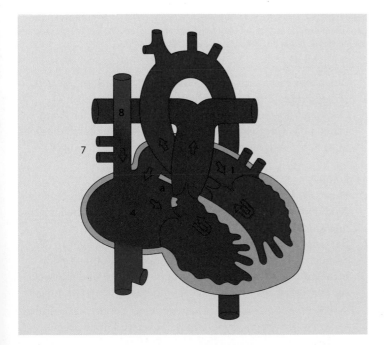

Abb. 4.18 Herzschema mit einem Sinus-venosus-Defekt: Das Loch im Vorhofseptum (a) liegt in der Nähe der oberen Hohlvene (8). In der Regel mündet ein Teil der Lungenvenen (7) anstatt in den linken Vorhof (1) in die obere Hohlvene (8) oder den rechten Vorhof (4)

4

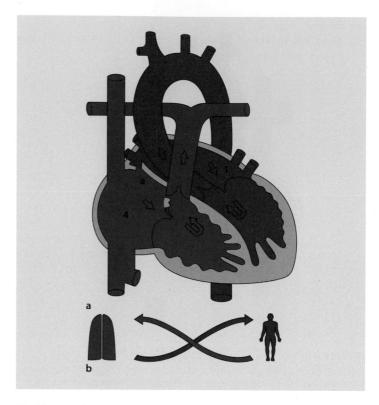

◨ **Abb. 4.19 a, b.**   Herz- und Kreislaufschema bei offenem Foramen ovale.
a Herzschema: Schlitzförmige Öffnung im Vorhofseptum (a). **b Blutfluss im Lun-
gen- und Körperkreislauf:** Im Gegensatz zu den anderen ASD-Typen entsprechen
die Blutflüsse denen des gesunden Herzens (◨ Abb. 4.15)

Sauerstoffs nicht nach, auch wenn seine Pumpleistung steigert.
(Folge: eingeschränkte körperliche Leistungsfähigkeit).

c. Die Wand des rechten Vorhofs wird gedehnt. In seiner Wand
verläuft das Erregungsleitungssystem und nimmt durch die Dehnung Schaden (Folge: Neigung zu Herzrhythmusstörungen).

▪▪ **Lunge**
a. Durch die Lungenadern fließt zu viel Blut, wodurch die Schleimproduktion in der Lunge angeregt wird (Folge: gehäufte Lungeninfektionen).
b. Bei wenigen Kindern entsteht ein irreparabler Schaden an den
Wänden der Lungenadern, die sich zu starren Röhren umformen. Patienten mit einer Eisenmenger-Reaktion sind blausüchtig, körperlich fast nicht belastbar, und ihre Lebenserwartung ist
gering.

■■ **Körper**

a. Die körperliche Entwicklung der Kinder ist in der Regel normal. Manche Kinder sind auffallend schlank.

b. Nur wenn der Herzfehler zu einer Herzinsuffizienz führt, kommt es beim Säugling zu einer Gedeihstörung mit Gewichtsstagnation.

■ **Was geschieht, wenn der Herzfehler nicht behandelt wird?**

Ein geringer Blutabfluss durch den Defekt wirkt sich nicht negativ aus und muss nicht behandelt werden.

Erst wenn mehr als ein Drittel des sauerstoffreichen Blutes in den Lungenkreislauf abfließt, ist die Lebenserwartung verkürzt und die körperliche Belastbarkeit herabgesetzt. Herzrhythmusstörungen und häufige Lungeninfektionen liegen vor. Bei einigen Patienten kommt es zur irreparablen Schädigung der Lungenadern. Ebenso kann bereits in der Säuglingszeit eine Herzinsuffizienz auftreten.

> Ein geringer Blutabfluss bedarf keiner Behandlung
>
> Tritt mehr als ein Drittel des sauerstoffreichen Blutes in den Lungenkreislauf über, ist eine Korrektur angezeigt

Hintergrundinformation: Spontanheilung

Die beiden Wandschichten des Vorhofseptums wachsen nach der Geburt. Einige Löcher in der Mitte der Trennwand verschließen sich während des Herzwachstums oder verkleinern sich von allein, sodass keine Behandlung mehr erfolgen muss. Spontanverschlüsse beobachtet man vorwiegend innerhalb des 1. Lebensjahres. Keine realistische Chance auf Verkleinerung oder einen spontanen Verschluss besteht bei Löchern mit einem Durchmesser von mehr als 6–8 mm und Löchern, die an den Rändern der Trennwand liegen.

Da der Herzfehler im 1. Lebensjahr des Patienten noch keine bleibenden Schäden an Herz oder Lunge verursacht, wartet man beim mittelgroßen ASD II den Verlauf im 1. Lebensjahr ab. Ausnahme ist eine Herzinsuffizienz im Säuglingsalter.

■ **Wie macht sich der Herzfehler bemerkbar?**

Der Herzfehler verursacht geringe Beschwerden und wird oft zufällig entdeckt. Wenn Beschwerden auftreten, dann in der Regel erst nach dem 3. Lebensjahr, unabhängig von der Größe des Lochs. Erst dann beginnt normalerweise eine entsprechend große Blutmenge (mehr als 30 %) in den falschen Kreislauf hinüberzufließen. Nur bei wenigen Patienten kommt es schon in der Säuglingszeit zu einem großen Blutabfluss.

> Bei dem Herzfehler handelt es sich häufig um einen Zufallsbefund, da er bis zum 3. Lebensjahr zumeist wenig Beschwerden verursacht

Hinweise des Herzfehlers sind Luftnot nach körperlicher Anstrengung, frühe Ermüdung nach körperlicher Belastung, Herzstolpern und gehäufte Lungeninfektionen. Die Kinder sind häufig schlank und blass, gelegentlich fällt bei sehr großem Fehlfluss des Blutes eine Verformung des vorderen Brustkorbs auf.

Eine Herzinsuffizienz äußert sich bei Säuglingen durch Luftnot nach dem Schreien, Trinkschwäche und Gewichtsstagnation.

4

■   **Mit welchen Untersuchungsmethoden weist man den Herzfehler nach?**

Echokardiografie und MRT

Standarduntersuchung zum Nachweis des Herzfehlers und zur Beantwortung aller für die Behandlung wichtigen Fragen ist die Echokardiografie. Alternativ, wenn Fragen offen bleiben, kommt die MRT (ohne Röntgenstrahlen) als Basisuntersuchung in Betracht. Der Arzt will anhand dieser Untersuchungen herausfinden,

- ob mehr als ein Drittel des Blutes in die falsche Richtung fließt,
- ob die rechte Herzkammer oder der rechte Vorhof vergrößert sind,
- wo im Septum der Defekt liegt,
- wie groß der Defekt ist (falls er in der Mitte liegt),
- ob er einen Geweberand hat, in dem ein sogenannter Doppelschirm verankert werden könnte,
- ob man einen Verschluss mit Herzkathetertechniken in Erwägung ziehen soll,
- ob die 4 Lungenvenen in den linken Vorhof münden,
- ob es eine überzählige Hohlvene gibt,
- ob es Begleitfehlbildungen gibt,
- ob ein Koronarsinusdefekt oder ein durchlöchertes (kribriformes) Septum vorliegen,
- ob ein komplexer Herzfehler vorliegt, der auf einen Vorhofseptumdefekt angewiesen ist,
- ob eine Verengung der Mitralklappe (Bezeichnung: Mitralstenose) vorliegt,
- wie hoch der Blutdruck in der Lungenschlagader ist.

Herzkatheteruntersuchung

Die Herzkatheteruntersuchung beantwortet ebenfalls alle Fragen zu diesem Herzfehler. Sie wird aber wegen der Röntgenstrahlenbelastung in der Regel nur eingesetzt, wenn der Verdacht auf einen irreparablen Schaden an den Lungenadern besteht und der Widerstand im Lungenkreislauf berechnet werden muss.

Hintergrundinformation: pulmonaler Widerstand
Ein Wert > 10 Wood-Einheiten (WE) bedeutet: Der Schaden ist vermutlich irreparabel, es liegt eine Eisenmenger-Reaktion vor (▶ Abschn. 1.5).

Den Vorhofseptumdefekt kann man bei irreparablem Schaden der Lungenadern in der Regel nicht mehr verschließen. Durch Tests bei der Untersuchung kann man klären, ob ein Verschluss noch etwas verbessern könnte. Eine Diagnostik mit dem Herzkatheter führt man ansonsten durch, wenn gleichzeitig ein Verschluss des Lochs mit Herzkathetertechniken aussichtsreich erscheint. Dann erfolgen die Diagnostik und Behandlung in einem Arbeitsgang.

Weitere Untersuchungen

Folgende ergänzende Untersuchungen führt man routinemäßig unter verschiedenen Fragestellungen durch:

- EKG: Nachweis von Herzrhythmusstörungen, Hinweis auf einen ASD I

– Messung der Sauerstoffsättigung: Aufspüren einer Blutflussumkehr zwischen den Vorhöfen (Bezeichnung: Rechts-links-Shunt) als Zeichen einer Behinderung des Blutflusses durch das rechte Herz oder den Lungenkreislauf (Bezeichnung: Eisenmenger-Reaktion)
– Abhören des Brustkorbs mit dem Stethoskop: Hinweis auf einen Lungenhochdruck, herzfehlertypisches Geräusch
– Röntgenaufnahme des Brustkorbs: Hinweise auf einen verstärkten Blutfluss durch den Lungenkreislauf sowie Lungeninfektionen

▪ **Wie häufig ist mit weiteren Herzfehlern zu rechnen?**
Bei jedem 5. Patienten ist mit weiteren Fehlbildungen am Herzen zu rechnen.

Mögliche Zusatzherzfehler Am häufigsten finden die Lungenvenen nicht den richtigen Anschluss an den linken Vorhof und münden in den rechten Vorhof oder die Hohlvenen hinein (◨ Abb. 4.18). Wenn ein Vorhofseptumdefekt vom Primum-Typ (ASD I; ◨ Abb. 4.17) vorliegt, hat das Einlassventil der linken Herzkammer (Mitralklappe) in der Regel 3 Segel anstelle von 2. Man sagt auch, eines der beiden Segel hätte einen Spalt (Bezeichnung: Cleft). Eine solche Herzklappe neigt erfahrungsgemäß im Laufe der Zeit zur Undichtigkeit (◨ Abb. 4.17). An der Mitralklappe sind weitere Fehlbildungen möglich, die zu Öffnungs- oder Schließproblemen führen. Die Kombination eines Vorhofseptumdefekts mit einer schlecht öffnenden Mitralklappe bezeichnet man als Lutembacher-Syndrom. Auch die Pulmonalklappe kann fehlerhaft aufgebaut sein und Öffnungsschwierigkeiten haben. Der Ductus arteriosus Botalli kann offen sein (nach der Geburt hätte er sich spontan verschließen müssen).

▪ **Wann wird üblicherweise die Behandlung der Herzfehler empfohlen?**
Der Verschluss eines Vorhofseptumdefekts empfiehlt sich im Vorschulalter. Ein Spontanverschluss oder eine Verkleinerung zentraler Löcher ist dann unwahrscheinlich geworden, das Behandlungsrisiko ist in dieser Altersgruppe gering und irreparable Schäden an Herz oder Lungenadern treten in den ersten Lebensjahren eines Kindes nicht auf. Wenn allerdings bereits in der Säuglingsperiode so viel Blut in den Lungenkreislauf übertritt, dass es zu einer Herzschwäche kommt oder ständig Lungenentzündungen auftreten, verschließt man den Defekt früher.

Die Behandlung erfolgt zumeist im Vorschulalter

  Eine Behandlung ist auch in späteren Lebensjahren, sogar nach dem 50. Lebensjahr, sinnvoll, vorausgesetzt die Lungenadern sind nicht irreparabel geschädigt. Eine Behandlung des Herzfehlers in fortgeschrittenem Lebensalter bessert nach heutiger Erfahrung begleitende Beschwerden. Schäden, die bereits am Herzen eingetreten sind, lassen sich durch die Behandlung oft nicht mehr rückgängig

⬛ **Abb. 4.20 a, b.**   Verschluss des Vorhofseptumdefekts durch einen Doppel-schirm. **a Herzschema:** Der Defekt im Vorhofseptum (a) ist von beiden Seiten von einem Schirm überdeckt. Die Veränderungen am Herzen haben sich zurückgebil-det. **b Blutfluss im Lungen- und Körperkreislauf:** Die Blutflüsse sind normalisiert und Körper- und Lungenkreislauf gleich stark durchblutet

machen. Ob sich die Leistungsfähigkeit eines Patienten durch den Defektverschluss dann noch vollständig normalisiert oder nur ver-bessert und ob eine normale Lebenserwartung erreicht wird, ist bei später Operation nicht sicher abzuschätzen.

▪   **Wie behandelt man den Herzfehler?**

▪▪   **Behandlung durch eine Herzkatheterintervention**

Bei der Herzkatheterintervention ist kein Operationsschnitt nötig

Ein Verschluss des Vorhofseptumdefekts in der Mitte der Trenn-wand ist zumeist mithilfe von Herzkathetertechniken möglich. Mit dem Herzkatheter kann man von Adern in der Leiste aus die Opera-tionswerkzeuge und das Verschlussmaterial in das Herz einführen. Zum Verschluss benutzt man 2 schirmähnliche Scheiben, die zusam-mengefaltet in das Herz eingeführt und über dem Defekt in Position gebracht werden. Rechts und links der Trennwand spannt man die Schirme auf und überdeckt so das Loch in der Scheidewand von bei-den Seiten (⬛ Abb. 4.20; ▶ Abschn. 3.2).

Besondere Voraussetzungen   Der Vorhofseptumdefekt darf nicht zu groß sein: Sein Durchmesser (mm) sollte nicht größer sein als das Gewicht des Kindes (kg). Der Geweberand, an dem man die Schirmchen verankern kann, muss ausreichend groß sein. Das Kind sollte frei von Infektionen sein und zudem eine Mindestgröße haben (ca. 8 kg Körpergewicht), damit der Durchmesser der Adern in der Leiste ein Vorschieben des Operationsmaterials erlaubt.

Die Technik ist in der Regel nicht anwendbar, wenn das Loch an den Rändern der Trennwand liegt, kein ausreichend großer Geweberand vorhanden ist, die Löcher zu groß sind oder weitere Fehlbildungen vorliegen wie falsch angeschlossene Lungenvenen.

Aufwand   Eingriff im Dämmerschlaf und mit lokaler Betäubung der Haut, kein Hautschnitt, keine Öffnung des Brustkorbs, kein Einsatz der Herz-Lungen-Maschine. Röntgenstrahlen: ja. Jodhaltiges Kontrastmittel: ja. Dauer des Eingriffs: ca. 2–3 Stunden. Intensivstation: nein oder nur wenige Stunden. Künstliche Beatmung auf der Intensivstation: nein. Druckverband in der Leiste: 6–8 Stunden. Krankenhausaufenthalt: ca. 3–4 Tage. Schulbesuch: möglich nach ca. 1 Woche. Körperliche Belastung und Sport: voraussichtlich nach ca. 1 Monat.

> Zur körperlichen Belastung nach dem Eingriff ist eine individuelle Beratung durch das behandelnde Zentrum erforderlich

▪▪ Behandlung durch eine Herzoperation

Lässt sich das Loch in der Trennwand nicht mit Herzkathetertechniken verschließen, operiert der Chirurg am offenen Herzen. Er näht den Vorhofseptumdefekt entweder mit einem Faden zu (so wie man ein längliches Loch oder einen Schlitz in einem Kleidungsstück zunähen würde) oder näht einen Flicken (Bezeichnung: Patch) in die Trennwand ein (so wie man ein rundes Loch in einem Kleidungsstück durch Einnähen eines Flickens verschließen würde; ◘ Abb. 4.21, ◘ Abb. 4.22, ◘ Abb. 4.23, ◘ Abb. 4.24). Als Flicken verwendet man, wenn möglich, ein Stückchen des patienteneigenen Herzbeutels (Perikard). In Ausnahmefällen verwendet man Kunststoffgewebe.

Nach dem Verschluss des Vorhofseptumdefekts bilden sich die Veränderungen des Herzens zurück und die Blutflüsse in die Kreisläufe sind normal.

Operation des Koronarsinusdefekts   Man verschließt die Mündung des Koronarvenensinus (Sinus coronarius) im rechten Vorhof. Dann kann kein Blut aus dem linken Vorhof in den rechten hineinfließen. Allerdings entleert sich das sauerstoffarme Herzvenenblut in den linken Vorhof. Erfahrungsgemäß führt Letzteres nicht zu einer sichtbaren Blausucht des Patienten, weil nur geringe Blutmengen übertreten. Alternativ kann man die Verbindung zwischen dem Sinus coronarius und dem linken Vorhof unterbrechen, indem die fehlende Wand ersetzt wird.

Operation des kribrifomen Septums   Die durchlöcherte Wand ersetzt man durch einen Flicken.

4

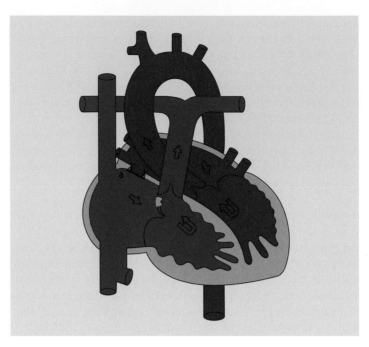

■ **Abb. 4.21**   Verschluss eines ASD II. In den Defekt im Vorhofseptum (a) ist ein Patch eingenäht

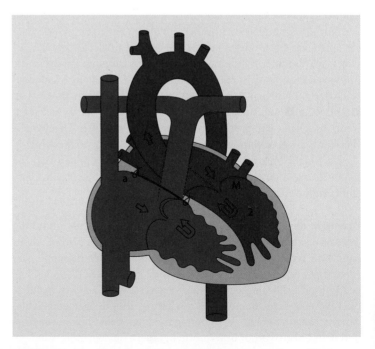

■ **Abb. 4.22**   Verschluss eines ASD I und Cleft-Verschluss (Spaltverschluss) an der Mitralklappe. Der untere Teil des Septums(a) ist durch einen Perikardflicken ersetzt, gleichzeitig näht man an dem Einlassventil (M) in der linken Herzkammer 2 der 3 Klappensegel zusammen. Die Korrektur der Mitralklappe erfolgt unter der Annahme, dass die Herzklappe dann auf Dauer schließfähig bleibt

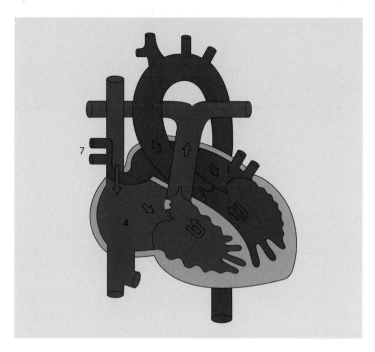

▣ Abb. 4.23 Verschluss eines Sinus-venosus-Defekts. Es wird eine tunnelförmige Trennwand (T) in den rechten Vorhof (4) eingezogen, die den Defekt überdeckt und unter der das sauerstoffreiche Blut aus den Lungenvenen (7) in den linken Vorhof (1) abfließen kann

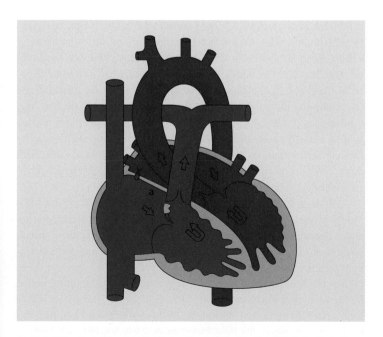

▣ Abb. 4.24 Verschluss eines offenen Foramen ovale. Der Schlitz im Vorhofseptum (a) ist zugenäht

Besondere Voraussetzungen Keine akuten und chronischen Infektionen.

Aufwand Eingriff in Narkose, Hautschnitt und Öffnung des Brustkorbs, Einsatz der Herz-Lungen-Maschine, Öffnung des Herzens, meistens Unterbrechung der Herzmuskeldurchblutung während des Defektverschlusses. Dauer des Eingriffs: ca. 2 Stunden. Intensivstation: ja. Künstliche Beatmung auf der Intensivstation: nicht unbedingt. Krankenhausaufenthalt: ca. 8–14 Tage. Schulbesuch: möglich nach 4–5 Wochen. Körperliche Belastung und Sport: möglich nach 6–8 Wochen.

■ **Was bringt die Herzreparatur?**

Mit der Behandlung kann man die Funktionsfähigkeit des Herzens wiederherstellen

Bei rechtzeitiger Behandlung kann man alle Störungen, die durch den Vorhofseptumdefekt entstehen, beseitigen. Das Herz arbeitet nach der Behandlung wie ein normales Herz, Lunge und Körper nehmen keinen Schaden mehr.

Wenn die Behandlung spät erfolgt und bereits Schäden am Herzen oder an den Lungenadern vorliegen (Herzrhythmusstörungen, Lungenhochdruck), sind diese eventuell nicht mehr rückgängig zu machen. Die körperliche Belastbarkeit und die Lebenserwartung können trotz Behandlung vermindert sein.

■ **Was ist zu tun, wenn zusätzliche Fehlbildungen am Herzen vorliegen?**

Schäden der Mitralklappen sind nur bei schwerer Beeinträchtigung behandlungsbedürftig, da sich diese durch das Herzwachstum bessern können

Einen offenen Ductus arteriosus Botalli verschließt man prinzipiell – mit Herzkathetertechniken oder während der offenen Herzoperation (▶ Abschn. 4.3). Hat die Pulmonalklappe starke Öffnungsschwierigkeiten, kann sie entweder der Chirurg operativ oder der Kardiologe simultan mit Herzkathetertechniken erweitern (Pulmonalstenose, ▶ Abschn. 4.7). Fehlgestaltete, ausgebeulte Segel der Mitralklappe (Bezeichnung: Mitralklappenprolaps) entwickeln oft nach dem Verschluss des Vorhofseptumdefekts eine normale Form (ohne Verschluss verschlechtert sich der Befund und die Klappe wird undicht). Deshalb kann man das weitere Herzwachstum abwarten, verschließt dann den Vorhofseptumdefekt und nimmt in der Regel zunächst keine Veränderung an den Klappensegeln vor.

Anders gestaltet sich das Vorgehen, wenn zum Zeitpunkt des ASD-Verschlusses bereits eine schwere Undichtigkeit dieser Herzklappe besteht: Dann muss der Chirurg die Herzklappe rekonstruieren, um sie schließfest zu machen. Bereitet die Mitralklappe Öffnungsschwierigkeiten (Lutembacher-Syndrom), wird sie vom Kardiologen mit Herzkathetertechniken oder vom Chirurgen mit dem Skalpell geweitet, bevor man den Vorhofseptumdefekt verschließt. Ansonsten würde man dem Blut im linken Vorhof die Abflussmöglichkeit nehmen, das weder problemlos in die linke Herzkammer noch durch den Vorhofseptumdefekt in den rechten Herzvorhof fließen könnte.

- **Welche besonderen Risiken haben die verschiedenen Behandlungsmethoden?**

■■ **Risiken bei einem Herzkatheterverschluss**
Die Sterbewahrscheinlichkeit ist sehr gering und liegt unter 1 %.

Die allgemeinen Risiken von Herzkatheterinterventionen sind in ▶ Abschn. 3.2 ausgeführt.

Spezielle Risiken Selten: Der Doppelschirm verrutscht und muss notfallmäßig aus dem linken Herzen wieder entfernt werden (mit Herzkathetertechniken oder mittels Operation – Notfall!). Selten: Herzrhythmusstörungen. Selten: Ein Teil des Lochs bleibt offen und muss in einem zweiten Eingriff verschlossen werden (kein Notfall).

■■ **Risiken bei einem chirurgischen Verschluss**
Die Sterbewahrscheinlichkeit liegt in Deutschland unter 1 %. Führt man den Eingriff bei Säuglingen oder vor dem 18. Lebensjahr durch, geht das Sterberisiko gegen 0. Bei der Operation von Jugendlichen oder Erwachsenen steigt das Risiko auf 1.5 %. Das Risiko steigt auch bei bereits bestehendem Lungenhochdruck an, da eine Schädigung der Lungenarterien durch den Herzfehler vorliegen kann.

Das allgemeine Risiko offener Herzoperationen ist in ▶ Abschn. 3.1 ausgeführt.

Spezielle Risiken Das Risiko von Herzrhythmusstörungen durch die Operation ist gering, wenn das Loch in der Mitte der Trennwand sitzt. Das Risiko steigt an, wenn man Defekte am Rand der Trennwand operiert oder neue Trennwände einziehen muss, weil in diesem Operationsbereich das Erregungsleitungssystem verläuft. Gelegentlich muss sogar ein Herzschrittmacher eingesetzt werden, weil Leitungsbahnen irreparabel geschädigt sind und das Herz nach der Operation nicht mehr schnell genug schlägt. Selten: Ein Teil des Lochs bleibt offen oder Nähte reißen aus, und der Defekt muss in einem zweiten Eingriff verschlossen werden (kein Notfall).

- **Können unmittelbar nach den Eingriffen irgendwelche Probleme auftreten?**
Beim Herzkatheterverschluss sind unvorhergesehene Schwierigkeiten nicht zu erwarten.

Besondere unvorhergesehene Schwierigkeit beim chirurgischen Verschluss ist der Herzbeutelerguss (Bezeichnung: Perikarderguss). Er bildet sich bei einem Drittel aller Kinder etwa 1 Woche nach dem Eingriff aus, muss behandelt werden und kann lebensbedrohlich sein (▶ Abschn. 3.1).

4

Körperliche Entwicklung,
Beruf, Sport, Schwangerschaft,
Lebenserwartung

■ **Wie geht es weiter nach einem erfolgreichen Verschluss des Vorhofseptumdefekts?**

Nach erfolgreichem, unkompliziertem Verschluss des Vorhofseptumdefekts (ASD II) – ob durch Herzkatheterintervention oder Operation –, erreicht das Kind die gleiche Leistungsfähigkeit wie ein herzgesundes Kind. In der Regel gibt es keine Einschränkungen bei der späteren Berufswahl oder beim Sport. Eine Schwangerschaft gilt als ungefährlich. Die Lebenserwartung ist normal. Etwas ungünstiger kann der Verlauf nach Korrektur des ASD I und Sinus-venosus-Defekts sein.

Wird nach dem 24. Lebensjahr behandelt, so können bereits irreparable Herzschäden vorliegen. Dies kann die körperliche Belastbarkeit einschränken und dem Ergreifen von Berufen mit starker körperlicher Belastung oder dem Ausüben von Hochleistungssport entgegenstehen. Schwangerschaften gelten weiterhin als ungefährlich. Die statistische Lebenserwartung ist dann in der Regel leicht verkürzt im Vergleich zu herzgesunden Menschen.

Bei jedem 4. Kind treten trotz Verschluss eines Vorhofseptumdefekts im Alter Herzrhythmusstörungen auf, und zwar häufiger als bei herzgesunden Menschen. Dies sollte bei der Berufswahl Berücksichtigung finden. Bei ca. 2 % der Kinder muss man im Spätverlauf ein Herzschrittmacher einsetzen. Nach Herzkatheterverschluss des Defekts beobachtet man seltener Herzrhythmusstörungen als nach chirurgischer Operation (wobei es die Methode noch nicht so lange gibt und die Beobachtungszeiträume bislang kurz sind). Wird ein ASD beim Holt-Oram-Syndrom verschlossen, bleiben immer Herzrhythmusstörungen bestehen.

Medikamente, Nachuntersuchungen, Folgeeingriffe am Herzen

■ **Braucht unser Kind weitere medizinische Betreuung?**

Nach Herzkatheterverschluss des Vorhofseptumdefekts gibt man 6 Monate lang ein Medikament, das die Blutgerinnung etwas abschwächt und auch in Schmerzmitteln enthalten ist. So lässt sich sicherstellen, dass keine Blutgerinnsel an den Schirmchen entstehen, und zwar so lange, bis das Material von einer Herzinnenhaut überzogen ist. Nach chirurgischer Herzoperation ist in der Regel keine Medikamentengabe erforderlich.

Nach Schirmverschluss und chirurgischem Verschluss sind bis zum Wachstumsabschluss regelmäßige jährliche ambulante Herzuntersuchungen mittels EKG empfehlenswert. Nach chirurgischer Operation erfolgen darüber hinaus in den ersten 3 Wochen Ultraschalluntersuchungen des Herzens, um einen Herzbeutelerguss (Bezeichnung: Perikarderguss) auszuschließen.

Im Erwachsenenalter empfiehlt man sowohl nach Herzkatheterbehandlung als auch nach chirurgischer Operation alle 3 Jahre ein EKG, um frühzeitig behandlungsbedürftige Herzrhythmusstörungen zu erkennen.

Folgeeingriffe sind selten erforderlich. Hierzu gehören z. B. Herzschrittmacherimplantationen wegen Herzrhythmusstörungen oder

Zweiteingriffe, weil ein Vorhofseptumdefekt nicht vollständig verschlossen wurde, Nähte einreißen und erneute Löcher entstehen.

- **Wie ist nach heutiger Erfahrung das Behandlungsergebnis einzuschätzen?**

Die Beurteilungskriterien ergeben sich aus dem Zeitpunkt der Behandlung (► Abschn. 3.3):

- Ergebnisse nach Behandlung im Kindesalter: ausgezeichnet
- Ergebnisse nach Behandlung von Jugendlichen oder Erwachsenen: gut

- **Weitere Informationen zum Verständnis des Herzfehlers**

■ ■ **Ist es ein häufiger Herzfehler?**

Er gehört zu den 10 häufigsten Herzfehlern. Mädchen sind 2–3 Mal so häufig betroffen wie Jungen. Die ersten erfolgreichen Operationen wurden Mitte der 1950er-Jahre vorgenommen, die ersten Herzkatheterverschlüsse Mitte der 1970er-Jahre. Pro Jahr werden in Deutschland ca. 600 chirurgische Eingriffe durchgeführt zuzüglich der Verschlüsse von Vorhofseptumdefekten bei komplexen Herzfehlern. Noch größer ist die Zahl der Herzkatheterverschlüsse.

■ ■ **Warum ist ausgerechnet unser Kind mit dem Herzfehler auf die Welt gekommen?**

Aufgrund statistischer Berechnungen gibt es ein leicht erhöhtes Risiko bei starkem und ständigem Alkoholkonsum der Mutter, bei mütterlicher Einnahme von Antikonvulsiva (Medikamenten gegen Epilepsie) und wenn die Mutter unter der seltenen Krankheit Phenylketonurie leidet. Wenn Vater oder Mutter diesen Herzfehler hatten oder ein Geschwisterkind, ist die Wahrscheinlichkeit ebenfalls leicht erhöht (► e-Online-Material 8, extras.springer.com).

■ ■ **Haben Kinder mit einem Vorhofseptumdefekt häufig weitere körperliche Fehlbildungen?**

Eine Häufung bestimmter körperlicher Fehlbildungen gibt es nicht. Allerdings können verschiedene, zum Teil vererbbare Erkrankungen mit einem Vorhofseptumdefekt kombiniert sein wie das Holt-Oram-Syndrom (Kombination aus Vorhofseptumdefekt, Herzrhythmusstörungen und einseitiger Unterarmfehlbildung; ► e-Online-Material 8, extras.springer.com).

■ ■ **Was versteht man unter einer »paradoxen Embolie«?**

Durch ein offenes Foramen ovale oder kleine Löcher im Vorhofseptum, die an sich nicht behandlungsbedürftig sind, kann bei hohem Druck im rechten Vorhof (z. B. wenn der Patient beim Stuhlgang presst) Blut aus dem rechten Vorhof in den linken hinüberfließen. Dieser Blutübertritt ist nicht weiter schlimm und wirkt sich nicht negativ aus. Probleme entstehen nur, wenn sich exakt im Moment einer

4

Druckerhöhung Blutgerinnsel (Bezeichnung: Thromben) im rechten Vorhof befinden, vom linken Vorhof in die linke Herzkammer übertreten, in Schlagadern des Körperkreislauf gepumpt werden und die Adern verstopfen.

■ ■ **Was versteht man unter dem »Scimitar-Syndrom«?**
Beim Scimitar-Syndrom liegt ein Vorhofseptumdefekt kombiniert mit einer Fehleinmündung der Lungenvenen in die untere Hohlvene vor. Zusätzlich ist der rechte Lungenflügel unterentwickelt und das Herz in den rechten Brustkorb verlagert. Bei ungefähr einem Drittel dieser Patienten liegen noch weitere schwere Fehlbildungen am Herzen oder an Adern vor (z. B. eine Fallot'sche Tetralogie, ▶ Abschn. 4.5, oder eine Aortenisthmusstenose, ▶ Abschn. 4.10).

■ ■ **Wie groß ist das Risiko einer Herzinnenhautentzündung (Endokarditis) beim unbehandelten Vorhofseptumdefekt, wie groß ist das Risiko nach einer Behandlung?**
Bei unbehandelten Defekten besteht ein sehr geringes Endokarditisrisiko. Man rät erst zu einer Endokarditisprophylaxe, nachdem bereits eine Endokarditis aufgetreten ist.

Zur Endokarditisprophylaxe erfolgt eine individuelle Beratung durch den Kardiologen und nachbetreuenden Arzt

Nach einem Herzkatheterverschluss oder einem chirurgischen Verschluss mit Kunststoffmaterial (normalerweise verwendet man ein Stück des körpereigenen Herzbeutels) besteht in den ersten 6 Monaten ein hohes Endokarditisrisiko (bis das Fremdmaterial im Herzen eingewachsen und »überhäutet« ist).

4.5 Fallot'sche Tetralogie (Tetralogy of Fallot, TOF)

Klassifikation   Herzfehler **mit Blausucht**. Die Fallot'sche Tetralogie ist ein Beispiel für einen Herzfehler, bei dem nicht mit Sauerstoff aufgesättigtes Blut unter Umgehung der Lunge wieder in die Körperschlagader gelangt.

Gesundes Herz

■   **Wo stimmt etwas nicht am Herzen?**
Das gesunde Herz hat einen linken und einen rechten Bereich: Links wird mit hohem Blutdruck sauerstoffreiches Blut in den Körperkreislauf gepumpt, rechts mit schwachem Druck sauerstoffarmes Blut in den Lungenkreislauf. Zwischen dem linken und rechten Herzbereich (linker und rechter Herzvorhof, linke und rechte Herzkammer) befinden sich Trennwände, damit sich das unterschiedliche Blut nicht vermischen kann (◘ Abb. 4.25).

An den Auslass der linken Herzkammer schließt die Körperschlagader (Aorta) an, an den Auslass der rechten Herzkammer die Lungenschlagader (Pulmonalarterie). Zwischen der linken Herzkammer und der Aorta sitzt als Rückschlagventil die Aortenklappe, zwischen rechter Kammer und Pulmonalarterie als Rückschlagventil die Pulmonalklappe. Die Ventile öffnen sich, wenn die Herzkammern

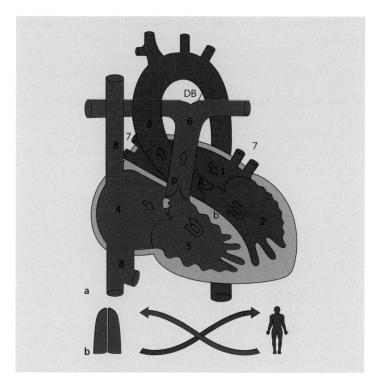

◨ Abb. 4.25 a, b. Gesundes Herz. **a Herzschema:** Sauerstoffreiches Blut (roter Pfeil) fließt von den Lungenvenen (7) in den linken Vorhof (1), in die linke Herzkammer (2) und die Aorta (3). Sauerstoffarmes Blut (blauer Pfeil) fließt von den Hohlvenen (8) in den rechten Vorhof (4), die rechte Herzkammer (5) und die Lungenarterie (6). Zwischen der rechten Herzkammer und der Lungenarterie sitzt die Pulmonalklappe (P), zwischen der linken Herzkammer (2) und der Aorta (3) sitzt die Aortenklappe (A). Die beiden Kammern (2 und 5) sind durch eine Wand, das Ventrikelseptum (b), voneinander getrennt. Der Ductus arteriosus Botalli (DB) ist verschlossen. **b Blutfluss im Lungen- und Körperkreislauf:** In den Lungenkreislauf fließt sauerstoffarmes Blut (blau) hinein und sauerstoffreiches (rot) kommt heraus. In den Körperkreislauf fließt sauerstoffreiches Blut hinein und sauerstoffarmes kommt heraus. Lungen- und Körperkreislauf durchfließen die gleichen Blutmengen

pumpen. Wenn die Kammern neues Blut aus den Vorhöfen erhalten, schließen sie sich und verhindern so, dass Blut aus den Kreisläufen in die Herzkammern zurückfließt.

Lungen- und Körperkreislauf sind hintereinander geschaltet und werden mit gleich großen Blutmengen durchflossen. In den Lungenkreislauf fließt sauerstoffarmes Blut hinein und sauerstoffreiches kommt heraus. In den Körperkreislauf fließt sauerstoffreiches Blut hinein und sauerstoffarmes kommt heraus (◨ Abb. 4.25).

Die Arbeitsleistung der Herzbereiche in einem gesunden Herzen veranschaulicht ein Cartoon (▶ Serviceteil, Anhang A2).

Bei der Fallot'schen Tetralogie sind vier verschiedene Herzfehler miteinander kombiniert:

Herz mit einer Fallot'schen Tetralogie

1. Die Pulmonalklappe öffnet nicht weit genug (Pulmonalsteno-se, ▶ Abschn. 4.7).
2. Die Wandmuskulatur der rechten Herzkammer ist verdickt (hypertophiert), und Muskelbündel engen ihren eigenen Auslass ein.
3. Die Trennwand zwischen rechter und linker Kammer hat ein Loch (Ventrikelseptumdefekt, ▶ Abschn. 4.1).
4. Die Aorta ist verlagert und setzt über dem Auslass der linken und rechten Herzkammer an, direkt über dem Ventrikelseptum-defekt (sie »reitet« über diesem).

Die rechte Herzkammer hat Mühe, das sauerstoffarme Blut in den Lungenkreislauf zu pumpen. Einen Teil des sauerstoffarmen Blutes pumpt sie deshalb in die Aorta, wo es sich mit sauerstoffreichem Blut vermischt und in den Körperkreislauf fließt (◘ Abb. 4.26).

In den Lungenkreislauf fließt sauerstoffarmes Blut hinein und sauerstoffreiches kommt heraus, in den Körperkreislauf fließt sauer-stoffreiches und -armes Mischblut hinein und sauerstoffarmes kommt heraus. Der Körperkreislauf wird mit mehr Blut durchströmt als der Lungenkreislauf. Die Beimengung von sauerstoffarmem Blut in den Körperkreislauf führt zu einer bläulichen Verfärbung der Haut. Eine Blausucht besteht (Bezeichnung: Zyanose).

▪ **Wie rasch muss unser Kind behandelt werden?**
In der Regel liegt kein Notfall vor und Behandlungen des Herzfehlers sind an einem für Kind und Eltern günstigen Termin planbar.
    Notfallsituationen können aber entstehen,
1. wenn der Zugang zur rechten Herzkammer hochgradig einge-engt ist und zu wenig Blut in den Lungenkreislauf fließt. Dann kann die Lunge nicht genug Blut mit Sauerstoff anreichern und es droht ein Schaden an den Körperorganen;
2. lebensbedrohlich sind auch die sogenannten hypoxämischen Anfälle bzw. hypoxämischen Krisen.

Medizinischer Notfall
Hypoxämische Krise – Bei hypoxämischen Anfällen bzw. Krisen ziehen sich die Muskelbündel im Auslass der rechten Herzkammer beim Pumpen der Kammer so stark zusammen, dass die Kammer ihren eigenen Auslass verschließt (◘ Abb. 4.27). Darüber hinaus können durch verminderten Rückfluss von Blut zur rechten Herzkam-mer lebensbedrohliche Situationen entstehen (z. B. während eines heißen Bades). In beiden Fällen kommt in der Lunge zu wenig oder gar kein Blut mehr an, und ohne rasche Hilfe kann das Kind versterben.

▪ **Welche Schäden verursacht der Herzfehler?**

▪▪ **Herz**
a. Durch die Beimengung des sauerstoffarmen Blutes in den Kör-perkreislauf leiden die Organe unter Sauerstoffmangel. Das Herz versucht, diesen Mangel durch Mehrarbeit auszugleichen und

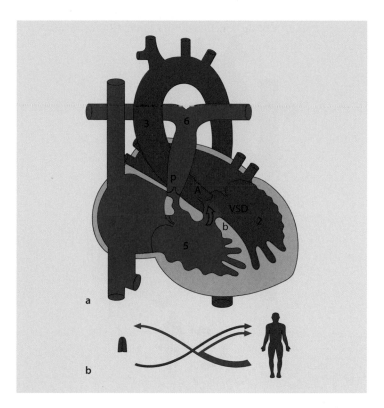

Abb. 4.26 a, b. Herz mit einer Fallot'schen Tetralogie. **a Herzschema:** Folgende Änderungen sind eingezeichnet: Die Pulmonalklappe (P) ist klein und hat verdickte Segel. Sie kann sich nicht weit genug öffnen. Die rechte Herzkammer (5) hat eine verdickte Wand, weil sie mit hohem Druck das sauerstoffarme Blut (blau) in die Pulmonalarterie (6) pumpt. In ihrem Auslass sitzen wulstige Muskelbündel. Ein Teil des sauerstoffarmen Blutes fließt durch das Loch (VSD) im Ventrikelseptum (b) in die linke Herzkammer (2) und die Aorta (3) und mischt sich mit sauerstoffreichem Blut (violett). Der Anfangsteil der Aorta (3) mit der Aortenklappe (A) liegt über dem Ventrikelseptumdefekt (VSD). **b Blutfluss im Lungen- und Körperkreislauf:** In den Lungenkreislauf fließt sauerstoffarmes Blut (blau) hinein und sauerstoffreiches (rot) kommt heraus. In den Körperkreislauf fließt eine Mischung aus sauerstoffarmem und -reichem Blut hinein und sauerstoffarmes kommt heraus. Der Lungenkreislauf ist schwächer durchblutet als der Körperkreislauf. Eine Blausucht besteht (violetter Mensch)

verschleißt früher als ein gesundes Herz (Folge: verkürzte Lebenserwartung).

b. Unter Sauerstoffmangel leidet auch die Wandmuskulatur der Herzkammern, da in ihren Versorgungsadern sauerstoffuntersättigtes Mischblut fließt. Die Pumpkraft des Herzens nimmt ab, und die Muskulatur erleidet einen Schaden (Folge: chronische Herzschwäche).

c. Einen erhöhten Sauerstoffbedarf des Körpers bei körperlichen Anstrengungen kann das Herz nicht bedienen (Folge: eingeschränkte körperliche Leistungsfähigkeit).

4

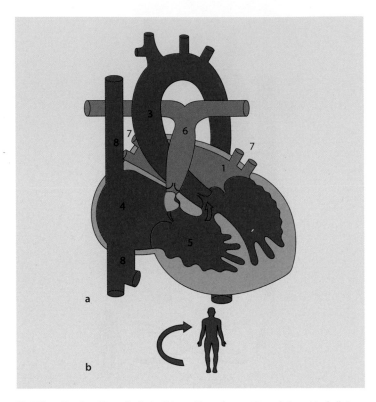

◘ **Abb. 4.27 a, b.**   Hypoxämische Krise. **a Herzschema:** Die wulstigen Muskelbündel im Auslass der rechten Herzkammer (5) haben den Blutzufluss in den Lungenkreislauf blockiert. Die Lungenschlagader (6), die Lungenvenen (7) und der linke Vorhof (1) sind leer (dunkelgrau). Sauerstoffarmes Blut (blau) fließt aus den Körpervenen
(8) in den rechten Vorhof (4), die rechte Herzkammer (5) und durch den Defekt im
Ventrikelseptum (b) in die linke Herzkammer (2) und die Aorta (3). **b Blutfluss im
Körperkreislauf:** Sauerstoffarmes Blut fließt immer wieder in den Körperkreislauf

d. Von dem Sauerstoffmangel besonders betroffen ist die rech-
    te Herzkammer, deren verdickte Muskulatur viel Sauerstoff
    braucht. Durch die Mangelversorgung können Herzmuskelzellen
    absterben und Narben entstehen (Bezeichnung: Endokardfibro-
    se). Das Erregungsleitungssystem in der Wandmuskulatur der
    Herzkammer wird gestört (Folge: Herzrhythmusstörungen).
e. Das Herz neigt zu Entzündungen seiner Innenhaut (Bezeich-
    nung: Endokarditis).
f. Die linke Herzkammer kann sich mit der Zeit verkleinern, weil
    sie zu wenig mit Blut gefüllt wird. Das kann bei einer späten
    Korrekturoperation im Erwachsenenalter zu Problemen führen.

■■ **Lunge**
a. An der Lunge entsteht zunächst kein Schaden.
b. Im Laufe der Zeit können sich jedoch die Lungenadern ver-
    kleinern, weil durch sie zu geringe Blutmengen fließen (Folge:
    Probleme bei der Korrekturoperation).

c. Bei ausgeprägter Eindickung des Blutes (Folge der Blausucht) können kleine und verkleinerte Lungenarterien verstopfen, sodass die Aufnahmekapazität der Lunge für Blut sinkt. Dies kann ebenfalls eine Korrekturoperation des Herzfehlers erschweren.

■ ■ Körper

a. Durch hypoxämische Krisen kann das Gehirn Schaden nehmen. Krampfanfälle können auftreten, Hirngewebe kann absterben (Folge: Koma oder Nervenausfälle).
b. Die ständige Beimengung von sauerstoffarmem Blut im Körperkreislauf stellt einen Anreiz für die Bildung neuer roter Blutkörperchen (Bezeichnung: Erythrozyten) dar. Durch die Zellvermehrung (Bezeichnung: Polyglobulie) fließt das Blut langsamer und neigt zur Bildung von Blutgerinnseln (Bezeichnung: Thrombosen), die in die Schlagadern des Körperkreislaufs hineingeschwemmt werden (Bezeichnung: Embolien) und diese Adern verstopfen können (z. B. Schlaganfälle). Die Verschleppung infizierter Blutgerinnsel in die Hirnarterien verursacht Hirnabszesse, die durch Hirnoperationen entfernt werden müssen.
c. Die körperliche Entwicklung kann durch die Blausucht verzögert sein.

Die Arbeitsleistung der Herzbereiche bei Fallot'scher Tetralogie veranschaulicht ein Cartoon (▶ Serviceteil, Anhang A2).

■ Was geschieht, wenn der Herzfehler nicht behandelt wird?

Entscheidend ist das Ausmaß der Blausucht: Eine schwere Blausucht (Sauerstoffsättigung unter 75 %, Polyglobulie mit einem Hämatokrit von mehr als 60 %) führt zu einer stark eingeschränkten körperlichen Belastbarkeit, und es besteht ein hohes Sterberisiko. Ist die Blausucht nur mäßig ausgeprägt, sind die Beschwerden zwar geringer, aber das Sterberisiko steigt nach Auftreten erster hypoxämischer Anfälle durch Hirnschädigung und Minderdurchblutung der Herzwandmuskulatur.

> Für den Verlauf entscheidend ist die Ausprägung der Blausucht

Laborparameter
Hämatokrit – Anteil von Zellen im Blut, Normalwerte liegen zwischen 40 % und 50 %.

Insgesamt versterben ungefähr ein Drittel aller Kinder innerhalb des 1. Lebensjahres, die Hälfte der Kinder, bevor das Schulalter erreicht wird, und 70 % der Kinder vor dem 10. Lebensjahr. Das Risiko einer Herzinnenhautentzündung (Bezeichnung: Endokarditis) und eines Schlaganfalls sind ebenfalls hoch.

Hintergrundinformation: Spontanheilung
Der Herzfehler kann nicht spontan ausheilen. Eine Behandlung ist bei jedem Kind, dessen Lebensqualität und Lebenserwartung man verbessern will, angeraten.

4

■ **Wie macht sich der Herzfehler bemerkbar?**

Bei der Fallot'schen Tetralogie liegt zumeist eine auffällige Blausucht der Kinder vor

Eltern und Arzt bemerken die Blausucht des Kindes. In den ersten 6 Lebensmonaten kann diese noch gering ausgeprägt sein und im Wesentlichen beim Schreien auffallen; später nimmt sie meist zu. Eine Luftnot besteht. Der Arzt hört mit dem Stethoskop ein Herzgeräusch.

Ab dem 3.-4. Lebensmonat können bei Aufregung, Schreien, Fieber, heißen Außentemperaturen (z. B. auch beim Baden in warmem Wasser) lebensbedrohliche hypoxämische Krisen auftreten. Die Haut verfärbt sich blassgrau, die Patienten fallen in Ohnmacht, können Krampfanfälle bekommen und sterben, wenn man die hypoxämischen Anfälle nicht innerhalb weniger Minuten (mit Medikamenten und physikalischen Maßnahmen) unterbricht.

Im Vorschul- und Schulalter verformen sich bei ausgeprägter Blausucht die Finger- und Fußnägel (Trommelschlegelfinger und Uhrglasnägel, ▶ Abb. 1.9), das Zahnfleisch wuchert (Bezeichnung: Gingivahyperplasie), an den Schleimhäuten des Auges und im Mund sieht man vermehrt kleine Äderchen.

Die Kinder spielen gerne in einer Hockstellung, was ihre Luftnot bessert. Man erklärt sich die Hockstellung so, dass die Kinder instinktiv versuchen, den Blutfluss in den Körperkreislauf (in die Beine) zu erschweren, damit ihr Herz mehr Blut in den Lungenkreislauf pumpt.

■ **Mit welchen Untersuchungsmethoden weist man den Herzfehler nach?**

Echokardiografie und MRT

Standarduntersuchung zum Nachweis des Herzfehlers und zur Beantwortung der meisten, für die Behandlung wichtigen Fragen ist die Echokardiografie. Alternativ kommt auch die MRT (ohne Röntgenstrahlen) als Basisuntersuchung in Betracht. Der Arzt will anhand dieser Untersuchungen herausfinden,

- wie groß der Durchmesser der Pulmonalklappe ist und ob man die Klappe eventuell bei der Korrekturoperation erhalten kann,
- wie groß die Lungenschlagadern sind (die Berechnung des Nakata-Index oder der McGoon-Ratio sind vor einer Korrekturoperation erforderlich, wenn die Adern klein erscheinen),
- ob Herzkranzgefäße quer über die Außenwand der rechten Herzkammer ziehen und eventuell verhindern, dass man die rechte Herzkammer an ihrer Engstelle öffnen kann,
- ob die Aortenklappe den Ventrikelseptumdefekt um mehr als 50 % »überreitet«,
- ob der Ductus arteriosus Botalli offen ist,
- ob aortopulmonale Kollateralarterien (MAPCA) vorliegen,
- ob Engstellen in den Lungenarterien vorliegen,
- ob es Begleitfehlbildungen gibt.

Herzkatheteruntersuchung

Bleiben Fragen offen (insbesondere wenn die Lungenschlagadern nicht gut beurteilbar sind oder die Herzkranzgefäße nicht dargestellt werden können), steht die Herzkatheteruntersuchung zur Verfügung, in deren Rahmen man auch Eingriffe zur Vorbereitung der Korrekturoperation durchführen kann.

Folgende ergänzende Untersuchungen führt man routinemäßig unter verschiedenen Fragestellungen durch:

Weitere Untersuchungen

- EKG: Nachweis von Herzrhythmusstörungen
- Messung der Sauerstoffsättigung: Einschätzung einer Notfallsituation (bei einer Sauerstoffsättigung unter 75 % besteht Lebensgefahr!)
- Röntgenaufnahme des Brustkorbs: Man sieht eine typische Herzsilhouette, das sogenannte Holzschuhherz. Seine Form gleicht einem holländischer Holzschuh.

■ **Wie häufig ist mit weiteren Herzfehlern zu rechnen?**
Weitere Fehlbildungen des Herzens werden bei fast jedem 3. Patienten gefunden. Man sieht sie bei der Echokardiografie-, MRT- oder Herzkatheteruntersuchung.

Mögliche Zusatzherzfehler   Engstellen in den Ästen der Lungenarterien, unterentwickelte Lungenarterien, fehlverlaufende Herzkranzgefäße, Fehlen der rechten oder linken Pulmonalarterie, aortopulmonale Kollateralarterien (MAPCA), zusätzlicher Ventrikelseptumdefekt, Atrioventrikularkanal (AV-Kanal), fehlende Pulmonalklappe, Trikuspidalklappenprobleme, offener Ductus arteriosus Botalli, aortopulmonales Fenster, Mitralklappenprobleme, unterentwickelte linke Herzkammer, Einmündung der Lungenvenen in den falschen Vorhof, Aortenisthmusstenose, unterbrochener Aortenbogen, Doppelanlagen der Aorta/Fehlanlagen der Armarterien, anomaler Verlauf der absteigenden Aorta (Aorta descendens) im rechten Brustkorb anstatt links, Doppelanlagen der oberen Hohlvene.

■ **Wann wird üblicherweise die Behandlung des Herzfehlers empfohlen?**
In ◘ Tab. 4.5 ist das Alter angegeben, in dem sich die Behandlung des Herzfehlers abhängig vom Schweregrad und möglichen Begleiterkrankungen empfiehlt.

■ **Wie behandelt man den Herzfehler?**

■ ■ **Korrekturoperationen mit Patch-Erweiterung des rechten Ausflusstraktes**

Besondere Voraussetzungen   Kein akuter oder chronischer Infekt (auch keine Entzündungsherde im Bereich der Zähne), ausreichend große Lungenarterien (Messwerte: McGoon-Ratio > 1,5, Nakata-Index > 100–150 mm^2/m^2 KOF), keine quer verlaufenden Herzkranzgefäße an der Außenwand der rechten Herzkammer (im vorgesehenen Operationsbereich). Zu Beginn des Eingriffs müssen ein offener Ductus arteriosus Botalli, aortopulmonale Kollateralgefäße oder künstlich angelegte aortopulmonale Verbindungen (Bezeichnung: Shunts) verschlossen werden.

◘ Tab. 4.5   Behandlung bei Fallot'scher Tetralogie

	Maßnahme	Beschwerden	Alter
1.	Arteriopulmonaler Shunt	Sauerstoffsättigung < 80 %, hypoxämische Krisen bei kleinen Pulmonalarterien oder anomalen Koronararterien	Zeitnah
2.	Herzkatheterweitung des Ausganges der rechten Herzkammer, Ballondilatation und Stent	Sauerstoffsättigung < 80 %, hypoxämische Krisen bei kleinen Pulmonalarterien oder anomalen Koronararterien	Zeitnah
3.	Herzkatheterweitung eines Ductus arteriosus Botalli, Ballondilatation und Stent	Sauerstoffsättigung < 80 %, hypoxämische Krisen bei kleinen Pulmonalarterien oder anomalen Koronararterien	Zeitnah
4.	Maßnahmen 1, 2 und 3 zur Wachstumsstimulation von Pulmonalarterien	Kleine Pulmonalarterien	Erste Lebensmonate
5.	Korrekturoperation mit einem Ausflusstrakt-Patch	Sauerstoffsättigung > 80 %, keine hpoxämischen Krisen	Bevorzugt: 3.-12. Lebensmonat (bis zum 3. Lebensjahr)
6.	Korrekturoperation mit einem Konduit	Sauerstoffsättigung > 80 %, keine hypoxämischen Krisen	Vorschulalter

Operation   Man öffnet den rechten Vorhof, die Außenwand der rechten Herzkammer und den Stamm der Lungenschlagader. Die wulstigen einengenden Muskelbündel im Auslass der rechten Herzkammer werden durchtrennt, damit sie sich nicht zusammenziehen können.

Den Kammerseptumdefekt verschließt man durch ein Stück Kunststoffgewebe, das von dem blind endenden Rand des Ventrikelseptums bis an den Ring der Aortenklappe reicht, d. h., schräg durch den oberen Teil der rechten Herzkammer zieht (die verschobene Aortenklappe kann man nicht verlegen). Den aufgeschnittenen Auslass der rechten Herzkammer und den Anfangsteil der Lungenarterie erweitert man durch einen Flicken (Bezeichung: Patch) aus Kunststoff oder körpereigenem Herzbeutel (Perikard).

Die Pulmonalklappe ist, wenn man diese ebenfalls aufschneiden muss, schließunfähig, was die Patienten in der Regel gut vertragen (◘ Abb. 4.28). Sollte dies nicht der Fall sein, kann man eine Herzklappe konstruieren (Bezeichnung: Monocusp-Valve) oder eine neue funktionierende Herzklappe einsetzen.

In günstigen Fällen ist der Pulmonalklappenring jedoch ausreichend groß, und eine Lösung verklebter Klappensegel mit dem Skalpell verhilft zu einer zufriedenstellenden Öffnung der Klappe (► Abschn. 4.7, ◘ Abb. 4.46).

▪▪ Korrekturoperation mit Konduit (Operation nach Rastelli)
Diese Operation führt man durch, wenn ein Herzkranzgefäß über den Ausflusstrakt der rechten Herzkammer zieht (◘ Abb. 4.29). Da man in dieser Situation den engen Ausflusstrakt nicht aufschneiden kann, überbrückt man die Engstelle mit einer Kunststoffader (◘ Abb. 4.30).

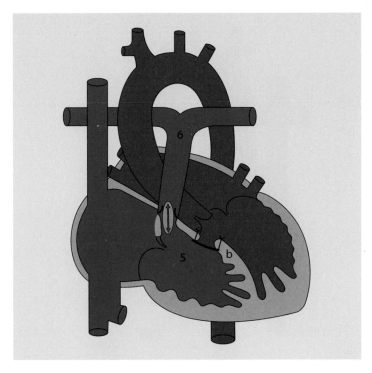

Abb. 4.28 Korrektur der Fallot'schen Tetralogie durch einen Ausflusstrakt-Patch und Verschluss des Ventrikelseptumdefekts. **Herzschema:** Der Übergang von der rechten Herzkammer (5) in die Lungenschlagader (6) ist weit, der Defekt im Ventrikelseptum (b) verschlossen Die Blutströme im Herzen sind normalisiert bis auf einen Pendelfluss zwischen rechter Herzkammer (5) und Lungenarterie (6), da die Pulmonalklappe nach dem Pumpvorgang der Herzkammer nicht mehr schließt.

Aufwand der beiden Operationen Eingriffe in Vollnarkose, Hautschnitt und Öffnung des Brustkorbs, Einsatz der Herz-Lungen-Maschine, Öffnung des Herzens und/oder der Lungenarterien, Unterbrechung der Herzmuskeldurchblutung. Dauer der Eingriffe: ca. 3 Stunden. Intensivstation: ja. Künstliche Beatmung auf der Intensivstation: meistens ja. Krankenhausaufenthalt: ca. 8–14 Tage. Schulbesuch: möglich nach ca. 4–5 Wochen. Körperliche Belastung und Sport: möglich nach ca. 2 Monaten.

Bei einem Teil der Kinder liegen die erforderlichen Voraussetzungen für die Korrekturoperationen nicht vor. Oft sind die Lungenadern zu klein und können keine ausreichenden Blutmengen aufnehmen (■ Abb. 4.31). Manchmal treten auch gefährliche hypoxämische Anfälle auf, oder man kann aus anderen Gründen nicht zeitnah die Korrektur des Herzfehlers vornehmen. Dann stehen sogenannte vorbereitende Eingriffe zur Verfügung (▶ Abschn. 3.1).

Zur körperlichen Belastung nach dem Eingriff ist eine individuelle Beratung durch das behandelnde Zentrum erforderlich

4

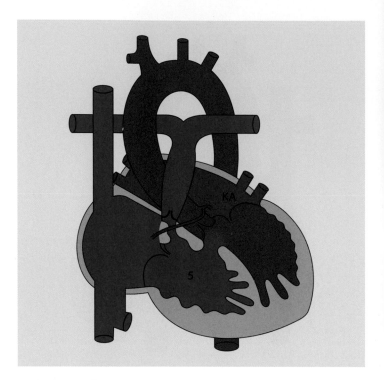

◨ Abb. 4.29   Fallot'sche Tetralogie mit anomalem Koronararterienverlauf. **Herz-schema:** Über den Ausflusstrakt der rechten Herzkammer zieht ein Herzkranz-gefäß (KA)

▪ ▪ Anlage eines arteriopulmonalen Shunts

Besondere Voraussetzung   Kein akuter Infekt.

Operation   Man zieht eine Kunststoffader zwischen einer Arterie des Körperkreislaufs (z. B. Armarterie) und einer Lungenarterie ein (Bezeichnung: Shunt). In den Lungenkreislauf strömt dann kontinuierlich mehr Blut, das Wachstum der Lungenarterien wird angeregt und etwaige Verschlüsse des rechten Kammerausflusstraktes haben keine Auswirkungen mehr (◨ Abb. 4.32). Wenn die Lungenadern eine ausreichende Größe erreicht haben und der Operationszeitpunkt passt, führt man die Korrekturoperation des Herzfehlers durch und die Kunststoffader wird wieder entfernt.

Aufwand   Eingriff in Narkose, Hautschnitt, Öffnung des seitlichen oder vorderen Brustkorbs, kein Einsatz der Herz-Lungen-Maschine. Dauer des Eingriffs: ca. 2 Stunden. Intensivstation: meistens ja. Künstliche Beatmung auf der Intensivstation: nicht unbedingt. Krankenhausaufenthalt: ca. 8–14 Tage.

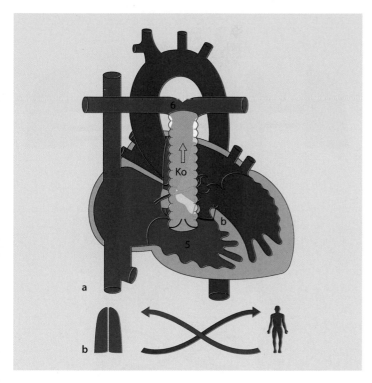

Abb. 4.30 a, b. Korrektur der Fallot'schen Tetralogie nach Rastelli. **a Herzschema:** Die Engstelle zwischen rechter Herzkammer (5) und Pulmonalarterie (6) ist durch ein klappentragendes Konduit überbrückt und der Defekt im Ventrikelseptum (b) verschlossen. Die Blutflüsse im Herzen sind normalisiert. **b Blutfluss im Lungen- und Körperkreislauf:** Wie beim gesunden Kind. Die Blausucht ist beseitigt

Information über weitere Maßnahmen wie die Ballondilatation der Pulmonalstenose oder die Dilatation des Ductus arteriosus Botalli finden Sie im ▶ e-Online-Material 4, extras.springer.com.

■ **Was bringt die Herzreparatur?**
Durch die beiden Korrekturoperationen kann man alle Störfaktoren, die durch den Herzfehler entstehen, beseitigen. Das Herz kann wie ein gesundes Herz arbeiten, die Blutflüsse in die Kreisläufe sind normalisiert. Nach der Patch-Erweiterung des rechten Ausflusstraktes kann allerdings ein neues Problem die Herzarbeit beeinträchtigen, und zwar die Schließunfähigkeit der Pulmonalklappe. In einigen Fällen belastet sie die rechte Herzkammer so stark mit Mehrarbeit, dass es zum frühzeitigen Verschleiß der Kammer oder zu einer chronischen Pumpschwäche kommt.

> Mit den operativen Korrekturen kann man die Funktionsfähigkeit des Herzens wiederherstellen

Die vorbereitenden Operationen vermindern die Blausucht. Sie verringern die Schädigung des Herzens, verbessern das Wachstum der Lungenarterien, vermindern Schäden an Lunge und Körperorga

> Vorbereitende Operationen dienen zur Verminderung der Blausucht

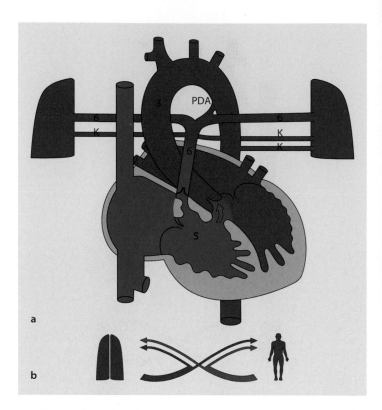

◘ **Abb. 4.31 a, b.** Fallot'sche Tetralogie mit kleiner Pulmonalarterie und aorto-pulmonalen Kollateralarterien. **a Herzschema:** Die Pulmonalarterie (6) ist kleiner als normal, in den Lungenkreislauf fließt zusätzlich zum sauerstoffarmen Blut (blau) aus der rechten Herzkammer (5) Mischblut (violett) aus der Aorta (3). Das Mischblut kommt aus dem Ductus arteriosus Botalli (PDA) und aus Kollateralarterien (K). **b Blutfluss im Lungen- und Körperkreislauf:** Körper- und Lungenkreislauf werden gleich stark mit Mischblut durchströmt

nen durch die Blausucht, verbessern die körperliche Belastbarkeit und erhöhen die Lebenserwartung.

▪ **Welche besonderen Risiken haben die verschiedenen Behandlungsmethoden?**

▪▪ **Risiko der Korrekturoperationen**
Das Sterberisiko liegt in Deutschland unter 2 %. Wenn zwischen dem 1. und 18. Lebensjahr operiert wird, ist es etwas niedriger als bei Operationen im Säuglingsalter. Die Operationssterblichkeit bei Erwachsenen geht gegen 0.

Spezielle Risiken   Ein spezielles Eingriffsrisiko stellt die Verletzung des Erregungsleitungssystems dar. Gelegentlich muss man einen Herzschrittmacher einsetzen. Daneben können Löcher im Kammerseptum oder Engstellen im Auslass der rechten Herzkammer bestehen bleiben, die der weiteren Behandlung bedürfen.

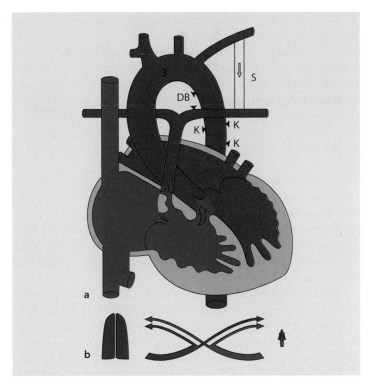

Abb. 4.32 a, b. Anlage eines arteriopulmonalen Shunts bei der Fallot'schen Tetralogie. **a Herzschema:** Zwischen einer Arterie aus der Aorta (3) und der dünnen Pulmonalarterie (6) befindet sich eine Gefäßprothese (S = Shunt). Der Ductus arteriosus Botalli (DB) und die Kollateralarterien (K) sind verschlossen. Die Pulmonalarterie beginnt zu wachsen. Wenn sie eine Mindestgröße erreicht hat, führt man die Korrekturoperation durch. **b** Kreislaufdiagramm

■ ■ **Risiko bei Anlage eines arteriopulmonalen Shunts**
Die Sterbewahrscheinlichkeit liegt bei ca. 5 %.

Spezielle Risiken Selten kommt es zur Verletzung von Brustkorb-nerven oder Lymphgängen.

■ **Können unmittelbar nach den Eingriffen irgendwelche Probleme auftreten?**
Nach den Korrekturoperationen ist gelegentlich das Herz kurzzeitig pumpschwach und benötigt Medikamente zur Unterstützung seiner Pumpleistung. Relativ häufig treten Lungenprobleme auf wie starke Verschleimung, asthmaähnliche Anfälle, Flüssigkeitsansammlung zwischen Lunge und Rippenfell (Bezeichnung: Pleuraerguss), Flüssig-keit in der Lunge (Bezeichnung: Lungenödem). Pleuraergüsse müssen aus dem Brustkorb mit Drainagen nach außen abgeleitet werden. Der Krankenhausaufenthalt kann dadurch länger werden (▶ Abschn. 3.1).

Treten nach Korrekturoperationen Lungenprobleme auf, kann sich der Aufenthalt im Krankenhaus verlängern

Wenn nach Anlage eines arteriopulmonalen Shunts oder einer Herzkatheterweitung des Ductus arteriosus Botalli zu viel Blut in den Lungenkreislauf fließt, kann es zu einer Herzinsuffizienz kommen und eine Zeit lang eine medikamentöse Herzunterstützung erforderlich sein. Aus den Kunststoff-Shunts tritt gelegentlich Flüssigkeit aus, die man durch Drainagen aus dem Brustkorb ableitet. In diesen Fällen ist ebenfalls mit einem längeren Krankenhausaufenthalt zu rechnen.

■   **Wie geht es weiter nach den Operationen?**

■■ **Korrekturoperationen**
Der Verlauf ist abhängig vom Alter des Kindes zum Zeitpunkt der Operation, von der Funktion der Pulmonalklappe und davon, ob die Engstellen am Ausgang in den Lungenkreislauf (optimales Ergebnis: Druckunterschied zwischen rechter Herzkammer und Lungenarterie < 20 mm Hg, schließfeste Pulmonalklappe) weitgehend beseitigt werden konnten.

Körperliche Entwicklung, Beruf, Sport, Schwangerschaft, Lebenserwartung

Erbringt die Korrekturoperation ein optimales Operationsergebnis, so ist mit einer Steigerung der körperlichen Leistungsfähigkeit auf ca. 85 % zu rechnen (bezogen auf eine körperliche Leistungsfähigkeit des gesunden Menschen von 100 %). Die Belastbarkeit gilt als besonders gut, wenn man vor dem 10. Lebensjahr operiert. Bis zu 90 % der Patienten geben nach Jahren noch Beschwerdefreiheit oder geringe Beschwerden bei Belastung an. Sportarten der Klasse II können sie in der Regel wahrnehmen sowie Berufe mit mittlerer körperlicher Belastung ausüben. Schwangerschaften haben ein mittleres Risiko.

Nach frühzeitiger Operation wird die Lebenserwartung nach 20 Jahren mit über 90 % und nach 35 Jahren mit über 70 % angegeben. Konnte die Pulmonalklappe erhalten werden, waren nach 20 Jahren über 90 % der Patienten am Leben.

Musste man die Pulmonalklappe durch einen Patch erweitern (Bezeichnung: transannulärer Patch), waren nach 20 Jahren über 80 % der Patienten am Leben.

Die körperliche Entwicklung verläuft nun normal. Die körperliche Belastbarkeit nimmt zu, bleibt jedoch hinter der Belastbarkeit gesunder Kinder zurück.

Durch vorbereitende Eingriffe ohne Herzkorrektur lässt sich eine bessere Lebensqualität als bei unbehandelten Kindern erreichen

Erfolgt nach den Vorbereitungseingriffen keine Korrekturoperation, so bleibt eine abgemilderte Blausucht sowie die Gefahr arterieller Embolien und Schlaganfälle bestehen, und das Herz nimmt weiterhin durch den nicht beseitigten Herzfehler Schaden. Vor sportlichen Aktivitäten oder der Berufswahl sollte man eine Belastungsuntersuchung des Herzens durchführen. Man geht davon aus, dass die Patienten Sportarten der Klasse III–IV und Berufe mit leichter körperlicher Belastung wahrnehmen können (▶ Abschn. 3.3). Schwangerschaften sind möglich. Bei diesen sollten jedoch Belastungstests des Herzens erfolgen und sie sollten (schon wegen des Thrombose- und des Endokarditisrisikos) ärztlich betreut werden. Die Lebenserwartung verbessert sich gegenüber unbehandelten Patienten. Innerhalb von 3 Jahren versterben allerdings immer noch ca. 10 % der Kinder, innerhalb von 5 Jahren ca. 15 % und innerhalb von 10 Jahren ca. 40 %.

■ **Braucht unser Kind weitere medizinische Betreuung?**
Setzt man bei Korrekturoperationen eine Herzklappe ein, sind Medikamente zur Abschwächung der Blutgerinnung notwendig, ebenso nach einigen Vorbereitungseingriffen. Eine individuelle Beratung durch den behandelnden Arzt ist erforderlich.

Medikamente, Nachuntersuchungen, Folgeeingriffe am Herzen

Nach den Korrekturoperationen erfolgen jährliche Nachuntersuchungen mit Echokardiografie und EKG (ggf. Spiroergometrie, d. h. eine Lungenfunktionsprüfung unter Belastung, und MRT), um frühzeitig zunehmende Schließprobleme der Pulmonalklappe, eine Belastung der rechten Herzkammer durch diese Probleme oder neue Engstellen am Ausgang der rechten Herzkammer zu erfassen. Durch diese können weitere Korrekturen durch Operation oder Herzkathetermaßnahmen notwendig sein. Darüber hinaus achtet man auf Herzrhythmusstörungen, die oft mit Medikamenten behandelt werden müssen und auch tödlich verlaufen können. Einige Kinder benötigen einen Herzschrittmacher.

Man rechnet in mehr als 15 % mit Folgeeingriffen innerhalb von 10 Jahren, um Restlöcher im Ventrikelseptum, Engstellen im Auslass der rechten Herzkammer sowie Wandaussackungen (Bezeichnung: Aneurysmen) nach Ausflusstrakt-Patch zu behandeln. Daneben kann es erforderlich sein, das Konduit oder die Pulmonalklappe auszutauschen. Führt man die Korrekturoperation in der Säuglingsperiode durch, liegt die Rate an Folgeoperationen anscheinend höher als bei einer Operation nach dem 1. Lebensjahr.

Folgeeingriffe sind sowohl bei der Korrekturoperation wie auch den vorbereitenden Eingriffen möglich

Auch nach den vorbereitenden Eingriffen muss gelegentlich mit Nachfolgemaßnahmen gerechnet werden, z. B. wenn nach einer Herzkathetererweiterung der Pulmonalklappe der Zufluss in den Lungenkreislauf nicht ausreicht oder der Blutfluss durch einen Shunt zu groß ist.

■ **Wie werden nach heutiger Erfahrung die Behandlungsergebnisse dieses Herzfehlers eingeschätzt?**
Folgende Beurteilungskriterien ergeben sich (▶ Abschn. 3.3):
– Ergebnisse der Korrekturoperation: gut
– Ergebnisse vorbereitender Operationen: ausreichend

■ **Weitere Informationen zum Verständnis des Herzfehlers**

■■ **Ist es ein häufiger Herzfehler?**
Die Fallot'sche Tetralogie gehört zu den 10 häufigsten Herzfehlern, Jungen sind etwas häufiger betroffen als Mädchen. Die ersten systempulmonalen Shunts wurden Mitte der 1940er-Jahre angelegt, Korrekturoperationen durch einem Ausflusstrakt-Patch erfolgten Mitte der

1950er-Jahre, durch Gefäßprothesen Mitte der 1960er-Jahre, Ballondilatationen des rechten Ausflusstraktes Ende der 1990er-Jahre. In deutschen Herzzentren werden jährlich ca. 250 Fälle operiert.

■■ **Warum ist ausgerechnet unser Kind mit dem Herzfehler auf die Welt gekommen?**
Aufgrund statistischer Berechnungen gibt es ein erhöhtes Risiko bei Einnahme bestimmter Medikamente (Antiepileptika, Medikamente gegen Akne), bei starkem und ständigem Alkoholkonsum der Mutter und bei der seltenen mütterlichen Erkrankung Phenylketonurie (▶ e-Online-Material 8, extras.springer.com).

Erbanlagen spielen ebenfalls eine geringe Rolle. Wenn ein Elternteil oder beide Eltern den Herzfehler hatten, schätzt man das kindliche Risiko auf ca. 1,5–8 %. Ist ein Kind betroffen, so liegt das Risiko für ein Geschwisterkind zwischen 2 und 3 %.

■■ **Haben Patienten mit diesem Herzfehler häufig weitere körperliche Fehlbildungen?**
Eine Häufung bestimmter körperlicher Fehlbildungen gibt es nicht. Über 30 % der Patienten mit einer Fallot'schen Tetralogie haben allerdings Gendefekte oder Syndrome, die mit verschiedensten körperlichen Fehlbildungen einschließlich verzögerter geistiger Entwicklung einhergehen. Zu erwähnen sind unter anderem Morbus Down oder die Mikrodeletion 22q11 (▶ e-Online-Material 8, extras.springer.com).

■■ **Wie groß ist das Risiko einer Herzinnenhautentzündung (Endokarditis) bei dem unbehandelten Herzfehler, wie groß ist das Risiko nach einer Behandlung?**
Bei dem unbehandelten Herzfehler besteht ein hohes Endokarditisrisiko. Eine Endokarditisprophylaxe erfolgt routinemäßig.

Zur Endokarditisprophylaxe nach einem Eingriff erfolgt eine individuelle Beratung durch den Kardiologen und nachbetreuenden Arzt

Nach Operationen oder Herzkathetereingriffen, bei denen Fremdmaterial im Herzen eingesetzt wurde, geht man 6 Monaten lang von einem hohen Endokarditisrisiko aus (bis das Fremdmaterial im Herzen eingewachsen und »überhäutet« ist) und führt in diesem Zeitraum eine Endokarditisprophylaxe durch. Ein bleibendes hohes Risiko besteht nach Anlage von systempulmonalen Shunts, Einsetzen von Konduits, Ersatz von Herzklappen oder wenn in der Nähe von eingesetztem Fremdmaterial Verwirbelungen (Bezeichnung: Turbulenzen) des Blutes vorliegen. Dann wird dauerhaft zur Endokarditisprophylaxe geraten.

4.6   Transposition der großen Arterien (TGA)

Klassifikation   Herzfehler **mit Blausucht**, bei dem nicht aufgesättigtes Blut unter Umgehung der Lunge wieder in die Körperschlagader gelangt.

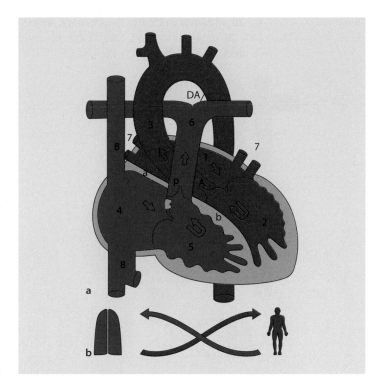

□ Abb. 4.33 a, b. Gesundes Herz. **a Herzschema:** Sauerstoffreiches Blut (roter
Pfeil) fließt von den Lungenvenen (7) in den linken Vorhof (1), in die linke Herzkammer (2) und die Aorta (3). Sauerstoffarmes Blut (blauer Pfeil) fließt von den
Hohlvenen (8) in den rechten Vorhof (4), die rechte Herzkammer (5) und die
Lungenarterie (6). Die Innenräume beider Herzkammern und Vorhöfe sind gleich
groß. Die beiden Vorhöfe sind durch eine geschlossene Wand, das Vorhofseptum
(a), voneinander getrennt. Die beiden Herzkammern sind durch eine geschlossene Wand, das Ventrikelseptum (b) voneinander getrennt. Der Ductus arteriosus
Botalli (DA) ist verschlossen. (A = Aortenklappe, P = Pulmonalklappe). **b Blutfluss
im Lungen- und Körperkreislauf:** In den Lungenkreislauf fließt sauerstoffarmes
Blut (blau) hinein und sauerstoffreiches (rot) kommt heraus, in den Körperkreislauf fließt sauerstoffreiches Blut hinein und sauerstoffarmes kommt heraus.
Lungen- und Körperkreislauf durchfließen die gleichen Blutmengen

■ **Wo stimmt etwas nicht am Herzen?**

In einem gesunden Herzen ist die Körperschlagader (Aorta) an den
Auslass der linken Herzkammer angeschlossen und die Lungenschlagader (Pulmonalarterie) an den Auslass der rechten Herzkammer. Die
linke Herzkammer pumpt sauerstoffreiches Blut durch die Aorta in
den Körperkreislauf, die rechte Herzkammer pumpt sauerstoffarmes
Blut durch die Pulmonalarterie in den Lungenkreislauf. Zwischen
dem linken und rechten Herzbereich (linker und rechter Herzvorhof, linke und rechte Herzkammer) befinden sich Trennwände, damit
sich das unterschiedliche Blut nicht vermischen kann. Körper- und
Lungenkreislauf durchfließen die gleichen Blutmengen (□ Abb. 4.33).

Gesundes Herz

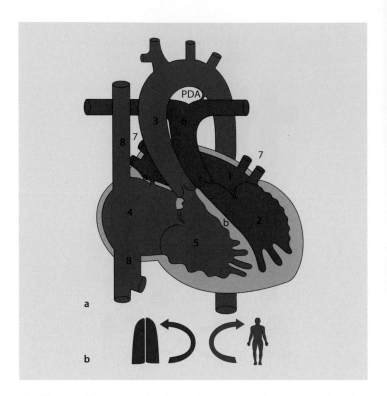

Abb. 4.34 a, b.   Transposition der großen Arterien. **a Herzschema:** Folgende Änderungen sind in das Herzschema eingezeichnet: An die linke Herzkammer (2) ist die Lungenschlagader (6) angeschlossen, an die rechte Herzkammer (5) die Aorta (3). Der rechte und der linke Herzbereich sind durch das Ventrikelseptum (b) und das Vorhofseptum (a) voneinander getrennt. Sauerstoffreiches Blut (roter Pfeil) fließt von den Lungenvenen (7) in den linken Vorhof (1), in die linke Herzkammer (2) und die Lungenschlagader (6). Sauerstoffarmes Blut (blauer Pfeil) fließt von den Hohlvenen (8) in den rechten Vorhof (4), die rechte Herzkammer (5) und in die Aorta (3). Zwischen Aorta und Lungenschlagader (6) gibt es einen dünnen Verbindungsgang (PDA), durch den jedoch kein Blut fließt. In der Trennwand zwischen den Vorhöfen (a) findet sich ein kleiner Schlitz, ein offenes Foramen ovale über das es jedoch nicht zum Blutübertritt kommt. **b Blutfluss im Lungen- und Körperkreislauf:** In den Lungenkreislauf fließt sauerstoffreiches Blut (rot) hinein und sauerstoffreiches kommt heraus, in den Körperkreislauf fließt sauerstoffarmes Blut (blau) hinein und sauerstoffarmes kommt heraus. Die Kreisläufe stehen nicht miteinander in Verbindung. Eine Blausucht besteht (blauer Mensch)

Herz mit einer Transposition der großen Arterien

Bei einer Transposition der großen Arterien sind Aorta und Pulmonalarterie an die falsche Herzkammer angeschlossen. Die rechte Herzkammer nimmt das verbrauchte sauerstoffarme Blut aus dem Körperkreislauf korrekt auf, pumpt es jedoch in die Aorta und damit in den Körperkreislauf zurück (Abb. 4.34).

Die linke Herzkammer nimmt das sauerstoffreiche Blut aus dem Lungenkreislauf korrekt auf, pumpt es jedoch in die Pulmonalarterie und damit in den Lungenkreislauf zurück. Folge ist, dass dem Körper mit seinen Organen kein sauerstoffreiches Blut zur Verfügung steht.

Wenn sauerstoffarmes und -reiches Blut keine Möglichkeit haben, sich zu vermischen, ist die Situation mit dem Leben nicht vereinbar.

Unmittelbar nach der Geburt gibt es 2 Verbindungen zwischen den Kreisläufen – einen offenen Schlitz in der Trennwand zwischen den Vorhöfen (Bezeichnung: offenes Foramen ovale) und ein offenes Blutgefäß zwischen Aorta und der Lungenschlagader (Bezeichnung: Ductus arteriosus Botalli). Durch den Schlitz kann etwas sauerstoffreiches Blut vom linken in den rechten Vorhof hinüberfließen und den Körperkreislauf erreichen. Durch den Ductus arteriosus Botalli kann wiederum etwas sauerstoffarmes Blut aus der Aorta in die Lungenschlagader und den Lungenkreislauf hinüberfließen und sich mit Sauerstoff aufsättigen. Der Blutfluss fällt allerdings meist gering aus, zudem verschließen sich die beiden Querverbindungen spontan nach der Geburt, sodass bei diesen Neugeborenen eine lebensbedrohliche Situation vorliegt. Ein Teil der Kinder hat glücklicherweise Zusatzherzfehler, über die sich Blut vermischen kann und die die gefährliche Situation entschärfen.

Die Fehlbildung liegt sowohl innerhalb als auch außerhalb des Herzens. Wichtig für den Verlauf der Erkrankung und die Behandlung sind bestimmte Begleitfehlbildungen, weshalb man die oben beschriebene Transposition ohne Begleitfehlbildungen (Bezeichnung: einfache oder simple TGA) von sogenannten komplexen Transpositionen, z. B. der TGA mit einem Defekt in der Kammerscheidewand (Ventrikelseptumdefekt), der TGA mit einer Engstelle im Auslass der rechten Herzkammer und der TGA mit Engstelle im Auslass der linken Herzkammer, unterscheidet.

Man unterscheidet die einfache und komplexe TGA

Der folgende Abschnitt beschäftigt sich mit der einfachen TGA.

■ **Wie rasch muss unser Kind behandelt werden?**

Nach der Geburt besteht bei der einfachen TGA eine Notfallsituation. Die Querverbindungen zwischen den Kreisläufen müssen offengehalten und erweitert werden, damit eine ausreichende Blutmischung zustande kommt (◘ Abb. 4.35). Wenn sich das Blut nicht gut vermischt und die Sauerstoffversorgung der Körperorgane einen kritischen Wert unterschreitet, kann das Kind sterben.

Bei der einfachen TGA ist ein sofortiges Eingreifen erforderlich

Nach der Notfallbehandlung nimmt man in der Regel zeitnah (je nach ausgewähltem Operationsverfahren) die Korrektur des Herzfehlers vor.

■ **Welche Schäden verursacht der Herzfehler?**

Folgende Beschreibung beinhaltet die Schäden, die entstehen, wenn das Kind mithilfe der Querverbindungen zwischen den Kreisläufen überlebt.

■■ **Herz**

a. Die Wandmuskulatur der Herzkammern braucht viel Sauerstoff. Durch die Versorgungsadern des Herzens fließt jedoch nur sauerstoffuntersättigtes Mischblut, was auf Dauer zu einer

4

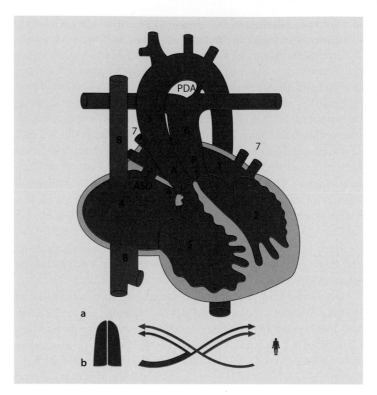

⬛ **Abb. 4.35 a, b.**   Transposition der großen Arterien mit Querverbindung zwischen dem rechten und linken Herzbereich und den großen Arterien. **a Herzschema:** Folgende Änderungen sind in das Herzschema eingezeichnet: Der rechte und der linke Herzbereich stehen miteinander in Verbindung, weil die Trennwand (a) zwischen dem rechten Vorhof (4) und dem linken Vorhof (1) ein Loch hat, also ein Vorhofseptumdefekt (ASD) vorliegt. Durch den ASD kommt es zum Blutaustausch zwischen den Vorhöfen, bei dem sich sauerstoffreiches Blut (rot) aus den Lungenvenen (7) und sauerstoffarmes Blut (blau) aus den Körpervenen (8) mischen (violette Farbe). Die Lungenschlagader (6) und die Körperschlagader (3) stehen durch den Ductus arteriosus Botalli (PDA) miteinander in Verbindung, über den Blut zwischen den Arterien hin und her fließt und sich mischen kann. In der Aorta und in der Lungenschlagader fließt Mischblut (violett). Rechter Vorhof (4), rechter Ventrikel (5) und die Lungenschlagader (6) nehmen mehr Blut auf und sind vergrößert. **b Blutfluss im Lungen- und Körperkreislauf:** In den Lungenkreislauf und in den Körperkreislauf fließen sauerstoffarmes und -reiches Blut hinein. Aus dem Lungenkreislauf kommt sauerstoffreiches Blut heraus (rot) aus dem Körperkreislauf sauerstoffarmes (blau). Der Lungenkreislauf ist stärker mit Blut durchflossen als der Körperkreislauf. Eine Blausucht besteht (violetter Mensch)

  Schwächung der Pumpkraft, zu Herzrhythmusstörungen und zum Herzversagen führt.

b. Den Sauerstoffmangel im Körperkreislauf versucht das Herz über Mehrarbeit zu kompensieren, wodurch es chronisch überfordert ist (Folge: frühzeitiger Verschleiß).

c. Die rechte Herzkammer ist mit einer Arbeit belastet, der sie auf Dauer nicht gewachsen ist. Im Laufe der Zeit kommt es zu einem chronischen Herzversagen (Bezeichnung: Kardiomyopathie).

d. Die linke Herzkammer ist hingegen durch ihre Aufgabe, mit schwachem Druck in den Lungenkreislauf zu pumpen, unterfordert. Sie verliert nach 3–4 Wochen ihre Pumpkraft.

e. Das Herz kann bei erhöhten Sauerstoffanforderungen des Körpers seine Leistung nicht steigern. Die körperliche Belastbarkeit der Patienten ist erheblich eingeschränkt.

▪▪ Lunge
a. Die Lunge nimmt keinen Schaden.

▪▪ Körper
a. Die Organe leiden unter Sauerstoffmangel und können geschädigt werden (Gehirn, Niere, Leber, Darm).

▪ Was geschieht, wenn der Herzfehler nicht behandelt wird?
Die Lebenserwartung dieser Kinder ist gering. Sie sterben fast alle innerhalb des 1. Lebensjahres. Die Überlebenden (ca. 5 %) leiden unter einer schweren Blausucht und sind körperlich kaum belastbar.

Hintergrundinformation: Spontanheilung
Der Herzfehler kann nicht spontan ausheilen. Eine Behandlung ist bei jedem Kind, dessen Lebensqualität und Lebenserwartung man verbessern will, angeraten.

▪ Wie macht sich der Herzfehler bemerkbar?
Den Eltern und dem Arzt fällt wenige Stunden nach der Geburt, zum Teil auch in den ersten Lebenstagen, eine ausgeprägte Blausucht auf.

▪ Mit welchen Untersuchungsmethoden weist man den Herzfehler nach?
Basisuntersuchung zum Nachweis des Herzfehlers und zur Beantwortung der meisten, für die Behandlung wichtigen Fragen ist die Echokardiografie. An die Echokardiografie schließt sich die Herzkatheteruntersuchung an, in deren Rahmen Notfallmaßnahmen durchgeführt werden (Bezeichnung: Ballonatrioseptostomie, siehe unten) und die ggf. offen gebliebene Fragen beantworten kann. Der Arzt will anhand dieser Untersuchungen herausfinden,

Echokardiografie und Herzkatheteruntersuchung

- ob das Loch in der Vorhoftrennwand weit genug ist, damit sich das Blut der beiden Vorhöfe vermischen kann,
- ob man es mit dem Ballonkatheter vergrößern muss,
- ob der Ductus arteriosus Botalli offen ist,
- ob ein Ventrikelseptumdefekt vorliegt,
- wie die Koronararterien verlaufen,
- ob es Engstellen im Ausflusstrakt der linken Kammer gibt oder ob ihr Auslassventil eng ist,
- ob es Engstellen in der Lungenschlagader gibt,
- ob es Engstellen in der rechten Kammer gibt oder ob ihr Auslassventil eng ist,

4

— ob es Engstellen oder Fehlbildungen der Aorta gibt,
— welche Begleitfehlbildungen darüber hinaus vorliegen.

MRT

Weitere Untersuchungen

Seltener ist zur Beantwortung von Fragen die MRT-Untersuchung erforderlich.

Folgende ergänzende Untersuchungen führt man routinemäßig unter verschiedenen Fragestellungen durch:

— EKG: Nachweis von Herzrhythmusstörungen.
— Messung der Sauerstoffsättigung: Einschätzung der Notfallsituation:
  — Bei einer Sauerstoffsättigung unter 75 % besteht die Gefahr einer Organschädigung bzw. Lebensgefahr, man muss die Situation so schnell wie möglich verbessern.
  — Auf die Begleitfehlbildungen präductale Aortenisthmusstenose (▶ Abschn. 4.10) oder einen unterbrochenen Aortenbogen weisen eine schlechte Sauerstoffsättigung der oberen und eine normale Sauerstoffsättigung der unteren Körperhälfte hin.
— Röntgenaufnahme des Brustkorbs: Der Herzschatten sieht typischerweise aus wie ein liegendes Ei.

▪ **Wie häufig ist mit weiteren Herzfehlern zu rechnen?**
Häufig ist mit weiteren Herzfehlern zu rechnen, die man bei der Echokardiografie oder während der Herzkatheteruntersuchung sieht. Als Alternative eignet sich die MRT-Untersuchung.

Mögliche Zusatzherzfehler   Ventrikelseptumdefekt, mehrere Ventrikelseptumdefekte, Vorhofseptumdefekt, Atrioventrikularkanal (AV-Kanal), aortopulmonales Fenster, subvalvuläre Pulmonalstenose (bzw. ein Strombahnhindernis der linken Kammer), Mitralklappenfehler, Aortenisthmusstenose oder ein unterbrochener Aortenbogen, Aortenklappenstenose, Subaortenstenose, unterentwickelter rechter Ventrikel, Trikuspidalklappeninsuffizienz, anomaler Ursprung oder Verlauf der Herzkrankgefäße, gemeinsamer Ursprung der Herzkranzgefäße aus einer Öffnung, doppelter Auslass des rechten Ventrikels (Bezeichnung: Double-Outlet-right-Ventricle, Taussig-Bing-Herz).

▪ **Wann wird üblicherweise die Behandlung des Herzfehlers empfohlen?**

Die Notfallmaßnahmen sind direkt nach der Geburt einzuleiten, Korrekturen folgen bereits innerhalb der ersten 6 Monate

Die Notfallmaßnahmen zum Offenhalten und zur Erweiterung der Querverbindungen zwischen den Kreisläufen beginnen zeitnah nach der Geburt des Kindes. Die Korrekturoperation zum Umtausch von Aorta und Lungenschlagader (Bezeichnung: arterielle Switch-Operation) erfolgt üblicherweise innerhalb der ersten 2 Lebenswochen, wenn die linke Herzkammer noch ihre volle Pumpkraft besitzt. Eine Umleitungsoperation des Blutes zwischen den Vorhöfen (Vorhofumkehr) führt man im 1. Lebenshalbjahr durch.

▣ Tab. 4.6	Behandlung bei der Transposition großer Arterien	
Maßnahme		**Alter**
1.	Notfallmaßnahme: Offenhalten des Ductus arteriosus Botalli	Bei Verdacht auf eine TGA unverzüglich
2.	Notfallmaßnahme: Schaffung eines großen Defekts in der Vorhoftrennwand	Bei Nachweis einer TGA ohne Vorhofseptumdefekt in den ersten Lebenstagen
3.	Korrekturoperation: arterielle Switch-Operation (ASO)	Innerhalb der ersten 14 Lebenstage
4.	Vorhofumkehroperation	Im 1. Lebenshalbjahr

In ▣ Tab. 4.6 ist das Alter angegeben, in dem sich die Behandlung des Herzfehlers abhängig vom Schweregrad und möglichen Begleiterkrankungen empfiehlt.

- **Wie behandelt man den Herzfehler?**

■■ **Notfallmaßnahmen**
Wenn eine Korrekturoperation nicht sofort erfolgen kann, sind folgende Notfallmaßnahmen notwendig.

Offenhalten des Ductus arteriosus Botalli Einen spontanen Verschluss des Ductus arteriosus Botalli verhindert man durch Gabe eines Medikaments (Prostaglandin-E-Infusion). Muss man den Gang längere Zeit offenhalten, kann ihn der Kardiologe alternativ mit Herzkathetertechniken (Ballonkatheter) aufweiten und durch einen Stent (Röhrchen aus Drahtgeflecht) offenhalten (▣ Abb. 4.36).

Schaffung eines großen Lochs in der Trennwand zwischen den Vorhöfen Den natürlichen offenen Schlitz in der Trennwand (Bezeichnung: offenes Foramen ovale) erweitert man mit Herzkathetertechniken (Bezeichnung: Ballonatrioseptostomie). Wenn die Herzkathetermethode nicht verfügbar ist, kann ein Chirurg den Brustkorb öffnen und ohne Herz-Lungen-Maschine ein Loch in der Trennwand herstellen (Bezeichnung: Ballonatrioseptektomie). Die chirurgische Operationsmethode wendet man nur noch selten an.

Näheres zum Einsatz verschiedener Herzkathetertechniken finden Sie im ▶ e-Online-Material 4, extras.springer.com.

■■ **Korrekturoperation 1: Arterielle Switch-Operation**
Bevorzugtes Operationsverfahren ist die arterielle Switch-Operation, bei der man die Aorta und Pulmonalarterie an die richtigen Herzkammern transplantiert (zusätzlich müssen die Herzkranzgefäße umtransplantiert werden). Sie erfolgt unter der Zielsetzung, dass die linke Herzkammer sauerstoffreiches Blut in die Aorta und die rechte Herzkammer sauerstoffarmes Blut in die Lungenschlagader pumpen soll.

Bei der arteriellen Switch-Operation erfolgt ein Austausch von Aorta und Pulmonalarterie an den Herzkammern

4

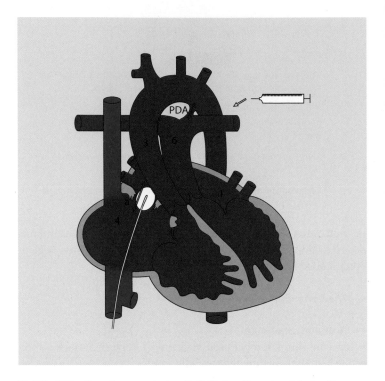

 Abb. 4.36   Herzschema nach einer Notfallbehandlung der einfachen Transposition der großen Arterien: Durch den Schlitz (PFO) in der Trennwand (a) zwischen den beiden Vorhöfen (1) und (4) schiebt man einen Ballonkatheter, um ein großes Loch in die Trennwand zu reißen. Zusätzlich gibt man ein Medikament, das den fast verschlossenen Ductus arteriosus Botalli (PDA) wieder erweitert, durch den das Blut zwischen Aorta und der Lungenschlagader übertreten kann. Man will aus der Notfallsituation in Abb. 4.34 eine Situation wie in Abb. 4.35 herstellen, in der das Neugeborene überleben kann

Operationsverfahren   Man durchtrennt die Aorta und die Pulmonalarterie oberhalb der Herzklappen (Abb. 4.37), platziert die Arterien so, dass sie über den richtigen Herzkammern liegen, und näht sie an den Arterienstümpfen, die aus den passenden Kammern herauskommen, an. Zusätzlich schneidet man Arterienwandstücke, an denen die beiden Herzkranzgefäße angeschlossen sind, aus dem Stumpf der alten Aorta heraus (Abb. 4.38) und näht sie in den Stumpf der neuen Aorta ein (Abb. 4.39). Die fehlende Wand in der neuen Lungenschlagader ersetzt man durch ein Stück aus dem köpereigenen Herzbeutel.

Besondere Voraussetzungen   Kein akuter Infekt, behandelte Herzinsuffizienz, funktionierende Körperorgane, keine Gerinnungs- oder Stoffwechselstörung, eine ausreichend pumpstarke linke Herzkammer (liegt in den ersten 2 Lebenswochen vor) und technisch transplantable Herzkranzgefäße. Die Herzklappe am Ausgang der linken Herzkammer muss funktionstüchtig sein, es darf keine bedeutsame

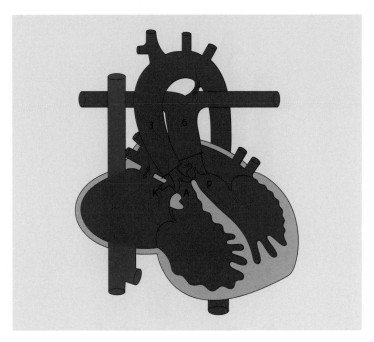

☐ **Abb. 4.37** Herzschema bei arterieller Switch-Operation, 1. Operationsschritt. Die Körperschlagader (3) und die Lungenschlagader (6) sind oberhalb ihrer Rückschlagventile, der Aorten- (A) und Pulmonalklappe (P), und der Koronararterien (K) durchtrennt. Die Koronararterien schneidet man aus dem Stumpf der alten Aorta (3) heraus

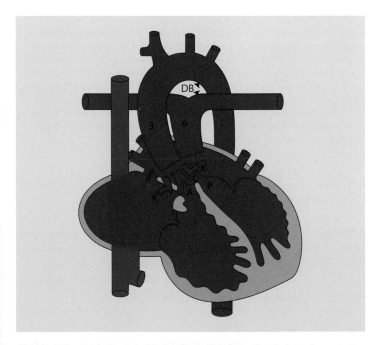

☐ **Abb. 4.38** Herzschema bei arterieller Switch-Operation, 2. Operationsschritt. Ausgeschnittene Koronararterien (K). Der Ductus arteriosus Botalli ist durchtrennt

4

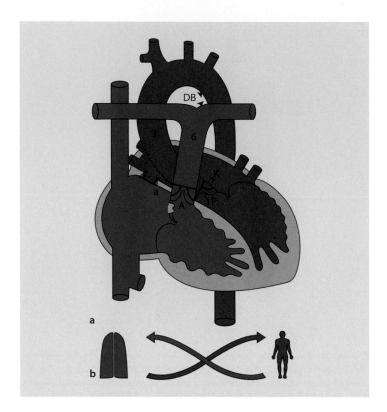

◻ **Abb. 4.39 a, b.**   Arterielle Switch-Operation, 3. Operationsschritt. **a Herz-schema:** Die Körper- (3) und Lungenschlagader (6) sind vertauscht. Die Körper-schlagader ist an den Stumpf der früheren Lungenschlagader (6) angenäht, ihr Rückschlagventil ist die Pulmonalklappe (P). Auch die Koronararterien (K) schließt man an diesen Arterienstumpf an. Die Lungenschlagader (6) ist an den Stumpf der früheren Körperschlagader (3) angenäht, ihr Rückschlagventil ist die Aortenklappe (A). Der Defekt im Vorhofseptum (a) ist verschlossen. **b Blutfluss im Lungen- und Körperkreislauf:** In den Lungenkreislauf fließt sauerstoffarmes Blut (blau) hinein und sauerstoffreiches (rot) kommt heraus. In den Körperkreislauf fließt sauerstoffreiches Blut hinein und sauerstoffarmes kommt heraus. Lungen- und Körperkreislauf durchfließen die gleichen Blutmengen. Die Blausucht ist beseitigt (roter Mensch)

Engstelle in der linken Herzkammer vorliegen und ihr Einlassventil, die Mitralklappe, muss funktionstüchtig sein.

Aufwand   Eingriff in Narkose, Hautschnitt und Öffnung des Brust-korbs, Einsatz der Herz-Lungen-Maschine, Unterbrechung der Herz-muskeldurchblutung. Dauer des Eingriffs: über 3 Stunden. Intensiv-station: ja. Künstliche Beatmung auf der Intensivstation: ja, gelegent-lich mehrere Tage. Krankenhausaufenthalt: ca. 3 Wochen.

Sollte der Eingriff nicht in den ersten 2 Lebenswochen möglich sein und die linke Herzkammer schon ihre Pumpkraft verloren ha-ben, gibt es die Möglichkeit, die Pumpkraft der linken Herzkammer

Bei verminderter Pumpkraft der linken Herzkammer nimmt man vor der arteriellen Switch-Ope-ration eine Bändelung der Lungenschlagader vor

zu »trainieren«. Man nimmt eine Bändelung der Lungenschlagader vor, damit die linke Herzkammer gegen einen Widerstand anpumpen muss und Muskulatur aufbaut. Der Eingriff erfolgt in der Regel zusammen mit einem arteriopulmonalen Shunt. Bei Erfolg kann sich 1–2 Wochen später die arterielle Switch-Operation anschließen.

■■ Korrekturoperation 2: Vorhofumkehroperation – atriale Switch-Operation

Wählt man dieses Operationsverfahren, findet man sich damit ab, dass die großen Arterien an die falschen Herzkammern angeschlossen sind und vertauscht die Blutströme ein zweites Mal in den Vorhöfen, damit das Blut im richtigen Kreislauf ankommt. Die Operationen sind nach den Erfindern Mustard und Senning benannt. Nachteil der Verfahren ist, dass die schwache rechte Herzkammer lebenslang in den Körperkreislauf pumpen muss.

> Bei der atrialen Switch-Operation belässt man die arterielle Versorgung und kehrt den Blutstrom in den Vorhöfen um

Operationsverfahren Man öffnet den rechten Vorhof und entfernt die natürliche Vorhoftrennwand vollständig. In den Vorhof zieht man eine neue Trennwand ein, die das sauerstoffarme Blut in die linke Herzkammer kanalisiert. Außerhalb der Wand fließt sauerstoffreiches Blut in die rechte Herzkammer (◐ Abb. 4.40). Die Trennwand kann aus körpereigenem Herzbeutel (ohne Wachstumspotenzial) bestehen. Alternativ kann man die Außenwand des rechten Vorhofs zur Umleitung der Blutströme benutzen (die zweite Methode hat den Vorteil, dass alle Herzstrukturen wachsen können).

Besondere Voraussetzungen Kein akuter oder chronischer Infekt, eine ausreichend große rechte Herzkammer. Die Herzklappe am Ausgang der rechten Herzkammer muss funktionstüchtig sein, ebenso ihr Einlassventil, die Trikuspidalklappe.

Die Operation nimmt man vor, wenn die linke Herzkammer bereits zu schwach für eine arterielle Switch-Operation ist, die Herzkranzgefäße nicht versetzt werden können, die Herzklappe am Ausgang der linken Herzkammer bereits Funktionsstörungen aufweist oder im Auslass der linken Herzkammer leichte bis mäßige Engstellen vorliegen. Dies alles stört die Herzarbeit nicht, wenn die linke Herzkammer nur in den Lungenkreislauf pumpen muss. Die linke Kammer mit solchen Mängeln würde es aber überfordern und die Herzarbeit behindern, wenn sie das Blut in den Körperkreislauf pumpen müsste.

> Liegen Beeinträchtigungen der linken Herzkammer vor, ist die Vorhofumkehr das geeignete Verfahren

Aufwand Eingriff in Narkose, Hautschnitt und Öffnung des Brustkorbs, Einsatz der Herz-Lungen-Maschine, Unterbrechung der Herzmuskeldurchblutung. Dauer des Eingriffs: über 3 Stunden. Intensivstation: ja. Künstliche Beatmung auf der Intensivstation: ja, gelegentlich mehrere Tage. Krankenhausaufenthalt: ca. 3 Wochen.

4

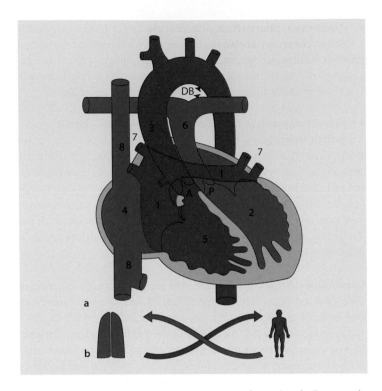

◪ **Abb. 4.40 a, b.**   Vorhofumkehroperation. **a Herzschema:** Die alte Trennwand (a) zwischen den Vorhöfen (1) und (4) ist entfernt und eine neue Trennwand eingezogen. Sauerstoffreiches Blut (rot) fließt von den Lungenvenen (7) in den linken Vorhofanteil (1), unter der Trennwand hindurch in die rechte Herzkammer (5) und in die Körperschlagader (3). Sauerstoffarmes Blut (blau) fließt von Körpervenen (8) in den rechten Vorhofanteil (4), über der Trennwand entlang in die linke Herzkammer (2) und in die Lungenschlagader (6). Der Ductus arteriosus Botalli (DB) ist verschlossen. **b Blutfluss im Lungen- und Körperkreislauf:** Der Blutfluss im Lungen- und Körperkreislauf entspricht dem des gesunden Herzens

Mit den Behandlungen kann man die Funktionsfähigkeit des Herzens wiederherstellen

■ **Was bringen die Herzreparaturen?**

Durch die arterielle Switch-Operation kann man alle schädigenden Einflüsse, die der Herzfehler verursacht, beseitigen. Nach dem Eingriff liegen anatomisch annähernd normale Verhältnisse vor, und die (auf Dauer) starke linke Herzkammer pumpt in den Körperkreislauf.

Durch die Vorhofumkehroperation kann man annähernd alle schädigenden Einflüsse des Herzfehlers beheben. Allerdings pumpt die (auf Dauer) schwächere rechte Herzkammer lebenslang in den Körperkreislauf.

■ **Was ist zu tun, wenn zusätzliche Fehlbildungen am Herzen vorliegen?**

Einen Vorhofseptumdefekt und offenen Ductus arteriosus Botalli operiert man gleichzeitig. Für weitere Fehlbildungskombinationen ist ein individueller Behandlungsplan erforderlich.

- **Welche besonderen Risiken haben die Behandlungsmethoden?**

Spezielle Risiken der Notfalleingriffe erläutert der behandelnde Arzt.

■■ **Risiko der arteriellen Switch-Operation**

In Sammelstatistiken beträgt die Sterbewahrscheinlichkeit ca. 3 %, wenn im 1. Lebensmonat operiert wird. Erfolgt der Eingriff erst zu einem späteren Zeitpunkt innerhalb des 1. Lebensjahres, fällt sie mit ca. 4,5 % leicht höher aus. In Deutschland finden jährlich ca. 150 Eingriffe statt. Die Operationssterblichkeit liegt bei ca. 3 %.

Spezielle Risiken Durchblutungsstörungen der Herzmuskulatur können auftreten, die unter Umständen eine sofortige Nachoperation erfordern. Hirnschäden sind selten (< 2 %). Daneben treten Herzrhythmusstörungen auf.

■■ **Risiko der Vorhofumkehroperationen**

Die Sterbewahrscheinlichkeit der inzwischen selten eingesetzten Vorhofumkehroperationen ist in älteren Statistiken mit < 5 % angegeben. Hinzu kommt das Sterberisiko vor der Operation, das man bis zum 6. Lebensmonat mit bis zu 15 % einschätzt.

Spezielle Risiken Risiken dieser Eingriffe sind Herzrhythmusstörungen und Engstellen in den Vorhöfen, die durch die neue Trennwand hervorgerufen werden können. Die Engstellen können den Blutabfluss aus der Lunge oder dem Körperkreislauf behindern. Bei einer Störung des Blutabflusses aus der Lunge tritt ein Lungenödem auf. Ist der Abfluss aus dem Körperkreislauf gestört, so kommt es zu einem Blutstau im Körperkreislauf. In beiden Fällen können Korrekturmaßnahmen mit Herzkathetertechniken oder erneuten chirurgischen Operationen erforderlich sein.

- **Können unmittelbar nach den Eingriffen irgendwelche Probleme auftreten?**

Probleme, die nach den vorbereitenden Eingriffen auftreten können, sind im ▶ e-Online-Material 1+4, extras.springer.com, beschrieben. Nach Ballonatrioseptostomie oder der chirurgischen Atrioseptektomie gibt es Patienten, bei denen die Mischung des Blutes ohne erkennbaren Grund nicht funktioniert. Diese bezeichnet man mit dem englischen Begriff »poor mixer«. Hier liegt ein Notfall vor, der eine rasche Korrekturoperation bedingt. Nach Anlage eines Shunts oder Entfernung des Ductus arteriosus Botalli kann es zum (thrombotischen) Verschluss der Gefäßverbindung kommen, der ebenfalls ein sofortiges Eingreifen erfordert.

Nach den Korrektureingriffen in der Neugeborenenperiode können eine vorübergehende Pumpschwäche des Herzens (Herzinsuffizienz) sowie ein vorübergehendes Organversagen auftreten. Beides erfordert eine entsprechende Behandlung auf der Intensivstation, ggf.

Aufgrund der schweren Grunderkrankung kann nach allen Eingriffen eine mehrtägige intensivmedizinische Behandlung nötig sein mit maschineller Herzunterstützung und Dialyse (maschinelles Verfahren zum Entfernen harnpflichtiger Stoffe aus dem Blut).

Mit Herzrhythmusstörungen, auch im späteren Verlauf, ist nach allen Eingriffen zu rechnen, insbesondere nach den Vorhofumkehroperationen.

■ **Wie geht es weiter nach einer Behandlung der TGA?**

Notfalleingriffe verbessern die Lebenserwartung

Bereits durch die Notfalleingriffe verbessert sich die geringe Lebenserwartung der Betroffenen. Während nur ca. 5 % unbehandelter Kinder das 1. Lebensjahr überstehen, überleben nach Notfallbehandlung ca. 85 % das 1. Jahr. Die Blausucht bleibt dabei mit ihren Risiken wie einer Schädigung des Gehirns bestehen. Die Kinder behalten auch ihre Herzschwäche, die körperliche Belastbarkeit ist gering.

Körperliche Entwicklung, Beruf, Sport, Schwangerschaft, Lebenserwartung nach arterieller Switch-Operation

Die Patienten entwickeln sich nach arterieller Switch-Operation in der Regel wie gesunde Kinder und sind körperlich gut bis sehr gut belastbar. Wenn im Verlauf keine weiteren Probleme auftreten, sind aus bisheriger Sicht keine erheblichen Einschränkungen beim Sport oder im Beruf zu erwarten. So können die Patienten Berufe mit mittelschwerer körperlicher Belastung wahrnehmen und Sportarten der Klasse II (von Ausdauer- und Kampfsportarten wird meist abgeraten). Vor sportlichen Betätigungen oder vor der Berufswahl sollte man einen Belastungstest durchführen, und es sollte eine ärztliche Beratung erfolgen. Schwangerschaften haben ein geringes bis mittleres Risiko (► Abschn. 3.1).

Treten nach den Eingriffen Probleme oder unvorhergesehenen Schwierigkeiten auf (z. B. Herzrhythmusstörungen), so muss eine individuelle Beratung hinsichtlich Beruf, der körperlichen Belastbarkeit oder eines Schwangerschaftsrisikos erfolgen. Die Lebenserwartung innerhalb von 15 Jahren erreicht fast 95 %.

Nach einer Vorhofumkehroperation bleibt die Belastbarkeit bei einem Teil der Patienten eingeschränkt

Die körperliche Entwicklung der Kinder ist nach der Vorhofumkehroperation in der Regel gut und etwa drei Viertel der Patienten sind innerhalb eines fast 30-jährigen Beobachtungszeitraumes beschwerdefrei oder beschwerdearm. Einige Patienten sind jedoch nur eingeschränkt belastbar und die Belastbarkeit verschlechtert sich häufig im Langzeitverlauf.

Die Leistungsfähigkeit der rechten Herzkammer, die in den Körperkreislauf pumpt, kann sich nach heutigem Erkenntnisstand nach etwa 10–15 Jahren verschlechtern und ihr Einlassventil undicht werden, was eine Einschränkung der körperlichen Leistungsfähigkeit nach sich zieht. Hinzu kommen Herzrhythmusstörungen beim überwiegenden Teil der Patienten.

Sport und Beruf müssen schlechten Verläufen Rechnung tragen, und es ist eine kardiologische Beratung vor sportlichen Aktivitäten oder der Berufswahl nach Belastungstests empfehlenswert. Sportarten der Klasse III sind im Allgemeinen möglich, ebenso Berufe mit leichter körperlicher Belastung. Die Lebenserwartung innerhalb von 15 Jahren liegt bei über 90 %.

■ **Braucht unser Kind weitere medizinische Betreuung?**

Nach einer arteriellen Switch-Operation benötigen die Kinder standardmäßig keine Medikamente. Nach der Vorhofumkehroperation sind meist gerinnungshemmende Medikamente erforderlich, wenn Herzrhythmusstörungen auftreten.

Nach beiden Eingriffen sind regelmäßige Kontrolluntersuchungen des Herzens durch EKG und Echokardiografie erforderlich, da behandlungsbedürftige Probleme auftreten können. Diese entwickeln sich häufig unbemerkt für das Kind und die Umgebung, sind aber im EKG und mittels Echokardiografie erkennbar und können frühzeitig behandelt werden, bevor bleibende Schäden am Herzen entstehen.

Nach einer arteriellen Switch-Operation können folgende Probleme im Langzeitverlauf auftreten: Engstellen in der rekonstruierten Lungenschlagader, Erweiterung des Anfangsteils der Aorta oder Verziehungen der Ader, Schließunfähigkeit der neuen Aortenklappe, Einengung oder Verschluss von Herzkranzgefäßen, die zum Herzinfarkt oder Tod führen können, Probleme an den Hohlvenen, Herzrhythmusstörungen.

Bei einigen Kindern sind Folgeoperationen erforderlich, bei wenigen muss ein Herzschrittmacher eingesetzt werden. Einige Kinder fallen durch verzögerte psychomotorische Entwicklungen auf, einige durch Nervenausfälle oder Lähmungen. Bislang ist unklar, ob diese Entwicklung der Operation oder der mangelhaften Durchblutung des Gehirns vor der Operation anzulasten ist. Auch der Intelligenzquotient ist bei einem Teil der Kinder gering gemindert.

Nach Vorhofumkehroperation können folgende Probleme im Langzeitverlauf auftreten: Defekte an den Nahtstellen der neuen Trennwand zwischen den Vorhöfen, die eine Mischung von sauerstoffarmem und -reichem Blut zulassen, Behinderung des Blutflusses aus den Körper- oder Lungenvenen, Schwäche der rechten Herzkammer, Schließunfähigkeit der Trikuspidalklappe (Einlassventil der rechten Herzkammer), gefährliche Herzrhythmusstörungen.

Folgeeingriffe mit Herzkathetermethoden oder durch chirurgische Operationen sind bei etwa 15 % von Kindern erforderlich, bei jedem 10. Patienten rechnet man damit, dass später ein Herzschrittmacher eingesetzt werden muss. Neuropsychologische Probleme fallen bei etwa 15 % der Kinder auf, zum Teil mit Nervenausfällen.

Medikamente, Nachuntersuchungen, Folgeeingriffe am Herzen

Langzeitverlauf nach arterieller Switch-Operation

Langzeitverlauf nach Vorhofumkehroperationen

■ **Wie sind nach heutiger Erfahrung die Behandlungsergebnisse bei einer TGA einzuschätzen?**

Folgende Beurteilungskriterien ergeben sich (▶ Abschn. 3.3):

– Arterielle Switch-Operation: gut
– Vorhofumkehroperation: befriedigend

■ **Weitere Informationen zum Verständnis des Herzfehlers**

■■ **Ist es ein häufiger Herzfehler?**

Die TGA gehört zu den 10 häufigsten Herzfehlern. Jungen und Mädchen scheinen in etwa gleich häufig betroffen zu sein. Die ersten chirurgischen Notfalleingriffe wurden Ende der 1950er-Jahre vorgenommen, die ersten notfallmäßigen Herzkathetereingriffe Mitte der 1960er-Jahre. Die Vorhofumkehroperation kennt man seit Ende der 1950er-Jahre, die arterielle Switch-Operation seit Mitte der 1970er-Jahre. In deutschen Herzzentren werden jährlich mehr als 200 Fälle operiert.

■■ **Warum ist ausgerechnet unser Kind mit dem Herzfehler auf die Welt gekommen?**

Aufgrund statistischer Berechnungen gibt es ein erhöhtes Risiko bei Einnahme bestimmter Medikamente (Antiepileptika, Medikamente gegen Akne), bei starkem und ständigem Alkoholkonsum der Mutter, bei Mangelernährung der Mutter und bei Diabetikerinnen (► e-Online-Material 8, extras.springer.com).

Erbanlagen spielen ebenfalls eine geringe Rolle. Wenn ein Elternteil oder beide Eltern den Herzfehler hatten, schätzt man das kindliche Risiko als leicht erhöht ein. Gleiches gilt für das Wiederholungsrisiko bei Geschwisterkindern (ca. 2 %).

■■ **Haben Patienten mit einer TGA häufig weitere körperliche Fehlbildungen?**

Eine Häufung bestimmter körperlicher Fehlbildungen liegt nicht vor. Die TGA kommt bei einigen chromosomalen Störungen und Syndromen vor, unter anderem beim DiGeorge-Syndrom (► e-Online-Material 8, extras.springer.com).

■■ **Wie groß ist das Risiko einer Herzinnenhautentzündung (Endokarditis) bei dem unbehandelten Herzfehler, wie groß ist das Risiko nach einer Behandlung?**

Bei dem unbehandelten Herzfehler und nach Vorbereitungseingriffen wie der Bändelung, der Atrioseptektomie oder systempulmonalen Shunts besteht ein hohes Endokarditisrisiko und eine routinemäßige Endokarditisprophylaxe wird empfohlen.

Nach der arteriellen Switch-Operation oder den Vorhofumkehroperationen geht man 6 Monaten lang von einem hohen Endokarditisrisiko aus (bis das Konstruktionsmaterial im Herzen eingewachsen und »überhäutet« ist).

Zur Endokarditisprophylaxe nach dem Eingriff erfolgt eine individuelle Beratung durch den Kardiologen und nachbetreuenden Arzt

4.7   Pulmonalstenose (PS)

Klassifikation   **Herzklappenfehler** im Ausflusstrakt des rechten Herzens, Engstellen in rechter Herzkammer oder Lungenschlagader.

■   **Wo stimmt etwas nicht am Herzen?**

Gesundes Herz

In dem gesunden Herzen pumpt die rechte Herzkammer sauerstoffarmes Blut in die Adern des Lungenkreislaufs hinein. Zwischen dem Auslass der Herzkammer und dem Anfangsteil der Lungenschlagader

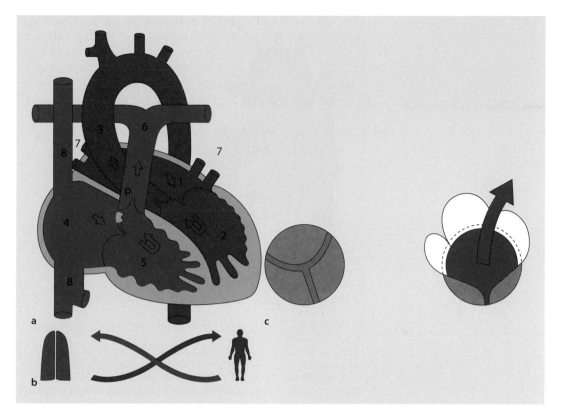

◼ Abb. 4.41 a–c. Gesundes Herz und Pulmonalklappe. **a Herzschema:** Sauerstoffreiches Blut (roter Pfeil) fließt von den Lungenvenen (7) in den linken Vorhof (1), in die linke Herzkammer (2) und die Aorta (3). Sauerstoffarmes Blut (blauer Pfeil) fließt von den Hohlvenen (8) in den rechten Vorhof (4), die rechte Herzkammer (5) und die Lungenarterie (6). Zwischen der rechten Herzkammer (5) und der Lungenarterie (6) sitzt die Pulmonalklappe (P). **b Blutfluss im Lungen- und Körperkreislauf:** In den Lungenkreislauf fließt sauerstoffarmes Blut (blau) hinein und sauerstoffreiches (rot) kommt heraus. In den Körperkreislauf fließt sauerstoffreiches Blut hinein und sauerstoffarmes kommt heraus. Lungen- und Körperkreislauf durchfließen die gleichen Blutmengen. **c Schemazeichnung der Pulmonalklappe:** Anordnung der 3 Klappensegel (Membranen des Ventils) bei geschlossener Herzklappe (links) und bei offener Herzklappe (rechts). Blauer Pfeil = Fließrichtung des sauerstoffarmen Blutes. Links: Die taschenförmigen Segel haben sich mit Blut gefüllt und ihre Ränder liegen im Zentrum der Herzklappe aneinander – die Klappe ist geschlossen. Rechts: Die Segel sind durch den Druck des aus der rechten Herzkammer kommenden Blutstromes auseinandergespreizt – die Klappe ist offen

sitzt ein Rückschlagventil, die Pulmonalklappe. Wenn die Herzkammer pumpt, öffnet es sich und gibt den Blutstrom in den Lungenkreislauf frei. Wenn die Kammer neues Blut aus dem rechten Vorhof ansaugt, schließt es sich und verhindert, dass Blut aus dem Lungenkreislauf in die Herzkammer zurückfließt (◼ Abb. 4.41).

Liegt eine Pulmonalstenose vor, z.B. eine Verengung der Pulmonalklappe, so behindert diese den Blutfluss zwischen der rechten Herzkammer und dem Lungenkreislauf. Die rechte Herzkammer muss mehr Kraft aufbringen, um das Blut in den Lungenkreislauf zu befördern, und die Stärke ihrer Wandmuskulatur nimmt zu. Lungen- und Körperkreislauf durchfließen weiterhin gleich große Blutmengen. Gelangt allerdings zu wenig Blut in den Lungenkreislauf, steht

Herz mit einer Pulmonalklappenstenose

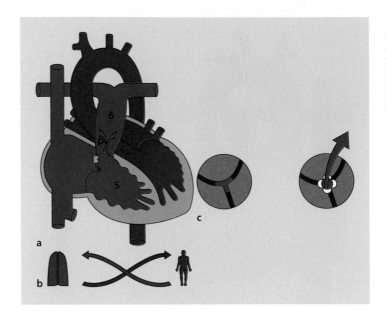

◘ Abb. 4.42 a–c.   Herz mit einer Pulmonalklappenstenose. **a Herzschema:**
Im Vergleich mit ◘ Abb. 4.41 sind 4 Veränderungen erkennbar. Die Membranen
der Pulmonalklappe (P) haben ein Problem und die Herzklappe kann sich nicht
vollständig öffnen. Blut wird wie ein Pressstrahl von der rechten Herzkammer (5)
in die Lungenader (6) gepumpt, der Anfangsteil der Lungenader ist durch den
Strahl ausgebeult, die Muskelwand der rechten Herzkammer verdickt. **b Blutfluss
im Lungen- und Körperkreislauf:** Die Blutflüsse entsprechen prinzipiell denen
im gesunden Herzen, sie können geringer sein als beim gesunden Menschen.
c Schemazeichnung der Pulmonalklappe: Anordnung der 3 Klappensegel bei
geschlossener Pulmonalklappe (links) und bei offener Pulmonalklappe (rechts).
Blauer Pfeil = Fließrichtung des sauerstoffarmen Blutes. Links: Die Klappensegel
sind an den Rändern verwachsen, was zunächst beim Schließen der Klappe nicht
stört. Rechts: Die zusammengewachsenen Klappensegel können sich nur in der
Mitte der Herzklappe durch den Blutstrom aufspreizen, und das Blut muss mit viel
Druck durch die enge Öffnung gepresst werden

Pulmonalstenosen können an
verschiedenen Stellen positioniert
sein

auch der linken Herzkammer nur wenig Blut zur Verfügung, das sie
in den Körperkreislauf pumpen könnte (◘ Abb. 4.42).

Pulmonalstenosen können außerhalb oder im Inneren des Herzens liegen. Die Lage der Engstelle ist wichtig für den Verlauf der
Erkrankung und die Behandlung:

— Unter einer valvulären Pulmonalstenose (PaVS), der häufigsten
  Form, versteht man eine Behinderung des Blutflusses durch die
  Herzklappe (◘ Abb. 4.42).
— Bei der subvalvulären Pulmonalstenose liegen die Hindernisse
  innerhalb der rechten Herzkammer – entweder in der Nähe
  der Herzklappe (Bezeichnung: infundibuläre Stenose) oder
  mitten in der rechten Herzkammer (Bezeichnung: zweigeteilter
  rechter Ventrikel, Double-chambered-right-Ventricle, DCRV;
  ◘ Abb. 4.43).

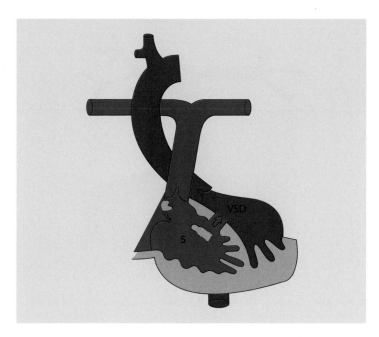

Abb. 4.43 Zweigeteilter rechter Ventrikel, Double-chambered-right-Ventricle (DCRV): Hindernis für den Blutstrom ist ein Muskelbündel in der Mitte der rechten Herzkammer (5). Der untere Teil der Kammer pumpt mit hohem Druck das Blut in den oberen Teil der Kammer und den Lungenkreislauf. Die Muskelwand der rechten Herzkammer (5) ist verdickt. In der Regel liegt zusätzlich noch ein Loch in der Kammerscheidewand vor, ein Ventrikelseptumdefekt (VSD), durch den sauerstoffarmes Blut in den linken Herzbereich fließt

— Von supravalvulären Pulmonalstenosen spricht man, wenn die Lungenadern verengt sind (Abb. 4.44).

■ **Wie rasch muss unser Kind behandelt werden?**
In der Regel ist die Behandlung an einem für Kind und Eltern günstigen Termin planbar.

Nur bei etwa 10 % der Neugeborenen ist die Engstelle so hochgradig, dass die rechte Herzkammer keine ausreichenden Blutmengen durch die Lunge pumpen kann. Man spricht dann von einer kritischen Pulmonalstenose. In diesen Fällen muss die Behandlung notfallmäßig nach der Geburt erfolgen.

> Bei einer kritischen Pulmonalstenose ist eine sofortige Behandlung erforderlich

■ **Welche Schäden verursacht der Herzfehler?**

■■ **Herz**
b. Die rechte Herzkammer muss zu viel Kraft aufwenden, um Blut in den Lungenkreislauf zu pumpen und ist chronisch überfordert. Sie verschleißt früher als die gesunde Herzkammer (Folge: verkürzte Lebenserwartung).
c. Bei hohem Sauerstoffbedarf des Körpers, z. B. beim schnellen Laufen, kann das Herz seine Leistung nicht angemessen steigern,

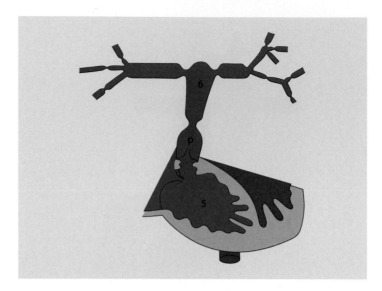

◨ Abb. 4.44   Supravalvuläre Pulmonalstenosen: Im Stamm der Pulmonalarterie (6) und ihren Verzweigungen sind verschiedene Engstellen eingezeichnet. Die Muskelwand der rechten Herzkammer (5) ist verdickt

weil die rechte Herzkammer frühzeitig an ihre Leistungsgrenze stößt und nicht genug Blut durch die Kreisläufe fließt (Folge: eingeschränkte körperliche Leistungsfähigkeit).

d. Die Muskulatur der rechten Herzkammer nimmt Schaden, und die Erregungsleitungsbahnen in ihrer Wand werden gestört (Folge: Neigung zu teilweise lebensbedrohlichen Herzrhythmusstörungen).

■■ **Lunge**

a. Die Lunge nimmt keinen Schaden.

■■ **Körper**

a. Die Körperorgane sind unter normalen Bedingungen ausreichend durchblutet. Wenn allerdings ein großer Sauerstoffbedarf besteht, z. B. beim Sport, kann der Blutfluss durch den Körperkreislauf unzureichend sein und Sauerstoffmangel auftreten (Folge: Ohnmachtsanfälle bei körperlicher Belastung – Bezeichnung: Synkopen).

Die Arbeitsleistung der Herzbereiche bei Pulmonalstenose veranschaulicht ein Cartoon (▶ Serviceteil, Anhang A2).

Der Stenosegrad bestimmt die Stärke der Beschwerden, die mit zunehmender Verengung ansteigen

■   **Was geschieht, wenn der Herzfehler nicht behandelt wird?**
Entscheidend ist der Schweregrad des Herzfehlers (man kann sich gut anhand des Cartoons vorstellen, dass es einen Unterschied macht, ob die Mutter durch ein weites oder ein sehr enges Loch Wasser schütten

◻ **Tab. 4.7**	Schweregrade der Pulmonalstenose		
Schwe-regrad	**Beschreibung**	**Blutdruck-unterschied**	**Beschwerden**
Grad I	Unbedeutende Stenose	< 25 mm Hg	Keine Beschwerden, keine Schäden
Grad II	Leichte Stenose	25–50 mm Hg	Keine Beschwerden, keine Schäden
Grad III	Mäßige, modera-te Stenose	50–80 mm Hg	Beschwerden, ein-geschränkte körperliche Belastbarkeit, verkürzte Lebenserwartung
Grad IV	Schwere Stenose	> 80 mm Hg	Starke Beschwerden, deutlich verkürzte Lebenserwartung

muss). Die Pulmonalstenose wird in 4 Schweregrade eingeteilt, die sich auf den Blutdruckunterschied zwischen rechter Herzkammer und der Lungenschlagader beziehen und zu verschieden stark aus-geprägten Beschwerden führen (◻ Tab. 4.7).

Hintergrundinformation: Spontanheilung
Wenn die Herzklappe das Hindernis ist, haben Stenosen vom Grad I und II die Ten-denz zur Verbesserung, Stenosen vom Grad III und IV neigen zur Verschlimmerung. Liegt bei jungen Säugling bereits eine Klappenstenose Grad II vor, ist mit einer Zu-nahme der Engstelle beim Wachstum des Kindes zu rechnen.
Engstellen im Inneren der Herzkammer neigen allgemein zur Verschlechterung. Engstellen in den Lungenadern können sich während des Wachstums der Adern verringern.

Die Aufweitung enger Herzklappen oder die Beseitigung von Engstel-len innerhalb der Herzkammer ist grundsätzlich, auch wenn das Kind beschwerdefrei sein sollte, erforderlich bei den Schweregraden III und IV. Wenn Beschwerden auftreten, rät man auch bei einem Schwe-regrad II schon zur Behandlung. Engstellen in der Lungenadern be-handelt man, wenn ihr Durchmesser um mehr als 40 % eingeengt ist und sich die rechte Herzkammer aufgrund des Hindernisses nur mühsam entleert.

> Auch wenn keine Beschwerden auftreten sollten, erfolgt ein Eingriff bei Pulmonalstenosen vom Grad III und IV

■ **Wie macht sich der Herzfehler bemerkbar?**
Bei einer Pulmonalstenose des Schweregrades I sind die Kinder be-schwerdefrei. Der Arzt wird meist beim Abhören des Herzens auf den Herzfehler aufmerksam. Liegt ein Schweregrad II vor, so gibt ein Teil der Kinder mit Beginn der Pubertät rasche Ermüdbarkeit, Luft-not und Herzschmerzen bei stärkerer Belastung an, oder es treten Ohnmachtsanfälle auf. Manchmal fällt auch eine bläuliche Verfär-bung der Haut bei größeren Anstrengungen auf. Beim Schweregrad III treten Beschwerden bereits nach dem 2. oder 3. Lebensjahr auf. Bei einem Schweregrad IV fallen bereits Säuglinge auf durch Luftnot, unmotiviertes Schreien wegen Herzschmerzen (Minderdurchblutung

> Luftnot, Herzschmerzen und rasche Ermüdung sind Anzeichen einer Pulmonalstenose

4

der Herzmuskulatur) und gelegentlich auch Gewichtsstagnation. Die Schädigung der rechten Herzkammermuskulatur ist beim Schweregrad IV ausgeprägt, sodass eine Neigung zu lebensbedrohlichen Herzrhythmusstörungen besteht.

Wenn die Schweregrade III oder IV vorliegen, haben die Kinder manchmal ein rundes Gesicht mit blau-rötlichen Wangen, das als Barock-Putten-Gesicht bezeichnet wird. Die vordere Brustwand kann sich bei Kleinkindern verformen.

▪ **Mit welchen Untersuchungsmethoden weist man den Herzfehler nach?**

Echokardiografie und MRT

Standarduntersuchung zum Nachweis des Herzfehlers und zur Beantwortung aller für die Behandlung wichtigen Fragen ist die Echokardiografie. Alternativ, wenn Fragen offen bleiben, kommt die aufwendigere MRT (ohne Röntgenstrahlen) als Basisuntersuchung in Betracht. Der Arzt will anhand dieser Untersuchungen herausfinden,

- wie hochgradig die Engstelle ist, wo sie sitzt, ob mehrere Engstellen vorliegen,
- ob der Klappenring der Pulmonalklappe normale Größe hat,
- welches Problem genau die Pulmonalklappe hat,
- ob und wo in der rechten Herzkammer eine Engstelle liegt,
- ob und wo in Lungenadern Engstellen liegen und wie hochgradig sie sind,
- ob man die Pulmonalstenosen mit Herzkathetertechniken behandeln kann oder operieren muss,
- ob zusätzliche Fehlbildungen am Herzen vorliegen,
- ob man zusätzliche Fehlbildungen behandeln muss und, wenn ja, mit welchen Mitteln.

Herzkatheteruntersuchung

Herzkatheteruntersuchung (mit Röntgenstrahlen): Sie beantwortet alle obigen Fragen und weist zusätzlich Engstellen von Lungenadern innerhalb der Lungenflügel nach. Sie wird bevorzugt zur Diagnostik eingesetzt, wenn gleichzeitig eine Behandlung der Fehlbildung mit Herzkathetertechniken (Ballondilatation) möglich erscheint. Dann erfolgen die Diagnostik und Behandlung in einem Arbeitsgang.

Weitere Untersuchungen

Folgende ergänzende Untersuchungen führt man routinemäßig unter verschiedenen Fragestellungen durch:

- EKG: Nachweis von Herzrhythmusstörungen, einer unzureichenden Durchblutung der Herzmuskulatur
- Messung der Sauerstoffsättigung: Blausucht bei unzureichendem Blutfluss durch den Körperkreislauf, Blausucht bei Zusatzherzfehlern
- CT: dreidimensionale Darstellung von engen Lungenadern zum Abschätzen ihres Durchmessers

▪ **Wie häufig ist mit weiteren Herzfehlern zu rechnen?**

Beim größten Teil der Patienten ist mit weiteren Fehlbildungen am Herzen zu rechnen. Man sieht sie bei der Echokardiografie-, MRT- oder Herzkatheteruntersuchung.

Tab. 4.8 Behandlung bei Pulmonalstenose

Herzfehler		Beschwerden	Alter
1.	Pulmonalklappenstenose, Schweregrad III	Keine Beschwerden	Zwischen Vorschulalter und 15. Lebensjahr
2.	Pulmonalklappenstenose, Schweregrad II–III	Beschwerden	Säuglingsalter
3.	Pulmonalklappenstenose, Schweregrad IV	–	Säuglingsalter
4.	Zweigeteilter rechter Ventrikel, Schweregrad III	–	3.–4. Lebensjahr
5.	Lungenarterienstenose, Einengung > 40 % (Behandlung durch Herzkatheteraufweitung und Stent, der später entfernt wird)	Beschwerden	Säuglingsalter
		Keine Beschwerden	Vorschulalter
6.	Lungenarterienstenose, Einengung > 40 % (Behandlung durch Herzkatheteraufweitung und Stent, der dauerhaft bleibt)	Beschwerden	Nach der Säuglings- periode
		Keine Beschwerden	Vorschulalter
7.	Lungenarterienstenose, Behandlung durch chirurgische Operation	Beschwerden	Altersunabhängig
		Keine Beschwerden	Vorschulalter

Mögliche Zusatzherzfehler   Offenes Foramen ovale, hypertrophische Kardiomyopathie des rechten Ventrikels, Ventrikelseptumdefekt, Vorhofseptumdefekt, Lungenvenenfehleinmündung, Fallot'sche Tetralogie, Transposition der großen Arterien, Aortenisthmusstenose, Mitralatresie, Aortenstenose, offener Ductus arteriosus Botalli, aortopulmonales Fenster, doppelter Auslass des rechten Ventrikels (Bezeichnung: Double-Outlet-right-Ventricle), Ebstein'sche Anomalie.

- **Wann wird üblicherweise die Behandlung der Herzfehler empfohlen?**

In **Tab. 4.8** ist das Alter angegeben, in dem sich die Behandlung des Herzfehlers abhängig vom Schweregrad und möglichen Begleiterkrankungen empfiehlt.

- **Wie behandelt man den Herzfehler?**

Behandlung durch eine Herzkatheterintervention

Behandelbar mit Herzkathetertechniken sind:

1. Pulmonalklappenstenosen: Voraussetzungen für gute Ergebnisse ergeben sich, wenn die Engstellen auf fehlerhaft zusammengewachsene Klappensegel zurückzuführen sind. Bei zu kleinen Herzklappen oder verdickten und starren Klappensegeln, die nicht richtig öffnen, sind in der Regel keine befriedigenden Ergebnisse durch Herzkathetertechniken zu erwarten.

2. Stenosen im Inneren der Herzkammer in der Nähe der Pulmonalklappe: Die Erfolgsaussichten sind schwer einschätzbar.

3. Alle Stenosen in den Lungenarterien: Hier bestehen Erfolgsaussichten von ca. 50 %.

> Bei der Herzkatheterintervention ist kein Operationsschnitt nötig

4

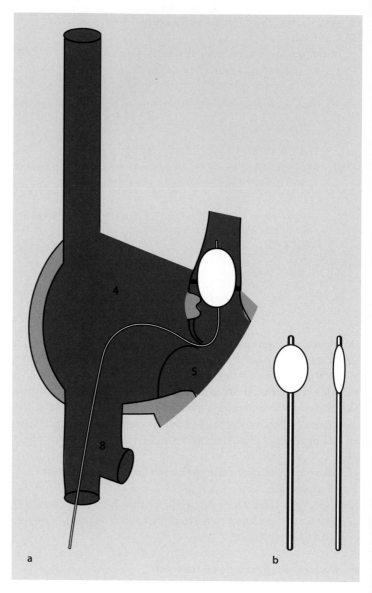

◻ **Abb. 4.45 a, b.**   Aufdehnung einer Pulmonalklappenstenose mit dem Ballon-katheter

Nicht behandelbar mit Herzkathetertechniken sind Stenosen in der Mitte der Herzkammer (zweigeteilte rechte Herzkammer).

Ballondilatation von Pulmonalstenosen   Mit dem Herzkatheter führt man von Adern in der Leiste aus die Operationswerkzeuge in das Herz ein und schiebt einen aufblasbaren Ballon in die verengte Herz-klappe, in die Engstelle unterhalb der Herzklappe oder in die enge Lungenschlagader hinein. Mithilfe des Ballons reißt man verwach-senen Klappensegel auseinander (◻ Abb. 4.45) oder dehnt Engstellen im Auslass der rechten Herzkammer oder in den Lungenarterien auf (◘ Abb. 4.48).

In Lungenadern kann man zusätzlich Drahtröhrchen (Bezeichnung: Stent) einlegen, damit sie weit bleiben. Ist das Einlegen eines Stents geplant, der dauerhaft verbleiben und nicht erneut geweitet werden kann, erweist es sich als günstig, eine Mindestgröße der Adern abzuwarten (Gewicht des Kindes über 15 kg). Sonst droht nach Wachstum der Ader eine erneute Engstelle.

Besondere Voraussetzung   Keine akute Infektion.

Aufwand   Eingriff im Dämmerschlaf und mit lokaler Betäubung der Haut, kein Hautschnitt, keine Öffnung des Brustkorbs, kein Einsatz der Herz-Lungen-Maschine. Röntgenstrahlen: ja. Jodhaltiges Kontrastmittel: ja. Dauer des Eingriffs: ca. 2–3 Stunden. Intensivstation: nein oder nur wenige Stunden. Künstliche Beatmung auf der Intensivstation: in der Regel nein. Druckverband in der Leiste: 6–8 Stunden. Krankenhausaufenthalt: ca. 3–4 Tage. Schulbesuch: möglich nach ca. 1 Woche. Körperliche Belastung und Sport: voraussichtlich nach ca. 4 Wochen.

Bei sehr kleinen Kindern kann ein Chirurg die Brust öffnen und der Kardiologe schiebt durch die Außenwand der rechten Herzkammer den Ballonkatheter in die enge Herzklappe hinein und dehnt sie auf. Solche Eingriffe führt man in Vollnarkose ohne Herz-Lungen-Maschine durch. Hierbei handelt es sich um einen Hybrideingriff.

> Zur körperlichen Belastung nach dem Eingriff ist eine individuelle Beratung durch das behandelnde Zentrum erforderlich

▪▪ Behandlung durch eine Herzoperation
Behandelbar durch eine chirurgische Operation sind:
1. Alle Pulmonalklappenstenosen
2. Alle Stenosen im Inneren der rechten Herzkammer
3. Stenosen in den Lungenarterien (außerhalb der Lungenflügel)

Operation von Pulmonalstenosen   Man öffnet den Brustkorb und nachfolgend das Herz oder die Lungenschlagadern. Zusammengewachsene Pulmonalklappensegel trennt man mit dem Skalpell voneinander (Bezeichnung: Kommissurotomie; ◘ Abb. 4.46). Sollten die Herzklappe zu klein oder ihre Segel verdickt und starr oder der Auslass der rechten Herzkammer eng sein, schneidet man den Auslass der Kammer, Herzklappe und den Anfangsteil der Lungenarterie auf. Zur Erweiterung des gesamten Bereichs dient ein Flicken (Bezeichnung: Patch) aus körpereigenem Herzbeutel (Perikard) oder Kunststoffmaterial, den man einnäht (◘ Abb. 4.47).

In gleicher Weise behandelt man Engstellen in den Lungenarterien (◘ Abb. 4.48). Engstellen in der Mitte der rechten Herzkammer werden beseitigt, indem man die störenden Muskelbündel im Inneren der Kammer durchtrennt. Sie können sich dann beim Pumpen der Herzkammer nicht mehr zusammenziehen und keine Engstelle mehr

4

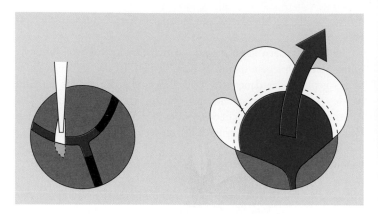

◨ **Abb. 4.46**   Kommissurotomie. Chirurgisches Aufschneiden von Verklebungsstellen zwischen Pulmonalklappensegeln

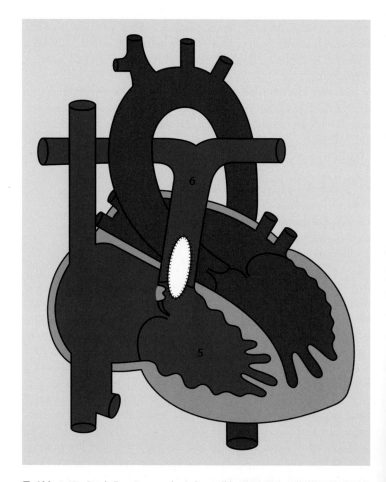

◨ **Abb. 4.47**   Patch-Erweiterung der Pulmonalklappenstenose. Das Hindernis ist
beseitigt, aber die Herzklappe schließt nicht mehr korrekt, und nach dem Pumpvorgang fließt ein Teil des sauerstoffarmen Blutes aus der Lungenarterie (6) in die
rechte Herzkammer (5) zurück

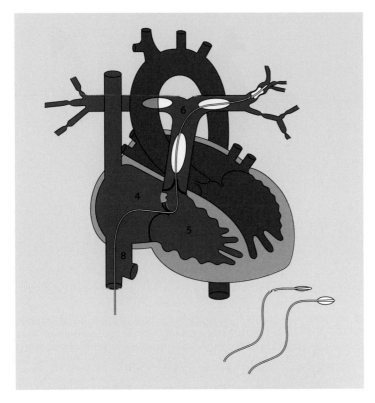

Abb. 4.48 Patch-Erweiterung von Pulmonalarterienstenosen und Erweiterung einer lungenwärts gelegenen Engstelle mit dem Ballonkatheter

bilden (▪ Abb. 4.49). Wenn die Trennwand zwischen den Kammern ein Loch hat, verschließt man es durch einen Kunststoffflicken.

Besondere Voraussetzung Keine akute oder chronische Infektion.

Aufwand Eingriffe in Vollnarkose, Hautschnitt und Öffnung des Brustkorbs, in der Regel Einsatz der Herz-Lungen-Maschine, Öffnung des Herzens und/oder der Lungenarterien, meistens Unterbrechung der Herzmuskeldurchblutung. Dauer der Eingriffe: ca. 2–3 Stunden. Intensivstation: ja oder nur wenige Stunden. Künstliche Beatmung auf der Intensivstation: nicht unbedingt. Krankenhausaufenthalt: ca. 8–14 Tage. Schulbesuch: möglich nach ca. 4 Wochen. Körperliche Belastung und Sport: voraussichtlich nach ca. 2 Monaten.

Folgende besondere (früher gebräuchliche) Eingriffe, bei denen man auf den Einsatz der Herz-Lungen-Maschine verzichten kann, sind heute weitgehend durch die weniger belastenden Herzkathetertechniken ersetzt worden:

1. Klappensprengung nach Brock: Verwachsene Segel der Herzklappe sprengt der Chirurg mit einem Spreizinstrument auseinander. Für diesen Eingriff öffnet man den vorderen oder linken Brustkorb.

> Zur körperlichen Belastung nach dem Eingriff ist eine individuelle Beratung durch das behandelnde Zentrum erforderlich

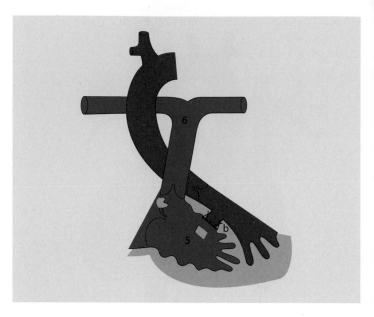

◘ **Abb. 4.49**   Operation eines zweigeteilten rechten Ventrikels, Double-chambered-right-Ventricle (DCRV). Durchtrennen der nicht normal verlaufenden Muskulatur in der rechten Herzkammer und Verschluss eines Ventrikelseptumdefekts

2. Auftrennen der Pulmonalklappensegel in Inflow-Okklusion ohne Herz-Lungen-Maschine: (Kurzer Kreislaufstillstand, der Blutzufluss zum rechten Herzvorhof wird während des Korrektureingriffs blockiert.) Erforderlich ist die Öffnung des vorderen Brustkorbs.

■ **Was bringt die Herzreparatur?**

Mit der Behandlung kann man die Funktionsfähigkeit des Herzens wiederherstellen

Bei einer rechtzeitigen Behandlung und wenn keine bedeutsame Engstelle zurückbleibt, kann man alle Störungen, die durch den Herzfehler entstehen, beseitigen. Die rechte Herzkammer erholt sich, das Herz arbeitet wie ein gesundes Herz, und der Körper wird auch bei großen körperlichen Anstrengungen ausreichend durchblutet.

Wenn die Behandlung so spät erfolgt, dass bereits irreparable Schäden an der rechten Herzkammer vorliegen, wenn die Engstelle nur unvollständig beseitigt wurde oder die Herzklappe nach der Behandlung nicht mehr schließt (das kann nach einer Patch-Erweiterung der Fall sein), bleiben die körperliche Belastbarkeit und die Lebenserwartung unter Umständen trotz Behandlung in mehr oder weniger starkem Maß vermindert.

Bei vollständig schließunfähiger Pulmonalklappe kann in Einzelfällen die neue Arbeitsbelastung der rechten Herzkammer so groß werden, dass man nachträglich die defekte Klappe ersetzen muss. Entweder tauscht man in einer zweiten Herzoperation die Klappe aus oder setzt eine funktionsfähige Herzklappe mit Herzkathetertechniken ein.

- **Was ist zu tun, wenn zusätzliche Fehlbildungen am Herzen vorliegen?**

Fehlbildungen am Herzen operiert man zusammen mit der Pulmonalstenose. Bei der Fallot'schen Tetralogie und beim doppelten Auslass des rechten Ventrikels (Bezeichnung: Double-Outlet-right-Ventricle) ist die Pulmonalstenose ein Teil des komplexen Herzfehlers, den man im Rahmen der Gesamtoperation korrigiert.

Bei einer Mitralatresie besteht die Behandlung darin, einen Fontan-Kreislauf herzustellen (▶ Abschn. 3.1). Hierzu ist ein freier Abfluss des Körpervenenblutes durch den Lungenkreislauf erforderlich. Liegen Einengungen an den Lungenarterien vor, so beseitigt man diese vor der Fontan-Operation (meist durch eine Ballondilatation).

Eine Aortenisthmusstenose korrigiert man gleichzeitig mit der Pulmonalstenose oder vorher, entweder durch chirurgische Operation oder in geeigneten Fällen durch einen Kathetereingriff (Ballondilatation). Die Behandlungsmöglichkeiten und ihre Erfolgsaussichten muss man bei einem Kathetereingriff individuell prüfen.

> Korrekturen der Pulmonalstenose erfolgen oft gemeinsam mit anderen Fehlbildungen

- **Welche besonderen Risiken haben die verschiedenen Behandlungsmethoden?**

■■ **Risiken der Herzkatheterbehandlung**

Die Sterbewahrscheinlichkeit ist minimal und liegt zwischen 0 und 0,5 %.

Spezielle Risiken   Selten: Einrisse der Gefäßwände bei Aufweitung von Engstellen in den Lungenarterien. Selten: Flüssigkeitsansammlungen in der Lunge (Bezeichnung: Lungenödem), Bluthusten oder Gerinnsel (Bezeichnung: Thrombosen) in den Adern. Selten: Unterhalb der aufgeweiteten Herzklappe im Auslass der rechten Herzkammer kann sich vorübergehend eine Engstelle bilden.

■■ **Risiken der chirurgischen Operationen**

Die Sterbewahrscheinlichkeit in Deutschland liegt durchschnittlich bei weniger als 1,5 %. Bei Neugeborenen oder Säuglingen und nach dem 18. Lebensjahr ist sie höher.

Die allgemeinen Risiken bei Eingriffen im linken Brustkorb und von Herzoperationen mit Herz-Lungen-Maschine sind in ▶ Abschn. 3.1 ausgeführt.

- **Können unmittelbar nach den Eingriffen irgendwelche Probleme auftreten?**

Mit weiteren unvorhergesehenen Schwierigkeiten ist weder nach der Herzkatheterbehandlung noch nach einer Operation zu rechnen.

- **Wie geht es weiter nach einer erfolgreichen Aufweitung der Pulmonalstenose?**

Wenn nach der Behandlung der Blutdruckunterschied zwischen Herzkammer und Lungenschlagader kleiner als 20–40 mm Hg ist,

> Körperliche Entwicklung, Beruf, Sport, Schwangerschaft, Lebenserwartung

4

keine irreparablen Schäden an der rechten Herzkammer entstanden sind und die Pulmonalklappe einigermaßen gut schließt, erreichen die Kinder die gleiche Leistungsfähigkeit wie ein herzgesundes Kind. In der Regel gibt es keine Einschränkung bei der späteren Berufswahl oder beim Sport. Eine Schwangerschaft gilt als ungefährlich. Die Lebenserwartung ist normal.

Bleibt ein sogenannter Restdruckunterschied (Restgradient) bestehen, d. h., bleibt eine Engstelle zurück mit einer Blutdruckunterschied über 40 mm Hg, so rät man von Leistungssport ab und es können sich Einschränkungen für Berufe mit starken körperlichen Anforderungen ergeben. Gleiches gilt, wenn die Pulmonalklappe nach der Behandlung keine Schließfunktion mehr hat. Die Lebenserwartung kann verringert sein. Schwangerschaften gelten jedoch weiterhin als ungefährlich.

Medikamente, Nachuntersuchungen, Folgeeingriffe am Herzen

■ **Braucht unser Kind weitere medizinische Betreuung?**

In der Regel müssen die Patienten keine Medikamente nach der Behandlung einnehmen. Setzt man einen Stent ein, ist über 3–6 Monate lang die Einnahme eines Medikaments erforderlich, das die Blutgerinnung etwas abschwächt und auch in Schmerzmitteln enthalten ist.

Regelmäßige Nachuntersuchungen mit Echokardiografie und EKG sind empfehlenswert, um rechtzeitig erneute Engstellen, eine Schließunfähigkeit der Pulmonalklappe, die die rechte Herzkammer belastet, oder Probleme an der Aortenklappe zu erkennen. Die EKG-Untersuchung soll mögliche Herzrhythmusstörungen im Spätverlauf aufzeigen.

Sowohl nach Herzkatheterbehandlung als auch nach chirurgischer Operation rechnet man in 5–10 % der Fälle mit erneuten behandlungsbedürftigen Einengungen, die weitere Herzkathetereingriffe oder chirurgische Operationen erfordern.

Die Pulmonalklappe neigt im Spätverlauf auch zur Schließunfähigkeit, selbst wenn sie anfangs noch gut funktioniert hat. Schließunfähige Klappen treten vermehrt zum Beginn der Pubertät auf. Eine Schließunfähigkeit der Pulmonalklappe verträgt der Patient in der Regel gut. In einigen Fällen ist die rechte Herzkammer durch das Rückflussblut jedoch stark belastet und die Herzklappe muss ersetzt werden.

Bei ungefähr einem Viertel der Kinder verzeichnet man im Langzeitverlauf eine Schließunfähigkeit der Aortenklappe, die je nach Schweregrad unter Umständen einer Behandlung bedarf.

Gefährliche Herzrhythmusstörungen sind eher selten.

■ **Wie sind nach heutiger Erfahrung die Behandlungsergebnisse einzuschätzen?**

Die Beurteilungskriterien ergeben sich aus dem Zeitpunkt der Behandlung und bereits bestehenden Schäden an Herz und Gefäßen (► Abschn. 3.3):

— Ergebnisse nach rechtzeitiger Behandlung: ausgezeichnet bis gut
— Bei Schäden am Herzen, bestehenden Engstellen oder nicht ausreichend schließender Pulmonalklappe nach der Behandlung: gut

■ **Weitere Informationen zum Verständnis des Herzfehlers**

■ ■ **Ist es ein häufiger Herzfehler?**

Klappenfehler treten häufig auf, Engstellen in den Lungenadern oder eine zweigeteilte rechte Herzkammer sind hingegen selten. Jungen und Mädchen sind gleich häufig betroffen. Die ersten erfolgreichen Operationen an der Pulmonalklappe wurden Mitte der 1940er-Jahre vorgenommen, die ersten Ballondilatationen mit dem Herzkatheter Anfang der 1980er-Jahre, die ersten Operationen der zweigeteilten rechten Herzkammer erfolgten Mitte der 1970er-Jahre.

Pro Jahr führt man in Deutschland ca. 400 chirurgische Eingriffe an der Pulmonalklappe durch. Chirurgische Eingriffe erfolgen überwiegend bei Kindern und Jugendlichen im Alter von 1–18 Jahren, gefolgt von Eingriffen in der Säuglingsperiode und Eingriffen jenseits des 18. Lebensjahres. Hinzu kommt die wachsende und große Zahl an Herzkathetereingriffen, die einen großen Teil chirurgischer Eingriffe ersetzen können.

> Bei der Behandlung von Pulmonalklappen ersetzen schonende Kathetertechniken zunehmend die Operation am offenen Herzen

■ ■ **Warum ist ausgerechnet unser Kind mit dem Herzfehler auf die Welt gekommen?**

Aufgrund statistischer Berechnungen gibt es ein erhöhtes Risiko nach einer Röteln-Infektion der Mutter während der Schwangerschaft (es entstehen Engstellen in der Lungenschlagader) und bei Einnahme des früher eingesetzten Antiepileptikums Hydantoin.

Wenn Vater oder Mutter diesen Herzfehler hatten oder ein Geschwisterkind, ist die Wahrscheinlichkeit ebenfalls leicht erhöht. Darüber hinaus gibt es eine seltene Form der Pulmonalklappenstenose, die autosomal dominant, d. h. beim Vorliegen von nur einem defekten Genabschnitt, vererbt wird und zur Ausprägung führt (► e-Online-Material 8, extras.springer.com).

■ ■ **Haben Kinder mit einer Pulmonalstenose häufig weitere körperliche Fehlbildungen?**

Eine Häufung bestimmter körperlicher Fehlbildungen gibt es nicht. Wenn der Herzfehler allerdings im Rahmen einer Rötelnembryopathie (Röteln-Erkrankung der Mutter während der Schwangerschaft) auftritt, können neben der Pulmonalstenose eine Taubheit, Linsentrübungen des Auges (Katarakt), Minderwuchs oder eine verzögerte geistige Entwicklung vorliegen.

Verschiedene, zum Teil vererbbare Erkrankungen können mit einer Pulmonalstenose kombiniert sein wie Elastindefekte, das Alagille-Syndrom, Noonan-Syndrom oder Williams-Beuren-Syndrom (► e-Online-Material 8, extras.springer.com).

◘ Tab. 4.9   Risiko einer Herzinnenhautentzündung (Endokarditis)

Herzfehler/Maßnahme	Einstufung	Endokarditisprophylaxe
Unbehandelte Herzfehler	Geringes Risiko	Endokarditisprophylaxe nur nach Auftreten einer Endokarditis
Unbehandelter zweigeteilter rechter Ventrikel mit Ventrikelseptumdefekt	Erhöhtes Risiko	Endokarditisprophylaxe
Herzkatheterbehandlung oder chirurgische Operation von Pulmonalstenosen ohne Einsetzen von Fremdmaterial	Geringes Risiko	Keine Endokarditisprophylaxe
Herzkatheterbehandlung oder chirurgische Operation von Pulmonalstenosen mit Einsetzen von Fremdmaterial	Erhöhtes Risiko unmittelbar nach den Eingriffen	6 Monate lang Endokarditisprophylaxe

▪▪ Wie groß ist das Risiko einer Herzinnenhautentzündung (Endokarditis) bei der unbehandelten Pulmonalstenose, wie groß ist das Risiko nach einer Behandlung?

Das Risiko einer Endokarditis hängt vom Herzfehler und der eingesetzten Maßnahme ab und ist in ◘ Tab. 4.9 aufgeführt.

4.8   Aortenstenose (AS, AoS, AoVs)

Klassifikation   Engstellen im Ausflusstrakt des linken Herzens, Engstellen in linker Herzkammer oder Aorta.

▪   Wo stimmt etwas nicht am Herzen?

Gesundes Herz

In dem gesunden Herzen pumpt die linke Herzkammer sauerstoffreiches Blut in die Körperschlagader (Aorta) hinein. Zwischen dem Auslass der Herzkammer und dem Anfangsteil der Aorta befindet sich ein Rückschlagventil, die Aortenklappe. Wenn die Herzkammer pumpt, öffnet sich das Ventil, wenn sie Blut ansaugt, schließt es sich. Hindernisse für den Blutstrom auf seinem Weg von der linken Kammer in den Körperkreislauf bestehen nicht. Lungen- und Körperkreislauf sind hintereinander geschaltet und werden mit gleichen Blutmengen durchflossen (◘ Abb. 4.50).

Herz mit einer Aortenstenose

Liegt eine Aortenstenose vor, so gibt es ein Hindernis zwischen linker Herzkammer und dem Körperkreislauf. Die linke Herzkammer muss bei dieser Fehlbildung mehr Kraft aufbringen, um das Blut in den Körperkreislauf zu befördern. Aus diesem Grund nimmt die Stärke ihrer Wandmuskulatur zu. Lungen- und Körperkreislauf durchfließen weiterhin gleich große Blutmengen. Der Blutfluss durch die Kreisläufe kann allerdings schwach sein, wenn das Hindernis sehr groß ist. Die Verengung kann am Ausgang des Herzens liegen, außerhalb oder auch im Herzen (◘ Abb. 4.51).

Art und Lage der Aortenstenose unterscheiden sich

Bedeutung für die Behandlung haben Art und Lage der Engstelle. Man unterscheidet folgende Formen:

━ Valvuläre Aortenstenose: Problem ist das Rückschlagventil.

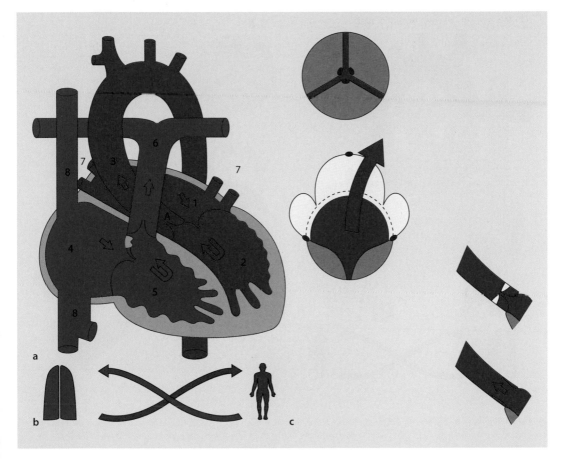

Abb. 4.50 a–c. Gesundes Herz und Aortenklappe. **a Herzschema:** Sauerstoffreiches Blut (roter Pfeil) fließt von den Lungenvenen (7) in den linken Vorhof (1), in die linke Herzkammer (2) und die Aorta (3). Sauerstoffarmes Blut (blauer Pfeil) fließt von den Hohlvenen (8) in den rechten Vorhof (4), die rechte Herzkammer (5) und die Lungenarterie (6). Zwischen der linken Herzkammer (2) und der Aorta (3) sitzt die Aortenklappe (A). **b Blutfluss im Lungen- und Körperkreislauf:** In den Lungenkreislauf fließt sauerstoffarmes Blut (blau) hinein und sauerstoffreiches (rot) kommt heraus, in den Körperkreislauf fließt sauerstoffreiches Blut hinein und sauerstoffarmes kommt heraus. Lungen- und Körperkreislauf durchfließen die gleichen Blutmengen. **c Schemazeichnungen einer Aortenklappe:** Schema in der Aufsicht (links) und in der seitlichen Ansicht (rechts) mit Klappensegelanordnung der geschlossenen Aortenklappe (oben) und der offenen Klappe (unten). Roter Pfeil = Fließrichtung des sauerstoffreichen Blutes. Oben: Die taschenförmigen Segel haben sich mit Blut gefüllt und ihre Ränder liegen im Zentrum der Herzklappe aneinander – die Klappe ist geschlossen. Unten: Die Segel werden durch den Druck des aus der rechten Herzkammer kommenden Blutstromes auseinandergespreizt – die Klappe ist offen

- Subvalvuläre Aortenstenose: Das Problem liegt im Auslass der linken Herzkammer.
- Supravalvuläre Aortenstenose: Die Engstelle liegt im Anfangsteil der Aorta oberhalb des Bereichs, aus dem die Versorgungsarterien für die Herzwandmuskulatur (Koronararterien) abgehen.
- Hypertrophische obstruktive Kardiomyopathie (HOCM): Problem ist die Trennwand zwischen den Herzkammern (Ventrikelseptum), und zwar an der Stelle, an der sie zwischen dem Auslass der rechten und linken Herzkammer verläuft.

4

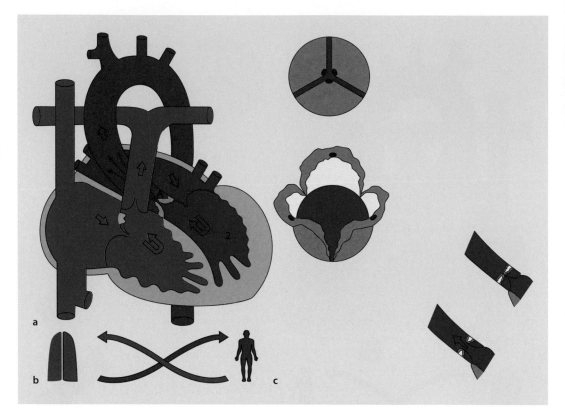

□ Abb. 4.51 a–c.   Herz mit einer Aortenstenose. **a Herzschema:** Im Vergleich mit **□** Abb. 4.50 sind folgende Veränderungen erkennbar. Die Aortenklappe (A) hat verdickte starre Segel. Durch die Klappe wird Blut wie ein Pressstrahl in die Aorta gepumpt, die Muskelwand der linken Herzkammer (2) ist verdickt. **b Blutfluss im Lungen- und Körperkreislauf:** Die Blutflüsse entsprechen denen im gesunden Herzen. **c Schemazeichnungen einer kranken Aortenklappe:** Schema in der Aufsicht (links) und in der seitlichen Ansicht (rechts), Klappensegelanordnung der geschlossenen Aortenklappe (oben) und der offenen Klappe (unten). Die Ränder der Klappensegel sind starr und verdickt. Die Klappe schließt zwar gut, öffnet sich beim Pumpen der Herzkammer aber nicht weit genug

Zusätzlich gibt es das Krankheitsbild der kritischen Aortenklappenstenose.

In diesem Abschnitt beschränkt sich Darstellung auf die valvuläre Aortenstenose.

▪   **Wie rasch muss unser Kind behandelt werden?**
Die Behandlung ist an einem für Kind und Eltern günstigen Termin planbar.

▪   **Welche Schäden verursacht der Herzfehler?**

▪▪ **Herz**
a.   Die linke Herzkammer muss vermehrt Kraft aufwenden, um Blut in den Lungenkreislauf zu pumpen. Dadurch ist sie chronisch überfordert. Ihre Muskulatur nimmt zu (hypertrophiert). Da die

Schweregrad	Beschreibung	Blutdruckunterschied	Klappenöffnungsfläche (KOF)
Grad I	Triviale Aortenstenose	< 25 mm Hg	> 2 cm^2/m^2 KOF
Grad II	Leichte Aortenstenose	25–50 mm Hg	0.8–2 cm^2/m^2 KOF
Grad III	Mittlere Aortenstenose	50–70 mm Hg	0.5–0.8 cm^2/m^2 KOF
Grad IV	Schwere Aortenstenose	> 70 mm Hg	< 0.5 cm^2/m^2 KOF

◘ Tab. 4.10 Schweregrade der Aortenstenose

Versorgungsadern der Muskulatur, die Herzkranzgefäße, nicht entsprechend mitwachsen können, reicht die Blutversorgung ab einer kritischen Wandstärke nicht mehr aus und Muskelfasern sterben ab (Folge: Herzinsuffizienz, verkürzte Lebenserwartung).

b. Einen hohen Sauerstoffbedarf des Körpers (z. B. beim Sport) bedient das gesunde Herz dadurch, dass es mehr arbeitet und den Blutfluss durch die Kreisläufe steigert. Beide Herzkammern können ihre Pumpleistung auf das 3- bis 5-Fache erhöhen. Liegt eine Aortenstenose vor, so stößt die überanstrengte linke Herzkammer früh an ihre Leistungsgrenze (Folge: eingeschränkte körperliche Leistungsfähigkeit).

c. Wenn die Herzkammern ihre Pumpleistung erhöhen, benötigen sie selbst mehr Sauerstoff. Die Koronargefäße (die Versorgungsadern der Herzmuskulatur) erweitern sich, und es fließt die 4- bis 5-fache Menge an sauerstoffreichem Blut durch die Muskulatur. In der verdickten Wand der linken Herzkammer können die Herzkranzgefäße oft nicht genug Sauerstoff anliefern, sodass bei allen Formen der Fehlbildung während körperlicher Anstrengungen ein gefährlicher Sauerstoffmangel auftreten kann (Folgen: Absterben von Muskelzellen, Herzinfarkt, Herzrhythmusstörungen, Gefahr eines plötzlichen Herztodes).

▪▪ Lunge

a. Negative Auswirkungen auf die Lunge gibt es bei der Aortenklappenstenose nicht (Ausnahme: Herzinsuffizienz).

▪▪ Körper

a. Der Körper ist unter Ruhebedingungen ausreichend durchblutet und Organschäden entstehen nicht. Bei Belastung kann es zur vorübergehenden Minderdurchblutung von Organen wie dem Gehirn (Ohnmacht) kommen. Bleibende Schäden verursacht das nicht.

▪ Was geschieht, wenn der Herzfehler nicht behandelt wird?

Der Verlauf ist abhängig von dem Schweregrad des Herzfehlers. Die Aortenstenose teilt man in 4 Schweregrade ein, die sich auf den Blutdruckunterschied zwischen der linken Herzkammer und der Aorta beziehen. Zusätzlich misst man die Öffnungsfläche der Klappe aus und vergleicht sie mit Normwerten (◘ Tab. 4.10).

Geringe Stenosegrade bedürfen keiner Behandlung, optimal ist eine sorgfältige Betreuung

Bei trivialen und leichten Stenosen (Schweregrad I und II) sind die Kinder meist beschwerdefrei und die Lebenserwartung ist weitgehend normal. Der Schweregrad verschlimmert sich nicht, eine Behandlung ist normalerweise nicht erforderlich. Ausnahmen sind Beschwerden beim Schweregrad II.

Wenn ein Schweregrad I vorliegt, muss bei unbehandelten Patienten in 1 % und bei einem Schweregrad II in 6 % mit plötzlichen Todesfällen gerechnet werden, die zumeist nach körperlicher Belastung auftreten. Ab einem Druckunterschied von 25 mm Hg sollten die Patienten stärkere körperliche Belastungen meiden. Unter sorgfältiger Betreuung rechnet man heute mit ungefähr 1 % spontaner Sterblichkeit bei einem Schweregrad I und II.

Liegen mittlere oder schwere Aortenklappenstenosen vor (Grad III und IV), treten in der Regel Beschwerden auf und die Lebenserwartung ist verkürzt. 10 % der Betroffenen versterben in der Säuglingsperiode, 60 % vor dem 40. Lebensjahr. Man rät bei diesen Kindern zur Behandlung.

Hintergrundinformation: Spontanheilung
Die Fehlbildung bessert sich nicht spontan.

- **Wie macht sich der Herzfehler bemerkbar?**

Kinder mit einer Aortenklappenstenose klagen oft nach dem 10. Lebensjahr über Luftnot bei körperlicher Belastung, schnelle Ermüdbarkeit, Herzschmerzen, Herzklopfen und Herzstolpern, Ohnmachtsanfälle, Bauchweh, starkes Schwitzen bei Belastung und Nasenbluten. Dem Arzt fällt beim Abhorchen des Herzens mit dem Stethoskop ein Herzgeräusch auf, das auch über den Halsschlagadern zu hören ist.

Selten fallen bereits bei Säuglingen Zeichen einer Herzinsuffizienz auf: Luftnot, Trinkschwäche mit Gewichtsstagnation, auffallende Blässe.

- **Mit welchen Untersuchungsmethoden weist man den Herzfehler nach?**

Echokardiografie und MRT

Standarduntersuchung zum Nachweis des Herzfehlers und zur Beantwortung fast aller für die Behandlung wichtigen Fragen ist die Echokardiografie. Alternativ, wenn Fragen offen bleiben, kommt die MRT (ohne Röntgenstrahlen) als Basisuntersuchung in Betracht. Der Arzt will anhand dieser Untersuchungen herausfinden,

- welcher Druckunterschied (Gradient) besteht,
- wie gut die linksventrikuläre Auswurfleistung (Ejektionsfraktion) ist,
- wo die Engstelle sitzt,
- ob eine Kombination aus mehreren Engstellen vorliegt,
- welche Begleitfehlbildungen vorliegen,
- ob man Begleitfehlbildungen mit Herzkathetertechniken behandeln kann,
- ob der Aortenklappenring eine normale Größe hat,

- ob die Klappensegel miteinander verklebt oder wulstig aufgetrieben sind,
- wie groß die Klappenöffnungsfläche ist,
- ob eine zusätzliche Schließunfähigkeit der Klappe besteht und wie hochgradig sie ist,
- ob eine Herzkatheterweitung der Klappe möglich und Erfolg versprechend ist.

Die Herzkatheteruntersuchung beantwortet alle Fragen zu diesem Herzfehler. Man setzt sie allerdings aufgrund der Röntgenstrahlenbelastung ungern zur alleinigen Diagnostik des Herzfehlers ein. Ihr Einsatz erfolgt, wenn eine Behandlung der Fehlbildung mit Herzkathetertechniken (hier der Ballondilatation) möglich erscheint. Dann finden die Diagnostik und Behandlung in einem Arbeitsgang statt.

Folgende ergänzende Untersuchungen führt man routinemäßig unter verschiedenen Fragestellungen durch:

- Abhören des Brustkorbs mit dem Stethoskop: Herzgeräusch, das typischerweise auch über den Halsschlagadern zu hören ist
- Stressechokardiografie: Durchführung bei schlechter Pumpfunktion der linken Herzkammer, um zu sehen, wie hoch der Druckunterschied bei guter Auswurfleistung ist
- EKG: Nachweis von Herzrhythmusstörungen, Hinweis auf eine Schädigung der Herzwandmuskulatur. Das Belastungs-EKG gibt außerdem Hinweise auf eine Unterversorgung der Herzmuskulatur mit Sauerstoff unter körperlicher Belastung.

Herzkatheteruntersuchung

Weitere Untersuchungen

▪ Wie häufig ist mit weiteren Herzfehlern oder Gefäßfehlbildungen zu rechnen?

Bei jedem 5. Patienten liegen weitere Fehlbildungen des Herzens oder der Aorta vor. Zusatzfehlbildungen am Herzen oder an den herznahen Adern stellt man mit der Echokardiografie-, MRT- oder Herzkatheteruntersuchung fest.

Mögliche Zusatzherzfehler Aortenklappeninsuffizienz, Aortenisthmusstenose, offener Ductus arteriosus Botalli, Ventrikelseptumdefekt, Vorhofseptumdefekt, Fallot'sche Tetralogie.

▪ Wann wird üblicherweise die Behandlung des Herzfehlers empfohlen?

In ◘ Tab. 4.11 ist das Alter angegeben, in dem sich die Behandlung des Herzfehlers abhängig vom Schweregrad und möglichen Begleiterkrankungen empfiehlt.

▪ Wie behandelt man die Fehlbildungen?

Die Behandlung erfolgt unter der Zielsetzung, die Stenose entweder vollständig zu beseitigen oder bis zu einem Schweregrad I bzw. II zu bessern. Da die Herzklappe zwischen Geburt und Erwachsenenalter erheblich wächst, versucht man ihr Wachstumspotenzial so gut wie

4

◘ Tab. 4.11   Behandlung bei Aortenklappenstenose

Herzfehler		Maßnahme	Alter
1.	Aortenklappenstenose ohne Beschwerden	Chirurgische Rekonstruktion oder Herzkathe-terweitung der Aortenklappe	Vorschulalter
		Chirurgische Eingriffe mit Ersatz der Aorten-klappe, Ross-Operation, Konno-Operation usw.	Schulalter
2.	Aortenklappenstenose mit Beschwerden, Zunahme des Druckunterschieds, beginnende Aorteninsuffizienz	Chirurgische Rekonstruktion oder Herzkathe-terweitung der Aortenklappe	Zeitnah

möglich zu erhalten. Darüber hinaus wählt man ein Verfahren, das den Patienten so gering wie möglich belastet.

▪ ▪ Behandlung durch eine Herzkatheterintervention

Bei der Herzkatheterintervention ist kein Operationsschnitt nötig

Mit Herzkathetermethoden kann der Kardiologe bei einer Aortenklappenstenose miteinander verwachsene Klappensegel an den Verwachsungsstellen auseinanderreißen. Von Adern in der Leiste aus führt er die Operationswerkzeuge zur Aortenklappe. Ein aufblasbarer Ballon wird in die Herzklappe hineingeschoben und die Klappensegel getrennt, sodass sich die Herzklappe wieder öffnet (nach der sogenannten Ballondilatation der Klappe besteht meist eine leichte Undichtigkeit; ◘ Abb. 4.52).

Besondere Voraussetzungen Keine ausgeprägte Schließunfähigkeit der Herzklappe (Aorteninsuffizienz geringer als Grad II), ausreichend großer Aortenklappenring, keine starken Veränderungen der Klappensegel. Die Schließunfähigkeit der Aortenklappe ist in den Schweregrad I–IV eingeteilt: Beim Grad II fließt eine relativ kleine Blutmenge nach dem Pumpvorgang zurück in die linke Herzkammer.

Eine von Natur aus zu kleine Herzklappe kann man mit dieser Methoden nicht »vergrößern«. Würde man eine kleine Herzklappe aufdehnen, lägen die Klappensegel im Zentrum des Rückschlagventils nicht mehr aneinander und die Klappe wäre schließunfähig. Eine höhergradige Schließunfähigkeit (höher als Grad II) wird von der linken Herzkammer ebenso wenig toleriert wie eine Stenose. Kann sich die Klappe nicht richtig öffnen, da ihre Klappensegel starre aufgetriebene Platten sind, kann man die Stenose mit der Herzkatheterweitung ebenfalls kaum bessern.

Zur körperlichen Belastung nach dem Eingriff ist eine individuelle Beratung durch das behandelnde Zentrum erforderlich

Aufwand Eingriff im Dämmerschlaf und mit lokaler Betäubung der Haut, kein Hautschnitt, keine Öffnung des Brustkorbs, kein Einsatz der Herz-Lungen-Maschine. Röntgenstrahlen: ja. Jodhaltiges Kontrastmittel: ja. Dauer des Eingriffs: ca. 2–3 Stunden. Intensivstation: nein oder nur wenige Stunden. Künstliche Beatmung auf der Intensivstation: nicht unbedingt. Druckverband in der Leiste: 6–8 Stunden.

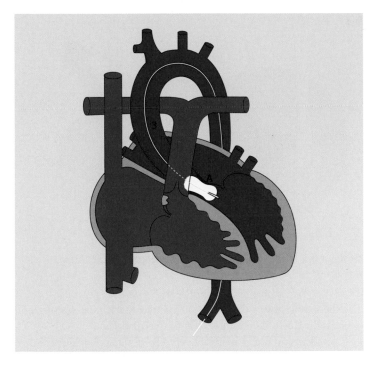

◘ **Abb. 4.52** Ballondilatation der Aortenklappenstenose. Durch die Aorta (3) schiebt man den Ballonkatheter bis zur Aortenklappe (A) und trennt durch Aufblasen des Ballons die verklebten Segel der Klappe voneinander

Krankenhausaufenthalt: ca. 3–4 Tage. Schulbesuch: möglich nach ca. 1 Woche. Körperliche Belastung und Sport: individuelle Beratung.

■ ■ **Behandlung durch eine Herzoperation**
Aortenklappenstenosen, die man nicht Erfolg versprechend mit Herzkathertechniken behandeln kann, z. B. weil die Klappensegel aufgetrieben und starr sind oder die Herzklappe zu klein ist, operiert der Chirurg.

Valvulotomie/Kommissurotomie der Aortenklappe Er öffnet die Aorta und trennt die zusammengewachsenen Segel der Aortenklappe unter Sicht an ihren Verklebungsstellen mit dem Skalpell voneinander (◘ Abb. 4.53). Wulstige Auflagerungen auf den Segeln kann man mit dem Skalpell entfernen (Bezeichnung: Shaping).

Besondere Voraussetzung Keine akute Infektion.

Aufwand Eingriff in Narkose, Hautschnitt und Öffnung des Brustkorbs, Einsatz der Herz-Lungen-Maschine, Unterbrechung der Herzmuskeldurchblutung, keine Öffnung des Herzens. Dauer des Eingriffs: ca. 2–3 Stunden. Intensivstation: ja. Künstliche Beatmung auf der Intensivstation: meistens ja. Krankenhausaufenthalt: ca. 8–14 Tage.

4

◻ **Abb. 4.53 a, b.**   Valvulotomie der Aortenklappe. Unter Sicht trennt man die verklebten Segel der Klappe voneinander

Schulbesuch: möglich nach 4–5 Wochen. Körperliche Belastung und Sport: individuelle Beratung durch den Kardiologen.

Daneben sind die Erweiterung vom Aortenklappenring und dem Auslass der linken Herzkammer möglich, die aufwendige Operationsverfahren darstellen.

■ ■ **Herzklappenersatz**
Die Ersatzklappe muss die richtige Größe für das Kinderherz haben. Sie soll gut funktionieren, sonst erleidet die linke Herzkammer einen Schaden. Sie sollte lange funktionstüchtig bleiben und mit dem Herzen mitwachsen können.

Ein optimaler Ersatz für die Aortenklappe ist beim Kind die körpereigene Pulmonalklappe

Hintergrundinformation: Herzklappenimplantate
Die einzigen Herzklappen mit Wachstumspotenzial sind derzeit die körpereigenen Herzklappen. Als Ersatz für die Aortenklappe eignet sich die körpereigene Pulmonalklappe, die den gleichen Aufbau und die gleiche Größe besitzt und nach bisherigen Erfahrungen lange Zeit mit der höheren Druckbelastung einer Aortenklappe zurechtkommt.
Alternativ stehen Herzklappen von Spenderpatienten bei kleinen Kindern zur Verfügung sowie Herzklappen aus tierischem oder Kunststoffmaterial bei größeren Patienten. All diese Klappen haben kein Wachstumspotenzial und werden nach Wachstum des Herzens zu klein, ein Teil degeneriert zudem frühzeitig. Diese alternativen Klappen muss man regelmäßig austauschen.

Verwendet man die körpereigene, wachsende Pulmonalklappe als Aortenklappe, fehlt sie in der Lungenschlagader. Hier setzt man dann das alternative Herzklappenmaterial ein, da Pulmonalklappenprobleme die rechte Herzkammer in der Regel nur gering schädigen.

Einsetzen einer neuen Aortenklappe Oberhalb der Herzklappe schneidet man die Aorta auf und entfernt die Segel der kranken

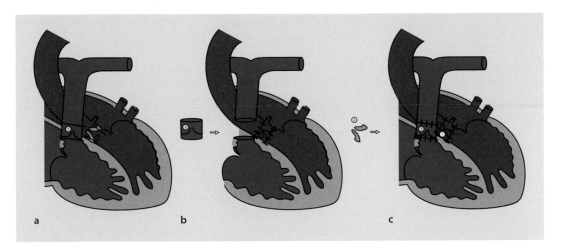

◘ Abb. 4.54 a–c.   Ross-Operation. **a** Den Anfangsteil der Pulmonalarterie mit der gesunden Pulmonalklappe (1) schneidet man aus der Ader heraus. Die Segel der Aortenklappe (2) sind verdickt. **b** Man näht einen Ersatzteil für den Anfang der
Pulmonalarterie und die Pulmonalklappe ein (3), z. B. eine gleich große Lungenschlagader inklusive Herzklappe von einem
Spender. Die verdickten Segel der Aortenklappe (2) werden aus dem Aortenring ausgeschnitten und entfernt. **c** Den ausge-
schnittenen Pulmonalarterienabschnitt mit der gesunden Pulmonalklappe näht man in den Anfangsteil der Aorta ein (1) und
setzt zusätzlich die Herzkranzgefäße in diesen Abschnitt ein

Herzklappe. Die neue funktionierende Herzklappe näht man in die
Aorta ein und schließt sie wieder.

Besondere Voraussetzungen   Keine akute oder chronische Infektion.

Aufwand   Eingriff in Narkose, Hautschnitt und Öffnung des Brustkorbs, Einsatz der Herz-Lungen-Maschine, Unterbrechung der Herzmuskeldurchblutung. Öffnung des Herzens: nein. Dauer des Eingriffs:
ca. 3 Stunden. Intensivstation: ja. Künstliche Beatmung auf der Intensivstation: ja. Krankenhausaufenthalt: etwas länger als 14 Tage. Schulbesuch: möglich nach 4–5 Wochen. Körperliche Belastung und Sport:
individuelle Beratung durch den Kardiologen.

■ ■ Aortenklappenersatz durch eine körpereigene
Pulmonalklappe

Bei der sogenannten Ross-Operation, die benannt ist nach ihrem Entwickler, schneidet man den Anfangsteil der Lungenschlagader mit der
Pulmonalklappe aus dem Auslass der rechten Herzkammer heraus.
Man entfernt außerdem die Aortenklappensegel und schneidet die
Koronararterien aus der Wand der Aorta. Das entnommene Pulmo-
nalarterienstück wird zwischen Aortenklappenring und Aorta eingenäht und die Koronararterien in seine Wand eingesetzt (◘ Abb. 4.54).
Das fehlende Stück der Lungenschlagader mit seiner Herzklappe ersetzt man durch Material von z. B. einem Spender (Bezeichnung: Ho-
mograft). Entweder nimmt man ein Stück Lungenschlagader oder ein
Stück Körperschlagader mit innen liegender Herzklappe als Ersatz.

Bei der Ross-Operation dient die
körpereigene Pulmonalklappe als
Klappenersatz

Besondere Voraussetzungen   Keine akute oder chronische Infektion, gut funktionierende Pulmonalklappe.

Zur körperlichen Belastung nach dem Eingriff ist eine individuelle Beratung durch den Kardiologen erforderlich

Aufwand   Eingriff in Narkose, Hautschnitt und Öffnung des Brustkorbs, Einsatz der Herz-Lungen-Maschine, Unterbrechung der Herzmuskeldurchblutung. Öffnung des Herzens: nein. Dauer des Eingriffs: ca. 5 Stunden. Intensivstation: ja. Künstliche Beatmung auf der Intensivstation: ja. Krankenhausaufenthalt: länger als 14 Tage. Schulbesuch: möglich nach 4–5 Wochen. Körperliche Belastung und Sport: individuelle Beratung.

Mit der Behandlung kann man die Funktionsfähigkeit des Herzens wiederherstellen

▪ **Was bringen die Herzreparaturen?**

Bei optimalem Behandlungsergebnis und wenn keine irreparablen Schäden am Herzen vorlagen, kann man alle Störungen, die die Aortenstenose verursacht, beseitigen. Die linke Herzkammer kann sich erholen, und das Herz arbeitet wie ein normales Herz.

Kann man die Engstelle vollständig beseitigen, werden der Körper und die Herzmuskulatur auch während großer körperlicher Anstrengungen ausreichend durchblutet. Wenn eine Engstelle übrig bleibt, kann es trotz Behandlung bei großen körperlichen Anstrengungen zu einer gefährlichen Mangeldurchblutung der Herzmuskulatur kommen. Auch die Durchblutung des Körpers ist dann begrenzt.

Ebenso bleiben bei irreparablen Schäden an der linken Herzkammer die Leistungsfähigkeit des Herzens und die körperliche Belastbarkeit eingeschränkt. Die Lebenserwartung ist dann vermindert.

▪ **Was ist zu tun, wenn zusätzliche Fehlbildungen am Herzen vorliegen?**

Eine Aortenklappeninsuffizienz ist bis Grad II nicht behandlungsbedürftig, ab Grad III muss man die Herzklappe ersetzen. Eine Aortenisthmusstenose korrigiert man vor der Behandlung einer Aortenstenose oder gleichzeitig. Ein offener Ductus arteriosus Botalli verschließt man simultan. Ein Ventrikel- oder Vorhofseptumdefekt können gleichzeitig oder später in einem zweiten Eingriff korrigiert werden, ebenso die Fallot'sche Tetralogie.

▪ **Welche besonderen Risiken haben die verschiedenen Behandlungsmethoden?**

In ◨ Tab. 4.12 sind die Risiken der verschiedenen Behandlungsmethoden zusammengestellt.

▪ **Können unmittelbar nach den Eingriffen irgendwelche Probleme auftreten?**

Nach aufwendigen Eingriffen ist mit einer vorübergehenden Herzschwäche zu rechnen, die eine entsprechende Herzunterstützung auf der Intensivstation erfordert. Gleiches gilt bei einer schwer geschädigten linken Herzkammer. Ansonsten besteht eine Neigung zu Herzrhythmusstörungen.

Tab. 4.12 Risiken der Behandlungsmethoden

Sterberisiko	Unvorhergesehene Schwierigkeiten	Folgen
Ballondilatation der Aortenklappe		
Allgemein: < 3 %	Aorteninsuffizienz durch Einreißen der Klappensegel an der falschen Stelle, Reststenose, Herzrhythmusstörungen, Mitralinsuffizienz	Nachoperationen oder Zweiteingriffe mit dem Interventionskatheter, Herzschrittmacherimplantation. Eine bereits bestehende Schließunfähigkeit der Aortenklappe verstärkt sich bei der Dilatation meist um 1 Grad.
Valvulotomie/Kommissurotomie der Aortenklappe		
Allgemein: > 2 %	Aorteninsuffizienz, Reststenose	Nachoperationen
Aortenklappenersatz durch die körpereigene Pulmonalklappe – Ross-Operation		
Allgemein: < 2 % Säuglinge: < 15 % Kinder: < 1 %	Schließunfähigkeit der transplantierten Pulmonalklappe, Verletzung des Erregungsleitungssystems und Notwendigkeit eines Herzschrittmachers	Nachoperationen

Risiko bei Aortenklappenersatz durch Fremdklappen: Leckage zwischen implantierter Aortenklappe und Wand der Schlagader (paravalvuläres Leck), Zersetzen von Blutzellen (Bezeichnung: Hämolyse), Verletzung des Erregungsleitungssystems. Die Sterbewahrscheinlichkeit liegt bei Säuglingen unter 8 %, bei Kindern unter 1 %.

- **Wie geht es weiter nach Behandlung der Aortenstenose?**

Eingriffe aufgrund einer Aortenstenose schaffen in der Regel keine gesunden Verhältnisse im Herzen. Sie bessern allerdings die aktuelle Arbeitssituation des Herzens, verringern Beschwerden, verlängern die Lebenserwartung und schaffen bei einigen Formen der Fehlbildungen günstige Voraussetzungen für weitere Korrekturen.

Die körperliche Entwicklung der Patienten verläuft nach allen Eingriffen zumeist normal. Nach den Korrekturmaßnahmen ist die körperliche Belastbarkeit im Beruf und beim Sport abhängig vom Operationsergebnis, d. h. von der Funktion der Aortenklappe, von dem verbliebenen Druckunterschied im Operationsbereich, von verbliebenen Schäden am Herzen und von Herzrhythmusstörungen. Körperliche Leistungsgrenzen ermittelt man individuell durch Belastungstests (Spiroergometrie) im Anschluss an die Eingriffe.

Körperliche Entwicklung, Beruf, Sport, Schwangerschaft, Lebenserwartung

Bleiben nach Behandlung der Aortenstenose Engstellen oder Schließprobleme der Klappe bestehen, kann es bei erhöhtem Sauerstoffbedarf des Herzens zu einer gefährlichen Sauerstoffmangelversorgung der Herzmuskulatur kommen, durch die der Patient unter Umständen sterben kann. Vor der Wahl des Berufs und vor sportlichen Aktivitäten ist deshalb eine kardiologische Beratung empfehlenswert.

Liegt nach den Korrektureingriffen ein Druckunterschied von unter 20 mm Hg vor und eine Aorteninsuffizienz Grad I, so können die Patienten voraussichtlich Sportarten der Gruppe II mit mäßiger Belastung (Tennis) betreiben, liegt der Druckunterschied über 20 und unter 40 mm Hg, sind Sportarten der Gruppe III mit leichter Belastung (Schwimmen, Radfahren) möglich. Bei einem Druckunterschied von über 40 mm Hg können die Patienten Sportarten der Gruppe IV mit mäßiger Einschränkung (Schulsport ohne Leistungsnachweis) wahrnehmen.

Auch bei der Wahl des Berufs ist möglicherweise einer eingeschränkten körperlichen Belastbarkeit Rechnung zu tragen, daneben Problemen, die durch Herzrhythmusstörungen auftreten können.

Schwangerschaften sind risikoarm, wenn im Operationsgebiet ein Druckunterschied unter 50 mm Hg vorliegt bzw. die Öffnungsfläche der Aortenklappe größer als 1 cm^2 ist. Bei höheren Druckunterschieden wird vor der Schwangerschaft zu einem Zweiteingriff und zur Verbesserung der Situation im Herzen geraten, da eine Gefahr für Mutter und Kind besteht. Wenn eine neue Herzklappe eine Gerinnungshemmung mit Cumarin erfordert, ist die Umstellung der Medikation erforderlich und in der Regel eine Überwachung der Schwangerschaft durch einen Kardiologen.

Die Lebenserwartung nach Ballondilatation oder Kommissurotomie der Aortenklappe liegt nach 15 Jahren bei ca. 95 %, nach 25 Jahren bei ca. 80 % und nach 30 Jahren bei ca. 70 %. Nach Ross-Operation beträgt sie nach 10 Jahren über 90 %, nach 20 Jahren über 70 %.

Medikamente, Nachuntersuchungen, Folgeeingriffe am Herzen

■ **Braucht unser Kind weitere medizinische Betreuung?**
Eine regelmäßige Einnahme von Medikamenten ist nach dem Einsetzen künstlicher Herzklappen erforderlich (gerinnungshemmende Medikamente). Nach allen Eingriffen erfolgen regelmäßige Nachuntersuchungen mittels EKG und Echokardiografie, zum Teil auch mittels MRT oder Herzkatheteruntersuchung. Die Ergebnisse nach den Korrektureingriffen können sich im Verlauf wieder verschlechtern und neue Probleme im Herzen hinzukommen. Daneben können behandlungsbedürftige Herzrhythmusstörungen auftreten.

Nach Ballondilatation der Aortenklappe oder chirurgischer Valvulotomie entwickelt ungefähr die Hälfte der Patienten innerhalb von 15 Jahren erneute Engstellen an der Aortenklappe oder eine behandlungsbedürftige Klappeninsuffizienz. Erforderlicher Folgeeingriff ist meist ein Herzklappenersatz. Darüber hinaus verliert die Mitralklappe häufig ihre Schließfähigkeit und muss behandelt werden. Herzrhythmusstörungen können die Implantation eines Herzschrittmachers erfordern. Liegt ein Ullrich-Turner-Syndrom vor, so können behandlungsbedürftige Aussackungen (Bezeichnung: Aneurysmen) an der Aorta auftreten.

Nach der Transplantation einer körpereigenen Aortenklappe (Ross-Operation) rechnet man in ungefähr 15 % der Fälle innerhalb von 15 Jahren mit Folgeeingriffen.

■ **Wie sind nach heutiger Erfahrung die Behandlungsergebnisse nach der Korrektur von Aortenstenosen einzuschätzen?**
Folgende Beurteilungskriterien ergeben sich (► Abschn. 3.3):
— Ergebnisse der Behandlungsmethoden: gut bis befriedigend

- **Weitere Informationen zum Verständnis des Herzfehlers**

■■ **Sind es häufige Fehlbildungen?**

Die Aortenklappenstenose gehört zu den 10 häufigsten Herzfehlern. Jungen sind 4 Mal so häufig betroffen wie Mädchen. Erste Aufsprengungen verwachsener Aortenklappensegel hat man bereits 1953 ohne Herz-Lungen-Maschine mit dem Finger oder 1955 mit Spreizinstrumenten bei Erwachsenen durchgeführt, mit der Herz-Lungen-Maschine unter Sicht seit 1956. Operationen bei Kindern datieren auf den Anfang der 1960er-Jahre zurück. Herzkathetereingriffe zur Weitung der Aortenklappenstenose erfolgen seit 1985. Der erste Aortenklappenersatz mit einer mechanischen Herzklappe wurde 1952 vorgenommen, mit einer biologischen Klappe vom Tier 1965, mit einer biologischen menschlichen Spenderklappe 1962. Die Ross-Operation gibt es seit 1967. Pro Jahr werden in Deutschland zwischen 500 und 600 chirurgische Eingriffe aufgrund angeborener Fehlbildungen der Aortenklappe durchgeführt, bei Säuglingen mehr als 50, bei Kindern und Jugendlichen über 200. Hinzu kommt die Zahl der Herzkathetereingriffe.

> Behandlungen einer Verengung der Aortenklappe gehören zu den häufig durchgeführten Eingriffen

■■ **Warum ist ausgerechnet unser Kind mit dem Herzfehler auf die Welt gekommen?**

Aufgrund statistischer Berechnungen gibt es ein erhöhtes Risiko bei der Einnahme einiger Medikamente (Antiepileptika; ▶ e-Online-Material 8, extras.springer.com).

Erbanlagen spielen ebenfalls eine Rolle. Wenn die Mutter betroffen war, erhöht sich das Risiko für das Kind auf ca. 15 %, bei väterlicher Erkrankung auf 4 %. Das Wiederholungsrisiko für Geschwisterkinder liegt bei 4 %.

■■ **Haben Patienten mit diesem Herzfehler häufig weitere körperliche Fehlbildungen?**

Die Aortenstenose kommt gelegentlich mit isolierten körperlichen Fehlbildungen vor. In ca. 5 % werden Chromosomenanomalien beobachtet, in deren Rahmen verschiedene körperliche Fehlbildungen bestehen können (▶ e-Online-Material 8, extras.springer.com).

■■ **Wie groß ist das Risiko einer Herzinnenhautentzündung (Endokarditis) bei den unbehandelten Fehlbildungen, wie groß ist das Risiko nach einer Behandlung?**

Bei der unbehandelten Fehlbildung besteht ein erhöhtes Endokarditisrisiko. Eine routinemäßige Endokarditisprophylaxe scheint jedoch keine Vorteile zu bringen. Man rät zu einer Prophylaxe, nachdem bereits eine Endokarditis aufgetreten ist.

Wurden Herzklappen eingesetzt, geht man von einem bleibenden hohen Endokarditisrisiko aus und rät zu einer routinemäßigen Endokarditisprophylaxe.

> Eine Beratung über das konkrete Endokarditisrisiko im Einzelfall erfolgt durch den Kardiologen oder den Herzchirurgen.

4.9   Hypoplastisches Linksherzsyndrom (HLHS)

Klassifikation   Komplexer Herzfehler, **Linksherzfehler.**

■ **Wo stimmt etwas nicht am Herzen?**

Gesundes Herz

In einem gesunden Herzen pumpt die linke Herzkammer sauerstoffreiches Blut in den Körperkreislauf und die rechte Herzkammer sauerstoffarmes Blut in den Lungenkreislauf. Zwischen dem linken und rechten Herzbereich (linker und rechter Herzvorhof, linke und rechte Herzkammer) befinden sich Trennwände, damit sich das unterschiedliche Blut nicht vermischen kann. Körper- und Lungenkreislauf durchfließen die gleichen Blutmengen (◘ Abb. 4.55).

Herz mit einem hypoplastischen Linksherzsyndrom

Bei einem hypoplastischen Linksherzsyndrom kann die linke Herzkammer nicht genug sauerstoffreiches Blut in den Körperkreislauf pumpen. Entweder ist sie zu klein (hypoplastisch) oder ihr Ein-/Auslass eingeengt bzw. verschlossen. Der Anfangsteil der Körperschlagader ist in der Regel zusätzlich unterentwickelt.

Für die linke Herzkammer muss die rechte einspringen und in beide Kreisläufe Blut pumpen. Voraussetzung hierfür sind Verbindungen zwischen den Kreisläufen – sonst würde der Patient die Fehlbildung nicht überleben. Da dem sauerstoffreichen Blut aus der Lunge der Weg durch die linke Herzkammer verlegt ist, muss es vom linken in den rechten Herzbereich hinüberfließen können und dann einen Weg zurück in die Körperschlagader (Aorta) finden (◘ Abb. 4.56):

— Weg des sauerstoffreichen Blutes zum rechten Herzbereich: Das sauerstoffreiche Blut fließt durch Löcher in den Trennwänden zwischen den Herzbereichen in den rechten Vorhof und die rechte Herzkammer. Dort vermischt es sich mit dem sauerstoffarmen Blut. Die rechte Herzkammer pumpt die Blutmischung in die Lungenschlagader. Der Innenraum des rechten Vorhofs, der rechten Herzkammer und der Lungenschlagader sind vergrößert, um das Zusatzblut fassen zu können.

— Weg zur Aorta: Bereits beim Embryo gab es eine Verbindung zwischen der Lungenschlagader und der Aorta – den Ductus arteriosus Botalli. Diese Verbindung nutzt die rechte Herzkammer nach der Geburt, um die Blutmischung auch in den Körperkreislauf zu pumpen.

Meistens wird bei diesem Herzfehler der Lungenkreislauf mit einer größeren Blutmenge durchflossen als der Körperkreislauf. Das übermäßig große Rückflussblut aus der Lunge nimmt der linke Vorhof auf, dessen Innenraum sich dadurch aufweitet.

Da dem Körperkreislauf sauerstoffarmes Blut beigemischt wird, sieht man bei dem Patienten eine bläuliche Verfärbung der Haut. Eine Blausucht besteht (Bezeichnung: Zyanose).

Die Fehlbildung liegt sowohl im Inneren des Herzens als auch außerhalb. Ein hypoplastisches Linksherzsyndrom kann in unter-

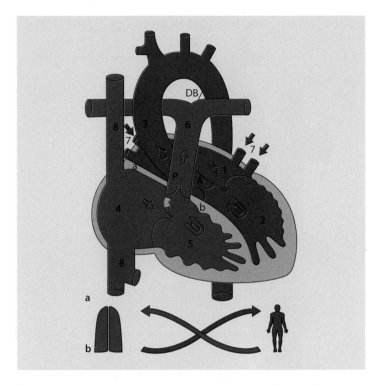

Abb. 4.55 a, b. Gesundes Herz. **a Herzschema:** Sauerstoffreiches Blut (roter Pfeil) fließt von den Lungenvenen (7) in den linken Vorhof (1), in die linke Herzkammer (2) und die Aorta (3). Sauerstoffarmes Blut (blauer Pfeil) fließt von den Hohlvenen (8) in den rechten Vorhof (4), die rechte Herzkammer (5) und die Lungenarterie (6). Die Innenräume beider Herzkammern und Vorhöfe sind gleich groß. Die beiden Vorhöfe sind durch eine geschlossene Wand, das Vorhofseptum (a), voneinander getrennt. Die beiden Herzkammern sind ebenfalls durch eine geschlossene Wand, das Ventrikelseptum (b), voneinander getrennt. Der Ductus arteriosus Botalli (DB) ist verschlossen. **b Blutfluss im Lungen- und Körperkreislauf:** In den Lungenkreislauf fließt sauerstoffarmes Blut (blau) hinein und sauerstoffreiches (rot) kommt heraus. In den Körperkreislauf fließt sauerstoffreiches Blut hinein und sauerstoffarmes kommt heraus. Lungen- und Körperkreislauf durchfließen die gleichen Blutmengen

schiedlichen anatomischen Variationen vorliegen. Bedeutung für die Behandlung haben die verschiedenen Formen allerdings nicht.

■ **Wie rasch muss unser Kind behandelt werden?**
Nach der Geburt besteht eine Notfallsituation. Querverbindungen zwischen den Kreisläufen müssen offengehalten und ggf. erweitert werden, damit das sauerstoffreiche Blut zur rechten Herzseite und dann in den Körperkreislauf fließen kann. Wenn die Notfallmaßnahmen das Überleben des Kindes ermöglicht haben, bleibt die Situation allerdings weiterhin kritisch, bis eine Korrekturoperation der Fehlbildung erfolgt.

Beim hypoplastischen Linksherzsyndrom ist eine sofortige Behandlung erforderlich

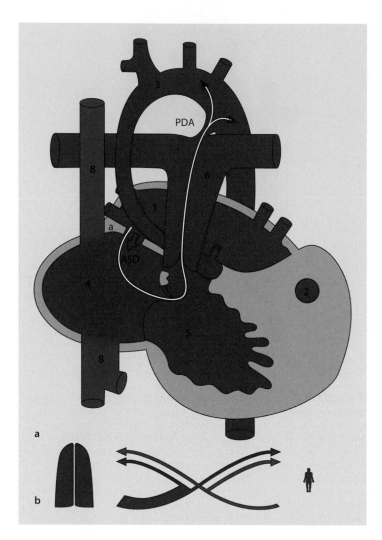

Abb. 4.56 a, b.   Die anatomischen Variationen des HLHS werden in verschiedene Typen klassifiziert. Beispiel: Hypoplastisches Linksherzsyndrom (HLHS) vom
Typ I. **a Herzschema:** Die linke Herzkammer (2) ist winzig und hat keinen Kontakt
zum linken Vorhof (1) und zur Aorta (3). Der Anfangsteil der Aorta (3) ist zu klein.
Sauerstoffreiches Blut (roter Pfeil) fließt aus dem linken Vorhof durch ein Loch
(ASD) im Vorhofseptum (a) in den rechten Vorhof (4) und mischt sich mit dem
sauerstoffarmen Blut aus den Körpervenen (8). Die Blutmischung (violett) fließt
in die rechte Herzkammer (5), in die Lungenschlagader (6), durch die beiden
Hauptäste der Lungenschlagader in die Lungen und durch den offenen Ductus
arteriosus Botalli (PDA) in die rückwärtige Aorta (3), und zwar in den unteren und
in den oberen Körperabschnitt. Im Anfangsteil der Körperschlagader und dem
eingezeichneten Herzkranzgefäß befindet sich Mischblut. **b Blutfluss im Lungen-
und Körperkreislauf:** In den Lungenkreislauf fließt Mischblut (violett) hinein und
sauerstoffreiches Blut (rot) kommt heraus, in den Körperkreislauf fließt Mischblut
hinein und sauerstoffarmes Blut kommt heraus. Der Lungenkreislauf wird stärker
mit Blut durchflossen als der Körperkreislauf. Eine Blausucht besteht (violetter
Mensch)

- **Welche Schäden verursacht der Herzfehler?**

■■ **Herz**

a. Die schwache rechte Herzkammer muss mit hohem Druck Blut in den Körperkreislauf pumpen (mit dem Blutdruck, der am Arm gemessen werden kann). Für diese Arbeit reicht auf Dauer ihre Kraft nicht aus (Folge: verkürzte Lebenserwartung).

b. Sie pumpt nach der Geburt des Kindes zusätzlich Blut durch den Lungenkreislauf und muss die Arbeit für beide Herzkammern übernehmen (Folge: Neigung zum Herzversagen).

c. Sie muss das Rückflussblut sowohl aus dem Körper- als auch aus dem Lungenkreislauf aufnehmen und wegpumpen, also die doppelte Blutmenge aufnehmen (statt 100 % sind es 200 % Blut). Ihr Innenraum vergrößert sich und ihre Wandmuskulatur wird gedehnt, was die Pumpkraft schwächt (Folge: Neigung zum Herzversagen).

d. In den Lungenkreislauf pumpt sie zu viel Blut und in den Körperkreislauf zu wenig. Sie muss sich anstrengen, damit auch im Körperkreislauf noch ausreichende Blutmengen ankommen. Das Blut, das sie zusätzlich in die Lunge pumpt, muss sie als Rückflussblut wieder aufnehmen (bei starkem Blutfluss durch den Lungenkreislauf muss sie im ungünstigen Fall anstatt 200 % sogar 250 % Blut aufnehmen und wegpumpen). Ihre Wand dehnt sich nochmals und ihre Pumpkraft wird weiter geschwächt (Folge: Neigung zum Herzversagen).

e. Die Wandmuskulatur der Herzkammern braucht viel Sauerstoff. Die rechte Herzkammer pumpt Mischblut in den Körperkreislauf (50 % sauerstoffreich, 50 % sauerstoffarm). Dieses Mischblut versorgt auch ihre eigene Muskulatur, was zu einer Schwächung ihrer Pumpkraft und zum Absterben von Muskelzellen führt (Folge: Neigung zum Herzversagen).

f. Der Blutfluss durch die Herzkranzgefäße ist eingeschränkt, weil das Blut einen langen Weg bis zu den Koronargefäßen zurücklegen muss (vom Ductus arteriosus Botalli durch den Aortenbogen zurück zu den Herzkranzgefäßen, ◧ Abb. 4.56). Ein geringer Blutfluss in die Muskulatur führt zur Pumpschwäche der Kammer und zum Absterben von Muskelzellen (Folge: Neigung zum Herzversagen).

g. Nur die Hälfte des Blutes (50 %), das durch die Lunge fließt, kann mit Sauerstoff aufgesättigt werden. Die andere Hälfte ist schon sauerstoffreich und fließt unnötig durch die Lunge. Um genau so viel Blut mit Sauerstoff anzureichern wie ein gesundes Herz, müsste die rechte Herzkammer doppelte Arbeit leisten (Folge: Überlastung der Herzkammer).

h. Im Körperkreislauf ist wiederum 50 % des Blutes sauerstoffarm, und die Organe werden mit Sauerstoff unterversorgt. Diesen Mangel versucht die Herzkammer mit Mehrarbeit auszugleichen (Folge: Überlastung der Herzkammer).

i. Die rechte Herzkammer kann einen erhöhten Sauerstoffbedarf des Körpers (z. B. bei Fieber) nicht bedienen, weil sie schon bei geringem Sauerstoffbedarf des Körpers überfordert ist (Folge: Herzversagen bei geringsten Anstrengungen).

j. Zur Katastrophe kommt es, wenn auch noch das Einlassventil der rechten Herzkammer undicht wird. Dann pumpt die rechte Kammer einen Teil ihres Blutes in den rechten Vorhof anstatt in Köperkreislauf und Lungen. Sie muss nochmals mehr arbeiten, damit ausreichend Blut im Körperkreislauf ankommt (Folge: Überlastung der rechten Herzkammer).

▪▪ Lunge

a. Die Lungengefäße nehmen Schaden, weil mit zu hohem Druck zu viel Blut in die zarten Adern gepresst wird (Folge: verstärkte Schleimproduktion in der Lunge und Neigung zur Lungenentzündung – Überlebende entwickeln eine irreparable Lungengefäßerkrankung).

b. Darüber hinaus kann es zu einem Blutrückstau in der Lunge und einem Lungenödem (einer Flüssigkeitsansammlung in der Lunge) kommen.

▪▪ Körper

a. Der Blutfluss im Körperkreislauf ist gering und erfolgt mit sauerstoffuntersättigtem Blut. Hierdurch können Schäden an empfindlichen Organen wie Gehirn, Leber, Niere und Darm entstehen.

Die Arbeitsleistung der Herzbereiche beim hypoplastischen Linksherzsyndrom veranschaulicht ein Cartoon (▶ Serviceteil, Anhang A2).

▪ Was geschieht, wenn der Herzfehler nicht behandelt wird?

Ohne Behandlung sterben die meisten Kinder in der 1. Lebenswoche und fast alle bis zum Ende des 1. Lebensmonats. In seltenen Fällen überleben sie das 1. Jahr. Das HLHS ist auch eine der Ursachen für ein Absterben eines Fetus im Mutterleib. Die wenigen unbehandelten überlebenden Kinder sind körperlich nicht belastbar.

Der Herzfehler bessert sich nicht spontan. Man rät immer zur Behandlung, wenn man das Leben des Patienten erhalten will.

▪ Wie macht sich der Herzfehler bemerkbar?

In den ersten Lebenstagen fallen Zeichen der Herzschwäche, der schwachen Durchblutung des Körpers und der Blausucht auf: blassgraue Hautfarbe, schwacher Blutdruck, angestrengte, schnelle Atmung, Lungenödem (Flüssigkeit in der Lunge), Lebervergrößerung durch Blutstau, Ödeme (Schwellungen) an Augenlidern und Fußrücken, Trinkschwierigkeiten.

■ **Mit welchen Untersuchungsmethoden weist man den Herzfehler nach?**

Die Standarduntersuchung zum Nachweis des Herzfehlers ist die Echokardiografie. Alternativ, wenn Fragen offen bleiben, kommt die MRT (ohne Röntgenstrahlen) als Basisuntersuchung in Betracht. Der Arzt will anhand dieser Untersuchungen herausfinden,

Echokardiografie und MRT

— wie groß die linke Herzkammer ist (die minimale Größe für eine ausreichende Pumpleistung liegt bei 20 ml/m^2 KOF, ▶ Abschn. 1.1),
— ob eine anatomische Korrektur denkbar ist,
— welche Bereiche der Aorta unterentwickelt sind,
— ob die Halsschlagadern Engstellen haben oder unterentwickelt sind,
— ob eine Aortenisthmusstenose (▶ Abschn. 4.10) vorliegt,
— ob die Trikuspidalklappe ein Problem hat,
— ob die Lungenvenen in den linken Vorhof einmünden, ob sie Engstellen haben,
— ob die Verbindung zwischen dem rechten und linken Vorhof ausreichend groß ist (der Druckunterschied sollte < 5 mm Hg liegen),
— ob es eine sogenannte Arteria lusoria (eine untypisch verlaufende rechte Schlüsselbeinarterie, Arteria subclavia dextra) gibt,
— ob es eine überzählige obere Hohlvene gibt,
— welche Herzfehlbildungen zusätzlich vorliegen.

Die Herzkatheteruntersuchung beantwortet alle Fragen zum Herzfehler, bedeutet aber neben einer Röntgenstrahlenbelastung Stress für das schwerkranke Neugeborene und wird zurückhaltend zur alleinigen Diagnostik eingesetzt. Bei bestimmten Fragestellungen wie nach fehleinmündenden Lungenvenen und Lungenvenenstenosen ist sie manchmal aussagekräftiger als die Echokardiografie. Man setzt sie ein bei Notfallmaßnahmen mit Herzkatheterinstrumenten (Ballonatrioseptostomie, Ballondilatation einer Aortenisthmusstenose oder Ballondilatation von Lungenvenenstenosen). Dann erfolgen Notfallmaßnahmen und Diagnostik in einem Arbeitsgang.

Herzkatheteruntersuchung

Näheres zum Einsatz verschiedener Herzkatetertechniken finden Sie im ▶ e-Online-Material 4, extras.springer.com.

Folgende ergänzende Untersuchungen führt man routinemäßig unter verschiedenen Fragestellungen durch:

Weitere Untersuchungen

— EKG: Zeichen einer Minderdurchblutung der Herzwandmuskulatur
— Messung der Sauerstoffsättigung: Nachweis der Blausucht
— Röntgenaufnahme des Brustkorbs: Lungenödem, übermäßiger Blutfluss durch die Lunge, vergrößerter Herzschatten als Zeichen der Herzinsuffizienz
— Blutdruckmessung an Armen und Beinen: Hinweis auf eine Aortenisthmusstenose

4

Da bei diesem Herzfehler die Erfolgsaussichten der außerordentlich belastenden Korrekturmaßnahmen am Herzen begrenzt sind und gleichzeitig schwere Organfehlbildungen an Hirn, Lunge, Leber, Niere und dem Magen-Darm-Trakt sowie genetische Defekte und Syndrome vorliegen können, führt man vor der Planung von Herzeingriffen eine entsprechende Diagnostik durch. Man wählt die am geringsten belastenden Untersuchungen wie Röntgen, Elektroenzephalografie (EEG) zur Messung der Gehirnströme, Ultraschall und Blutuntersuchung. Eine Hirnblutung muss vor Herzoperationen mit Herz-Lungen-Maschine ausgeschlossen werden.

- **Wie häufig ist mit weiteren Herzfehlern zu rechnen?**

Neben den überlebensnotwendigen Verbindungen zwischen Lungen- und Körperkreislauf (offener Ductus arteriosus Botalli, Vorhof- oder Ventrikelseptumdefekt) sieht man bei ca. einem Fünftel der Patienten weitere Fehlbildungen des Herzens oder der herznahen Blutgefäße. Die Fehlbildungen erkennt man zumeist bereits mit der Echokardiografie. Wenn Fragen offen bleiben, stehen die MRT-, CT- oder Herzkatheteruntersuchung zur Verfügung.

Mögliche Zusatzherzfehler Aortenisthmusstenose, unterbrochener Aortenbogen, anomaler Verlauf der Herzkranzgefäße, Bland-White-Garland-Syndrom, totale Lungenvenenfehleinmündung, Engstellen der Lungenvenen, aortopulmonales Fenster, Abgang der Lungen- und Körperschlagader aus einem gemeinsamen Gefäßstamm (Bezeichnung: Truncus arteriosus communis), Doppelanlage der oberen Hohlvenen, Fehlanlagen der Armschlagadern, eine rechts neben der Wirbelsäule verlaufende Aorta, Transposition der großen Arterien, korrigierte Transposition der großen Arterien, Ebstein-Anomalie der Mitralklappe, Pulmonalklappenstenose, Pulmonalklappenaplasie, Trikuspidalatresie mit Transposition der großen Arterien, Koronarfisteln.

- **Wann wird üblicherweise die Behandlung der Herzfehler empfohlen?**

Erfolgt nach der Geburt des Kindes ein Nachweis des Herzfehlers, leitet man eine Notfallbehandlung ein. Man gibt ein Medikament, das den Ductus arteriosus Botalli offenhält (Prostaglandin-E-Infusion). Nachfolgend erleichtert man ggf. den Blutübertritt vom rechten in den linken Vorhof durch Ballonatrioseptostomie, erweitert ggf. die Lungenvenenstenosen, damit das sauerstoffreiche Blut aus der Lunge ungehindert zum Herzen fließen kann, mit einer Herzkatheterbehandlung durch Ballondilatation und erweitert ggf. eine Aortenisthmusstenose.

Anschließend beginnt man mit der Korrektur der Fehlbildung, für die folgende Möglichkeiten zur Verfügung stehen:

- Herstellung eines Fontan-Kreislaufs durch Norwood-Operationen (▶ Abschn. 3.1),
- Herztransplantation.

◘ Tab. 4.13 Behandlung beim hypoplastischen Linksherzsyndrom

Maßnahme	Alter
Norwood-Operation I	Ende der 1. Lebenswoche
Norwood-Operation II	4.–6. Lebensmonat
Norwood-Operation III	1.–3. Lebensjahr
Herztransplantation	1. Lebensmonat oder im Anschluss an die Norwood-Operation I zwischen dem 1. und 3. Lebensjahr

Selten ist die Herstellung eines Herzens möglich, das mit 2 Herzkammern pumpen kann (Bezeichnung: biventrikuläre Korrektur).

In ◘ Tab. 4.13 ist das Alter angegeben, in dem sich die Behandlung des Herzfehlers abhängig vom Schweregrad und möglichen Begleiterkrankungen empfiehlt.

■ **Wie behandelt man den Herzfehler?**

Norwood-Eingriffe erfolgen unter der Zielsetzung, die rechte Herzkammer als Ersatz für die linke in den Körperkreislauf pumpen zu lassen und akzeptable Arbeitsbedingungen herzustellen. Um hierfür die Voraussetzungen zu schaffen, sind 3 Operationsschritte erforderlich.

■ ■ **Norwood-Operation I**

Im 1. Operationsschritt begrenzt man den Blutfluss durch die Lunge, um eine Herzinsuffizienz infolge übermäßiger Lungendurchblutung zu verhindern und die Lungengefäße zu schützen. Man erweitert den Anfangsteil der Aorta und verbindet ihn mit der rechten Herzkammer. Der Blutfluss in den Körperkreislauf erfolgt dann wie in einem gesunden Herzen durch den Anfangsteil der Körperschlagader. Die Blutzufuhr zur Herzmuskulatur soll auf kurzem Weg gesichert sein, um den Blutfluss durch die Herzkranzgefäße zu erleichtern. Der Anfangsteil der Aorta soll Wachstumspotenzial haben.

> Mit der Norwood-I-Operation schafft man die anatomischen Voraussetzungen für die nachfolgende Fontan-Operation und beugt einer Schädigung der Lungenarterien vor

Besondere Voraussetzungen Kreislaufstabilität, keine Infektion, keine Hirnblutung, keine Organschäden an Niere oder Darm, normale Leberfunktion.

Operation Den Anfangsteil der Lungenschlagader trennt man von den beiden Hauptästen ab und verbindet ihn mit dem Anfangsteil der Aorta. Durch die Wand der Lungenschlagader wird die enge Aorta erweitert. Wenn nicht genug Wand für eine Erweiterung zur Verfügung steht, setzt man zusätzlich Kunststoffgewebe ein. Das Rückschlagventil der Lungenschlagader am Auslass der rechten Herzkammer funktioniert man zum Rückschlagventil für die neue Aorta um. Die rechte Herzkammer pumpt anschließend direkt durch eine rekonstruierte, ausreichend weite Arterie (neue Aorta) Mischblut in den

Körperkreislauf (und am Anfang der neuen Aorta in die Herzkranzgefäße). Die beiden Seitenäste der Lungenschlagader schließt man über eine Gefäßprothese (Bezeichnung: Shunt) an den Köperkreislauf an. Das Vorhofseptum wird entfernt, um einen ungestörten Übertritt des sauerstoffreichen Blutes aus dem linken Vorhof in den rechten zu gewährleisten (◨ Abb. 4.57).

Aufwand   Eingriff in Vollnarkose, Hautschnitt und Öffnung des Brustkorbs, Einsatz der Herz-Lungen-Maschine, Öffnung des Herzens, Unterbrechung der Herzmuskeldurchblutung, Kreislaufstillstand. Dauer des Eingriffs: über 5 Stunden. Intensivstation: ja. Künstliche Beatmung auf der Intensivstation: meistens ja, gelegentlich mehrere Tage. Krankenhausaufenthalt: mehr als 3 Wochen.

◾◾ Norwood-Operation II

Die Norwood-Operation II entlastet die rechte Herzkammer

Der 2. Operationsschritt entlastet die rechte Herzkammer von der hohen Arbeitslast, weil sie nur noch in einen Kreislauf pumpen muss. Sie nimmt Zusatzblut von der rechten Herzkammer weg – das Körpervenenblut aus der oberen Körperhälfte.

Besondere Voraussetzungen   Keine akute oder chronische Infektion. Die Trikuspidalklappe sollte schließfähig sein. Keine Lungengefäßerkrankung. Ausreichend großes Lungengefäßbett.

Operation   Man entfernt den Shunt und schließt die obere Hohlvene an den rechten Seitenast der Lungenarterie an (◨ Abb. 4.58). Der Eingriff ist mit und ohne Herz-Lungen-Maschine möglich.

Aufwand   Eingriff in Narkose, Hautschnitt und Öffnung des Brustkorbs, meistens Einsatz der Herz-Lungen-Maschine. Dauer des Eingriffs: ca. 3 Stunden. Intensivstation: ja. Künstliche Beatmung auf der Intensivstation: nicht unbedingt. Krankenhausaufenthalt: 14 Tage oder länger.

◾◾ Norwood-Operation III

Schließlich verbessert sich durch die Norwood-Operation III die Sauerstoffversorgung des Körpers, und das Herz wird nochmals entlastet

Im 3. Operationsschritt entlastet man die rechte Herzkammer nochmals von Blutvolumen, weil sie nur noch sauerstoffreiches Blut aufnehmen muss. Die Norwood-Operation III verbessert die Sauerstoffversorgung der Herzmuskulatur und entlastet die rechte Herzkammer von Mehrarbeit, da sie den Sauerstoffmangel im Körperkreislauf nicht mehr kompensieren muss.

Besondere Voraussetzung   Keine akute oder chronische Infektion. Die Trikuspidalklappe sollte schließfähig sein. Keine Lungengefäßerkrankung. Ausreichend großes Lungengefäßbett.

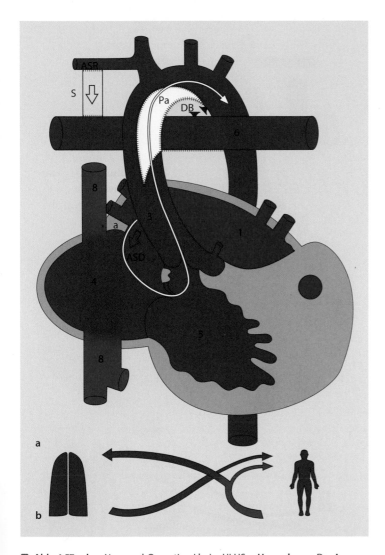

■ Abb. 4.57 a, b. Norwood-Operation I beim HLHS. **a Herzschema:** Der Anfangsteil der Lungenschlagader (6) fehlt und dient zusammen mit Kunststoffgewebe (Pa = Patch) zur Erweiterung der engen Aorta (3). Die beiden Seitenäste der Lungenschlagader (6) sind über eine Gefäßprothese (S = Shunt) mit der rechten Armader (ASR) des Körperkreislaufs verbunden. Sauerstoffreiches Blut (roter Pfeil) fließt aus dem linken Vorhof (1) durch ein Loch (ASD) im Vorhofseptum (a) in den rechten Vorhof (4) und mischt sich mit dem sauerstoffarmem Blut aus den Körpervenen (8). Die Blutmischung (violett) fließt in die rechte Herzkammer (5) und in die Körperschlagader (3). Durch die Armschlagader (Arteria subclavia dextra = ASR) fließt ein Teil in die beiden Hauptäste der Lungenschlagader (6). Der Ductus arteriosus Botalli (DB) ist verschlossen. **b Blutfluss im Lungen- und Körperkreislauf:** In den Lungenkreislauf fließt Mischblut (violett) hinein und sauerstoffreiches Blut (rot) kommt heraus. In den Körperkreislauf fließt Mischblut hinein und sauerstoffarmes Blut (blau) kommt heraus. Lungen- und Körperkreislauf durchfließen die gleichen Blutmengen. Eine Blausucht besteht (violetter Mensch)

4

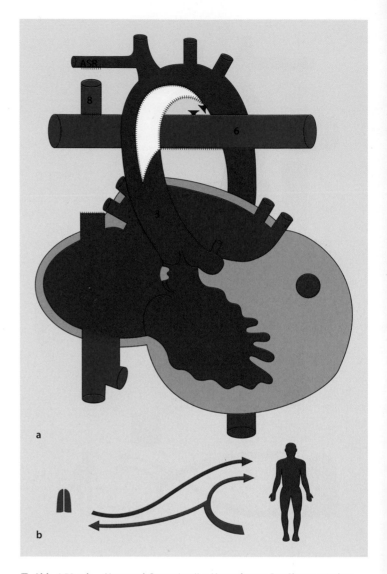

■ **Abb. 4.58 a, b.** Norwood-Operation II. **a Herzschema:** Der Shunt zwischen der rechten Armader (ASR) und der rechten Lungenschlagader (6) aus ■ Abb. 4.57 ist entfernt. Stattdessen ist die obere Körpervene (8) an die beiden Lungenschlagadern (6) angeschlossen. In die Lungenschlagadern (6) fließt jetzt sauerstoffarmes Blut (blau). Der Ductus arteriosus Botalli ist verschlossen. Weitere Blutflüsse im Herzen siehe ■ Abb. 4.57. **b Blutfluss im Lungen- und Körperkreislauf:** Sauerstoffarmes Blut (blau) fließt in den Lungenkreislauf hinein und sauerstoffreiches (rot) kommt heraus. Mischblut fließt in den Körperkreislauf und sauerstoffarmes kommt heraus. Der Körperkreislauf ist stärker durchblutet als der Lungenkreislauf. Eine Blausucht besteht (violetter Mensch)

Operation Die untere Hohlvene schließt man mithilfe einer Gefäßprothese an die rechte Lungenarterie an (■ Abb. 4.59). Der Eingriff ist mit und ohne Herz-Lungen-Maschine möglich.

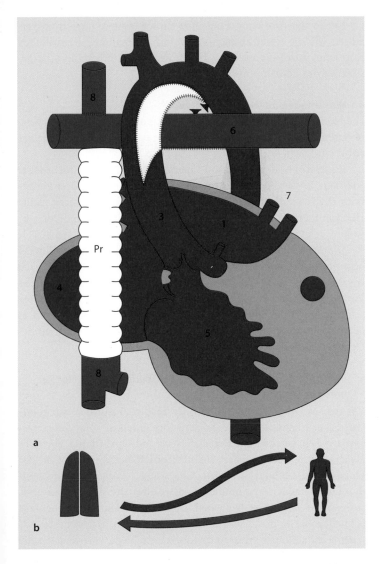

Abb. 4.59 a, b. Norwood-Operation III. **a Herzschema:** Die untere Hohlvene (8) ist mit den Lungenschlagadern (6) durch eine Gefäßprothese (Pr) verbunden. Sauerstoffreiches Blut (rot) fließt aus den Lungenvenen (7) in den linken Vorhof (1), den rechten Vorhof (4), die rechte Herzkammer (5) und in die rekonstruierte Körperschlagader (3). Sauerstoffarmes Blut (blau) fließt aus den Körpervenen (8) in die beiden Hauptäste der Lungenschlagader (6). Der Ductus arteriosus Botalli ist verschlossen. **b Blutfluss im Lungen- und Körperkreislauf:** In den Lungenkreislauf fließt (am Herzen vorbei) sauerstoffarmes Blut (blau) hinein und sauerstoffreiches (rot) kommt heraus. In den Körperkreislauf fließt sauerstoffreiches Blut hinein und sauerstoffarmes kommt heraus. Lungen- und Körperkreislauf durchfließen die gleichen Blutmengen

Aufwand Wie bei der Norwood-Operation II. Eine eingeschränkte körperliche Belastung ist in der Regel nach Ablauf von 4 Wochen möglich.

Neben den Norwood-Eingriffen finden weitere Operationsverfahren wie die Herztransplantation und sogenannte biventrikuläre Korrektur, durch die wieder 2 funktionsfähige Herkammern hergestellt werden können, Anwendung.

■ **Was bringen die Herzreparaturen?**

Die Notfallmaßnahmen schaffen nur die Voraussetzungen, um Korrektureingriffe bei dem HLHS vornehmen zu können. Der Herzfehler selbst wird nicht korrigiert.

Endergebnis der Norwood-Operationen ist ein unnatürlicher Kreislauf, in dem das sauerstoffarme Körpervenenblut unter Umgehung des Herzens zur Lunge fließt und in dem eine schwache rechte Herzkammer den Körperkreislauf mit sauerstoffreichem Blut versorgt.

Die Auswirkungen des Herzfehlers kann man durch den Eingriff beseitigen. Allerdings muss die schwache rechte Herzkammer nach wie vor mit hohem Druck Blut in den Körperkreislauf pumpen. Neues Problem ist, dass bei hohem Sauerstoffbedarf des Körpers das Herz seine Leistung deshalb nicht entsprechend anpassen kann, weil es den Blutdurchfluss durch den Lungenkreislauf nicht wie ein gesundes Herz beschleunigen kann.

■ **Was ist zu tun, wenn zusätzliche Fehlbildungen am Herzen vorliegen?**

Vor den Norwood-Operationen oder zeitgleich mit der Norwood-Operation I kann man eine Aortenisthmusstenose oder Lungenvenenstenosen korrigieren. Bei der Norwood-Operation I ebenfalls gleichzeitig operiert werden ein unterbrochener Aortenbogen, das Bland-White-Garland-Syndrom, die totale Lungenvenenfehleinmündung, das aortopulmonale Fenster und der Truncus arteriosus communis. Bei der Norwood-Operation II kann man ebenfalls Schließprobleme der Trikuspidalklappe beheben. Bei weiteren seltenen Fehlbildungen muss individuell entschieden werden, ob die Norwood-Verfahren technisch möglich sind.

■ **Welche besonderen Risiken haben die verschiedenen Behandlungsmethoden?**

■■ **Risiken bei der Norwood-Operation I**

Die Sterbewahrscheinlichkeit liegt bei >15 %, in spezialisierten Zentren sinkt sie auf ca. 10 %. Besonders hoch ist das Sterberisiko von Kindern mit einem Gewicht unter 2.500 g und bei Frühgeborenen. Bei einem Alter über 1 Monat und beginnender Lungengefäßerkrankung, einer Minderdurchblutung der Herzmuskulatur, einem Durchmesser der Aorta unter 2 mm sowie Koronarfisteln steigt es ebenfalls.

Spezielle Risiken   Spezifisches Risiko ist die Schädigung des Gehirns. Ebenso ist das Pumpversagen der rechten Herzkammer, die mit den

4

Durch die Behandlung erhöht sich die Leistungsfähigkeit und Lebenserwartung der Kinder

Arbeitsanforderungen nach der belastenden Operation nicht zurecht-kommt, möglich. In einigen Fällen muss man das Herz eine Zeit lang durch Medikamente und Maschinen unterstützen, bis es sich von der Operation erholt hat.

▪▪ Risiken bei der Norwood-Operation II und III
Die Sterbewahrscheinlichkeit liegt bei beiden Eingriffen unter 5 %.

Näheres zum allgemeinen Risiko operativer Eingriffe und der Herztransplantation finden Sie in ▸ Abschn. 3.1.

Spezielle Risiken Besondere Risiken der Fontan-Operation, also einer Umgehung des Herzens, sind in ▸ Abschn. 4.2 zu finden.

▪ Können unmittelbar nach den Eingriffen irgendwelche Probleme auftreten?
Nach der Norwood-Operation I kann es zu einem Verschluss des Shunts durch Blutgerinnsel kommen, den man notfallmäßig wieder öffnen muss. Es kann ein länger dauernder Flüssigkeitsaustritt aus dem Shunt auftreten, sodass er ausgetauscht werden muss. Außer-dem kann sich eine Aortenisthmusstenose am Übergang der rekons-truierten Aorta in die Rückenaorta entwickeln, die man ebenfalls behandeln muss. Daneben ist ein Nierenversagen möglich, das einer Dialyse (zum Entfernen harnpflichtiger Stoffe aus dem Blut) bedarf. Plötzliche Todesfälle ohne erkennbare Ursache können auftreten (ca. 15 %).

Nach der Norwood-Operation III ist mit einem lang dauernden Flüssigkeitsaustritt aus den Brusthöhlen zu rechnen, den man mit Drainagen aus dem Brustkorb ableitet. Entsprechend lang ist der Krankenhausaufenthalt. Das Risiko besteht, dass keine ausreichenden Blutmengen in den Lungenkreislauf fließen und der gesamte Kreislauf zusammenbricht. Dann muss man die Operation bis zu dem Zustand zurückführen, der nach der Norwood-Operation II vorlag.

Probleme nach Herztransplantation sind der Spezialliteratur zu entnehmen. Zu speziellen Problemen nach der biventrikulären Kor-rektur liegen keine aussagekräftigen Statistiken vor.

▪ Wie geht es weiter nach erfolgreichen Norwood-Operationen?
Nach Norwood-Operation I überleben etwa 60(–80) % von Kindern bis zum 2. Operationsschritt. Die Kinder sind körperlich kaum belast-bar und blausüchtig, es können Probleme bei der Nahrungsaufnahme auftreten. Die körperliche Entwicklung bleibt bei etwa der Hälfte der Kinder hinter der Entwicklung gesunder Kinder zurück. Hinzu kom-men neurologische Probleme bei bis zu 70 % der Patienten. Zwischen dem 2. und 3. Operationsschritt liegt die Überlebensrate bei ca. 90 %. Die Blausucht bleibt bestehen, die körperliche Belastbarkeit nimmt allerdings deutlich zu. Im Anschluss an den 3. Operationsschritt le-ben nach 5 Jahren noch ca. 50–80 % der Kinder. Die körperliche Leistungsfähigkeit verbessert sich weiter, ebenso nimmt die Lebens-

Körperliche Entwicklung, Beruf, Sport, Schwangerschaft, Lebenserwartung

qualität zu, weil die Blausucht beseitigt ist. Ein Teil der Überlebenden gibt an, dass sie beschwerdefrei seien oder Beschwerden nur unter stärkerer körperlicher Belastung verspürten. Dies entspricht den NYHA-Stadien I–II (erstmals von der New York Heart Association festgelegte Stadien der Herzinsuffizienz).

Sportliche Aktivitäten sind auf niedrigem Belastungsniveau möglich. Bei der Berufswahl muss man die eingeschränkte körperliche Belastbarkeit berücksichtigen. Vor sportlichen Aktivitäten oder der Wahl eines Berufs sollte man Belastungstests durchführen (Spiroergometrie), eine ärztliche Beratung ist unbedingt empfehlenswert. Schwangerschaften sind mit einem hohen Risiko für Mutter und Kind verbunden.

Medikamente, Nachuntersuchungen, Folgeeingriffe am Herzen

- **Braucht unser Kind weitere medizinische Betreuung?**

Nach den Norwood-Eingriffen müssen die Patienten in der Regel gerinnungshemmende Medikamente einnehmen. Alle Kinder bedürfen einer lebenslangen kardiologischen Überwachung (EKG, Echokardiografie). Mit Folgeeingriffen am Herzen ist zu rechnen. Nach den Norwood-Operationen II und III können sich z. B. schädigende Zusatzadern ausbilden (Bezeichnung: systemvenöse Kollateralen), die meist mit Herzkathetermaßnahmen verschlossen werden können. Auch Engstellen an der rekonstruierten Körperschlagader können Folgeeingriffe erfordern.

- **Wie werden nach heutiger Erfahrung die Behandlungsergebnisse beim HLHS eingeschätzt?**

Durch die heute bekannten Operationsverfahren kann man bei dieser Fehlbildung zwar kein gesundes Herz erschaffen, aber das Leben der Patienten verlängern. Man erreicht damit bei einem Teil der Patienten eine gute bis akzeptable Lebensqualität. In Kauf genommen werden Mehrfacheingriffe und eine hohen Rate an Hirnschäden.

Folgende Beurteilungskriterien ergaben sich (▶ Abschn. 3.3):
- Ergebnisse der Norwood-Operationen: ausreichend
- Ergebnisse der biventrikulären Korrekturen: befriedigend bis ausreichend
- Ergebnisse der Herztransplantation: gut

- **Weitere Informationen zum Verständnis des Herzfehlers**

■ ■ **Ist es ein häufiger Herzfehler?**

Das hypoplastische Linksherzsyndrom gehört zu den 10 häufigsten Herzfehlern. Jungen sind etwa doppelt so häufig betroffen wie Mädchen. Erste erfolgreiche Norwood-Operationen gibt es seit 1983. Erfahrungen mit der Konstruktion von 2 Pumpventrikeln bestehen seit Anfang der 1990er-Jahre, Erfahrungen mit Herztransplantationen bei Kindern seit 1986. In Deutschland werden jährlich mehr als 150 Norwood-Operationen durchgeführt.

▪▪ Warum ist ausgerechnet unser Kind mit dem Herzfehler auf die Welt gekommen?

Aufgrund statistischer Berechnungen besteht ein erhöhtes Risiko bei der Einnahme bestimmter Medikamente (Antiepileptika). Ebenso sind teratogene (fruchtschädigende) oder virale Infektionen als Ursache in der Diskussion. Eine familiäre Häufung liegt vor, mit einem geringen Wiederholungsrisiko für Geschwisterkinder (▶ e-Online-Material 8, extras.springer.com).

▪▪ Haben Kinder mit einem HLHS häufig weitere körperliche Fehlbildungen?

Bei ungefähr jedem 5. Kind kommen außerhalb des Herzens gelegene Fehlbildungen vor. Sie betreffen das Gehirn, Magen und Darm, Nieren und das Genital. Ein Teil der Kinder ist geistig behindert. In bis zu 10 % liegen Gendefekte oder Syndrome vor wie die Trisomie 13, 18 und 21, ein Smith-Lemli-Opitz-Syndrom, Holt-Oram-Syndrom, Jacobsen-Syndrom, Ellis-van-Creveld-Syndrom, eine CHARGE-Assoziation, ein Ullrich-Turner-Syndrom, Noonan-Syndrom, Potter-Syndrom oder DiGeorge-Syndrom (▶ e-Online-Material 8, extras.springer.com).

▪▪ Wie groß ist das Risiko einer Herzinnenhautentzündung (Endokarditis) bei dem unbehandelten Herzfehler, wie groß ist das Risiko nach den verschiedenen Behandlungen?

Unbehandelt und auch in der Regel nach den verschiedenen Korrektureingriffen besteht ein hohes Endokarditisrisiko.

Eine Beratung über das konkrete Endokarditisrisiko im Einzelfall erfolgt durch den Kardiologen, den Kinderarzt oder Hausarzt

4.10 Aortenisthmusstenose (Koarktation der Aorta, CoA, Ista)

Klassifikation **Aortenfehler**.

▪ Wo stimmt etwas nicht am Herzen und seinen Anschlussadern?

Im gesunden Herzen pumpt die linke Herzkammer mit kräftigem Druck sauerstoffreiches Blut in die Arterien des Körperkreislaufs. Die größte Ader des Körperkreislaufs, die vom Herz bis in den mittleren Bauchraum zieht, ist die Körperschlagader (Aorta). Beim Erwachsenen ist sie 30–40 cm lang und hat einen Durchmesser von 2,5–3,5 cm. Ihr Verlauf erinnert an einen Spazierstock. Sie setzt mit ihrem Rückschlagventil, der Aortenklappe, am Auslass der linken Herzkammer an. Ihr Anfangsstück, die aufsteigende Aorta (Aorta ascendens), liegt im vorderen Brustkorb hinter dem Brustbein. Nächster Teil ist ein Bogenstück, der Aortenbogen (Arcus aortae), der durch den Brustkorb bis zur Wirbelsäule zieht. Der folgende Abschnitt, die absteigende Aorta (Aorta descendens), verläuft links neben der Wirbelsäule bis zum Zwerchfell. Unterhalb des Zwerchfells bezeichnet man die Körperschlagader als Bauchaorta (Aorta abdominalis).

Gesundes Herz

Aus der Aorta kommen alle Arterien für den Körper und seine Organe (außer der Lunge) heraus. Der Übergang vom Aortenbogen in die Aorta descendens wird **Aortenisthmus** genannt. Im Bereich des Aortenisthmus setzt in der Embryonalzeit der Verbindungsgang zwischen Lungenschlagader und Körperschlagader an (Ductus arteriosus Botalli, ▶ Abschn. 4.3), der sich nach der Geburt des Kindes durch Zusammenziehen seiner Wandmuskulatur verschließt.

Herz mit einer Aortenisthmusstenose

Von einer Aortenisthmusstenose spricht man, wenn der Übergang vom Aortenbogen in die Aorta descendens eingeengt ist (um mehr als ein Viertel des Durchmessers). Die linke Herzkammer muss mehr Druck aufwenden, um die untere Körperhälfte mit sauerstoffreichem Blut zu versorgen und die Stärke ihrer Wandmuskulatur nimmt in der Folge zu (◻ Abb. 4.60).

Die Engstelle kann sich an folgenden Stellen befinden:

- Präduktale Aortenisthmusstenose: vor dem Ansatz des Ductus arteriosus Botalli
- Juxtraduktale Aortenisthmusstenose: gegenüber dem Ansatz des Ductus arteriosus Botalli
- Postduktale Aortenisthmusstenose: hinter dem Abgang des Ductus arteriosus Botalli

Die präduktale und juxtraduktale Stenose werden heute als kritisch und die postduktale Stenose als nicht kritisch bezeichnet.

Bei der postduktalen Aortenisthmusstenose erweitern sich die Verbindungsadern, während das Kind im Mutterleib heranwächst

Bei der **postduktalen Aortenisthmusstenose** erweitern sich während des Wachstums des Embryos Verbindungsadern zwischen der oberen und unteren Körperhälfte, sodass trotz der Engstelle in der Aorta über die Verbindungsadern (Bezeichnung: Kollateralarterien) die Blutversorgung der unteren Körperhälfte sichergestellt ist (◻ Abb. 4.61).

Lungen- und Körperkreislauf durchströmen bei dieser Fehlbildung gleich große Blutmengen. In den Lungenkreislauf fließt sauerstoffarmes Blut hinein und sauerstoffreiches kommt heraus, in den Körperkreislauf fließt sauerstoffreiches Blut hinein und sauerstoffarmes kommt heraus. Die untere Körperhälfte wird allerdings etwas schlechter mit sauerstoffreichem Blut versorgt als die obere, da das Blut durch die Verbindungsadern und nicht durch die Aorta seinen Weg finden muss.

Bei der präduktalen und juxtraduktalen Aortenisthmusstenose erfolgt der Blutstrom über den offenen Ductus arteriosus Botalli

Anders als bei der postduktalen Aortenisthmusstenose haben sich bei einer **präduktalen** oder der **juxtraduktalen** Aortenisthmusstenose in der Embryonalzeit keine Kollateralarterien gebildet. Solange der Ductus arteriosus Botalli nach der Geburt des Kindes noch offen ist, pumpen rechte und linke Herzkammer Blut zur unteren Körperhälfte.

Nach Verschluss des Verbindungsganges innerhalb der ersten beiden Wochen nach der Geburt wird die linke Herzkammer allein für die Blutversorgung der unteren Körperhälfte zuständig und kann bei hoch ausgeprägter Engstelle zu schwach sein, um die untere Körperhälfte ausreichend mit Blut zu versorgen. Dann besteht eine akute Notsituation.

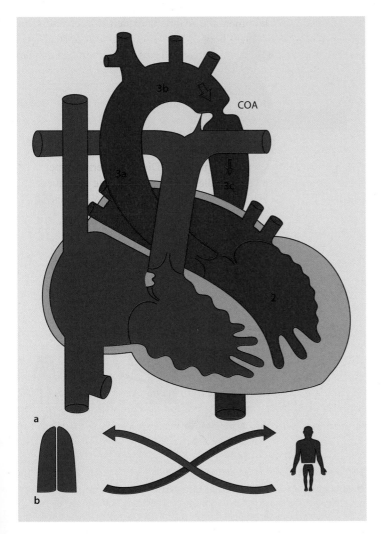

◨ Abb. 4.60 a, b. Aortenisthmusstenose. **a Herzschema:** Folgende Änderungen sind in das Schema eingezeichnet verglichen mit dem Schema des gesunden Herzens in ► Abb. 1.3b: Zwischen dem Aortenbogen (3b) und der Aorta descendens (3c) liegt eine Engstelle (COA). In der Aorta descendens (3c) fließt weniger sauerstoffreiches Blut (dünner Pfeil) als in der Aorta ascendens (3a) und dem Aortenbogen (3b). Die Wand der linken Herzkammer (2) ist verdickt (hypertrophiert). **b Blutfluss im Lungen- und Körperkreislauf:** In Lungen- und Körperkreislauf fließen gleich große Blutmengen. Die untere Körperhälfte durchfließt weniger Blut als die obere (dargestellt durch den geteilten Menschen)

Die Fehlbildungen liegen außerhalb des Herzens im linken oberen Brustkorb.

- **Wie rasch muss unser Kind behandelt werden?**

Man kann die Korrektur der postduktalen Aortenisthmusstenose an einem für Eltern und Kind günstigen Termin planen.

4

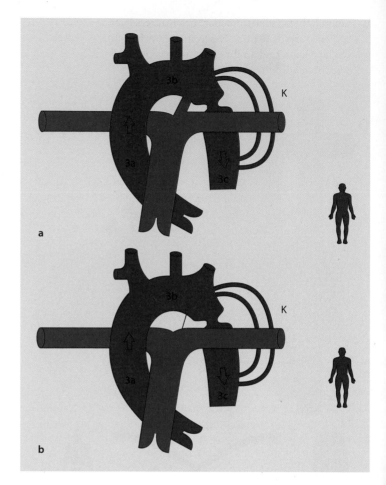

◨ **Abb. 4.61 a, b.** **a** Blutfluss bei der postduktalen Aortenisthmusstenose unmittelbar nach der Geburt. In der Aorta (3a–c) fließt sauerstoffreiches Blut (rot),
in der Lungenschlagader sauerstoffarmes (blau). Der Ductus arteriosus Botalli ist
offen, aber funktionslos. Die Engstelle in der Aorta wird durch Kollateralarterien
(K) überbrückt. **b** Blutfluss bei der postduktalen Aortenisthmusstenose nach
Verschluss des Ductus arteriosus Botalli: Der Verbindungsgang zwischen Lungenschlagader und Aorta hat sich verschlossen. Der Blutfluss in der Aorta descendens
(3c) ändert sich nicht

Präduktale oder juxtraduktale
Aortenisthmusstenosen bedürfen
einer sofortigen Behandlung

Anders verhält es sich bei kritischen präduktalen oder juxtraduktalen Aortenisthmusstenosen: Hier liegen in der Regel Notfallsitua-
tionen vor, und die Behandlung muss unverzüglich erfolgen.

▪ **Welche Schäden verursacht die postductale Fehlbildung?**

▪▪ **Herz**

a. Die linke Herzkammer pumpt ständig mit erhöhtem Kraftaufwand gegen den Widerstand der Aortenisthmusstenose an. Sie
verschleißt deshalb früher als normal (Folge: verkürzte Lebenserwartung).

b. Einen hohen Sauerstoffbedarf des Körpers kann das Herz nicht bedienen, weil die linke Herzkammer sich nicht ausreichend steigern kann und an ihre Leistungsgrenze stößt (Folge: eingeschränkte körperliche Leistungsfähigkeit).

c. Die verdickte Muskelwand der linken Herzkammer braucht zusätzlichen Sauerstoff, den ihre Versorgungsadern (Herzkranzgefäße, Koronararterien) aber nicht liefern können, weil sie nicht in gleichem Maß wie die Muskulatur wachsen können (Folge: Absterben von Muskelzellen, Pumpschwäche, Herzinsuffizienz, Herzinfarkt).

d. Die Versorgungsadern der Herzwandmuskulatur, die Koronararterien, neigen im Laufe der Zeit zur Verkalkung (Bezeichnung: Arteriosklerose) infolge des hohen Blutdrucks (Bezeichnung: Hypertonie) in allen Arterien der oberen Körperhälfte. So entstehen Engstellen in den Herzkranzgefäßen, die zu Verschlüssen führen können (Folge: Absterben von Muskelzellen, Pumpschwäche, Herzinsuffizienz, frühzeitige Neigung zum Herzinfarkt).

e. Eine Neigung zur Endokarditis besteht (Folge: Infektion der Innenauskleidung des Herzens und der Rückschlagventile).

■ ■ **Lunge**

a. Die Lunge nimmt keinen Schaden.

■ ■ **Körper**

a. Durch den hohen Blutdruck in der oberen Körperhälfte »verkalken« auch die Versorgungsarterien für Kopf, Hals und Arme, verengen oder verschließen sich. Arterienwände können einreißen oder sich zu brüchigen Säcken (Bezeichnung: Aneurysma) umformen. (Folge: Schlaganfälle, Blutungen, Wandeinrisse der Aorta – Bezeichnung: Aortendissektion, Aortenaneurysma). Bei Kindern mit einer Aortenisthmusstenose treten häufig Aneurysmen der Hirnarterien auf. Infolge des hohen Blutdrucks besteht die Gefahr, dass sie platzen und Hirnblutungen nach sich ziehen.

b. Ein Sauerstoffmangel, der Organe der unteren Körperhälfte schädigen könnte, besteht normalerweise nicht. Bei erhöhtem Sauerstoffbedarf kann die Versorgung jedoch unzureichend sein (Folge: eingeschränkte Belastbarkeit der Beinmuskulatur wie Schwäche und Schmerzen in den Beinen beim Gehen, Treppensteigen, Laufen, bei Laufsportarten).

■ **Was geschieht, wenn die Fehlbildung nicht behandelt wird?**

Ohne Behandlung – postduktaler, nicht kritischer Typ – kommt es zu einer Hypertonie (hohem Blutdruck) der oberen Körperhälfte, zu einer frühzeitigen Pumpschwäche der linken Herzkammer (Herzinsuffizienz) und zu einer frühzeitigen Arteriosklerose von Adern der oberen Körperhälfte einschließlich der Herzkranzgefäße. Daneben besteht ein erhöhtes Endarteriitis- und Endokarditisrisiko (Entzün-

4

dungen der Aorta oder der Herzinnenhaut). Die Lebenserwartung ist verkürzt.

Bei ungefähr einem Drittel der Patienten liegt bereits im Säuglingsalter eine Herzinsuffizienz vor. Bei dem Rest der Patienten tritt eine Herzinsuffizienz durch Überbelastung der linken Herzkammer, Koronargefäßverkalkung und Minderdurchblutung der verdickten Herzmuskulatur auf (meist ab dem 20. Lebensjahr).

Erste Schäden an den Arterien in der oberen Körperhälfte (Engstellen oder Aneurysmen) entstehen bereits nach dem 2. Lebensjahr. Nach dem 10. Lebensjahr können unvorhergesehene Schwierigkeiten durch Hirnaneurysmen (Hirnblutungen) auftreten, nach dem 18. Lebensjahr lebensbedrohliche Einrisse der Aortenwand (Bezeichnung: Aortendissektion). Auch das Risiko, dass eine Endokarditis (Herzinnenhautentzündung) mit tödlichem Ausgang auftritt, ist erhöht.

Insgesamt ist die Lebenserwartung der Kinder verkürzt. Die mittlere Lebenserwartung wird mit 30–35 Jahren in älteren Statistiken angegeben. Ein Viertel der Patienten verstirbt innerhalb der ersten 20 Lebensjahre, ca. die Hälfte der Patienten nach 30 Lebensjahren. Länger als 60 Jahre leben weniger als 10 % der Betroffenen.

Hintergrundinformation: Spontanheilung
Engstellen in der Körperschlagader erweitern sich beim Wachstum der Aorta nicht.

Behandlungsbedarf besteht in jedem Fall bei hohen Blutdruckunterschieden zwischen oberer und unterer Körperhälfte und starker Verengung des Aortenisthmus

Weitgehende Übereinstimmung besteht heute darin, dass die Aortenisthmusstenose unter folgenden Voraussetzungen der Korrekturbedarf:

- Bei einem Blutdruckunterschied von 20–30 mm Hg (systolischer Blutdruck) zwischen oberer und unterer Körperhälfte oder
- einer deutlich erkennbaren Einengung des Aortenisthmus (Durchmesser der Aorta am Aortenisthmus/Durchmesser der Aorta descendens oberhalb des Zwerchfells < 0,8),
- begleitet von einer Hypertonie der oberen Körperhälfte oder einer Belastungshypertonie (Hypertonie auf dem Fahrradergometer oder dem Laufband).

■ **Wie macht sich die Fehlbildung bemerkbar?**
Eine Herzinsuffizienz beim Säugling – präduktaler Typ – fällt auf durch schnelle Atmung (Bezeichnung: Tachydyspnoe), vergrößerte Leber (Bezeichnung: Hepatomegalie durch Blutstau), starkes Schwitzen am Kopf beim Trinken.

Der größere Teil der Kinder – postductaler Typ – bleibt aber bis zur Pubertät beschwerdefrei. Der Arzt wird auf die Fehlbildung aufmerksam, wenn er einen Blutdruckunterschied zwischen Armen und Beinen feststellen kann und schwache Pulse an den Beinen tastet. Mit dem Stethoskop hört er ein pulssynchrones Geräusch zwischen Wirbelsäule und linkem Schulterblatt.

Nach der Pubertät klagen Betroffene häufig über Kopfschmerzen, Schwindel, Ohrensausen, Nasenbluten und Schmerzen in den Beinen beim Laufen.

- **Mit welchen Untersuchungsmethoden weist man die Fehlbildung nach?**

Normalerweise ist der 1. (systolische) Blutdruckwert an den Beinen höher als an den Armen. Bei einer Aortenisthmusstenose ist es umgekehrt. Wenn viele Kollateralarterien vorliegen, kann der Blutdruck fast gleich sein. Die Pulse an den Beinen sind im Vergleich mit den Pulsen an den Armen abgeschwächt oder fehlen.

Standarduntersuchung zum exakten Nachweis der Fehlbildung und zur Beantwortung aller für die Behandlung wichtigen Fragen ist die Echokardiografie. Alternativ, wenn Fragen offen bleiben, kommt die MRT als Basisuntersuchung in Betracht. Der Arzt will anhand dieser Untersuchungen herausfinden,

- ob die Aortenisthmusstenose hinter, vor oder gegenüber der Mündung des Ductus arteriosus Botalli liegt,
- wie groß der Druckunterschied (Gradient) zwischen Aortenbogen und Aorta descendens ist,
- welche Länge die Engstelle hat, und ob man sie mit Herzkathetertechniken aufweiten könnte,
- welchen Durchmesser die Aorta vor und hinter der Engstelle hat,
- welchen Durchmesser die Aorta descendens oberhalb des Zwerchfells hat,
- welchen Durchmesser die Engstelle hat,
- ob der Aortenbogen unterentwickelt (hypoplastisch) ist,
- welche Wanddicke die linke Herzkammer hat,
- ob die Aortenklappe fehlgebildet ist,
- ob der Ductus arteriosus Botalli offen ist,
- welche weiteren Begleitfehlbildungen vorliegen,
- ob ein Shone-Komplex (= Parachute-Mitralklappe, supravalvuläre Membran im linken Vorhof, Subaortenstenose und Aortenisthmusstenose) vorliegt.

Eine gute Darstellung der Aorta liefert auch die CT, die zwar mit einer höheren Strahlenbelastung verbunden ist, jedoch im Gegensatz zur MRT nur eine kurze Untersuchungszeit erfordert.

Die Herzkatheteruntersuchung beantwortet alle Fragen zur Fehlbildung. Sie wird wegen der Strahlenbelastung in der Regel nur eingesetzt, wenn weder Echokardiografie noch MRT wichtige Fragen beantworten können oder wenn eine Weitung der Aortenisthmusstenose mit Kathetertechniken vorgesehen ist. Dann erfolgen die Diagnostik und Behandlung in einem Arbeitsgang.

Folgende ergänzende Untersuchungen führt man routinemäßig unter verschiedenen Fragestellungen durch:

Marginalien:

Richtungsweisend ist die Blutdruckmessung und das Ertasten der Pulse an Armen und Beinen

Echokardiografie, MRT und CT

Herzkatheteruntersuchung

Weitere Untersuchungen

- Abhören des Brustkorbs mit dem Stethoskop: typisches pulssynchrones Geräusch im Rücken zwischen Wirbelsäule und linkem Schulterblatt
- Röntgenaufnahme des Brustkorbs: Bei ungefähr einem Drittel der Schulkinder und drei Viertel der Erwachsenen sieht man Schäden an den Rippen durch die Kollateralarterien (Bezeichnung: Rippenusuren).

▪ **Wie häufig ist mit weiteren Herzfehlern zu rechnen?**
Die Aortenisthmusstenose ist häufig mit weiteren Herzfehlern oder Gefäßfehlbildungen kombiniert. Die Begleitfehlbildungen sieht man während der Echokardiografie, ggf. benötigt man zum Nachweis die MRT-Untersuchung, in Ausnahmefällen eine Herzkatheteruntersuchung.

Mögliche Zusatzfehlbildungen Unterentwicklung (Hypoplasie) eines Teils des Aortenbogens (kommt häufig bei der präduktalen Aortenisthmusstenose vor), Fehlbildung der Aortenklappe (bikuspide Aortenklappe), Aortenstenose, Aorteninsuffizienz, Mitralstenose oder -insuffizienz, offener Ductus arteriosus Botalli, Ventrikelseptumdefekt, Shone-Komplex, hypoplastisches Linksherzsyndrom, Atrioventrikularkanal (AV-Kanal), Transposition der großen Arterien, doppelter Auslass des rechten Ventrikels (Bezeichnung: Double-Outlet-right-Ventricle), anomale Verläufe der Armarterien.

▪ **Wann wird üblicherweise die Behandlung der Fehlbildung empfohlen?**
In ▪ Tab. 4.14 ist das Alter angegeben, in dem sich die Behandlung der Fehlbildung abhängig vom Schweregrad und möglichen Begleiterkrankungen empfiehlt.

▪ **Wie behandelt man die Fehlbildung?**

▪▪ **Behandlung durch eine chirurgische Operation**
Nach Öffnung des linken Brustkorbs sieht man die Rückenaorta mit ihrer Engstelle. Zur Erweiterung stehen verschiedene Operationstechniken zur Verfügung:

Resektion der Aortenisthmusstenose mit End-zu-End-Anastomose
Die Engstelle wird einschließlich der Mündung des Ductus arteriosus Botalli aus der Aorta herausgeschnitten. Den oberen und unteren Teil der Aorta löst man aus dem umgebenden Gewebe heraus, führt sie dann zusammen und vernäht beide Teile (▪ Abb. 4.62). Ergebnis der Operation ist eine Aorta ohne Durchmesserverkleinerung mit einer gesunden Wand. Die gesamte Aortenwand hat Wachstumspotenzial.

▢ Tab. 4.14 Behandlung bei Aortenisthmusstenose

	Fehlbildung	Beschwerden	Maßnahme	Alter
1.	Aortenisthmusstenose beim Säugling	Herzinsuffizienz	Chirurgische Korrektur	Zeitnah
2.	Aortenisthmusstenose beim Säugling im 1. Lebenshalbjahr, keine Operationsmöglichkeit	Herzinsuffizienz	Ballonangioplastie[a]	Zeitnah
3.	Aortenisthmusstenose beim Säugling nach dem 1. Lebenshalbjahr	Herzinsuffizienz	Ballonangioplastie	Zeitnah, bei ausgewählten Patienten
4.	Aortenisthmusstenose	Keine Beschwerden	Chirurgische Korrektur	Bis zum Vorschulalter
			Ballonangioplastie	Bis zum Vorschulalter bei ausgewählten Patienten
5.	Re-Stenose (erneute Stenose nach bereits erfolgter Aufweitung)	–	Ballonangioplastie oder chirurgische Korrektur	Nach Diagnosestellung

[a] Die Ballonangioplastie erfolgt als lebenserhaltende Maßnahme, später wird eine chirurgische Operation durchgeführt

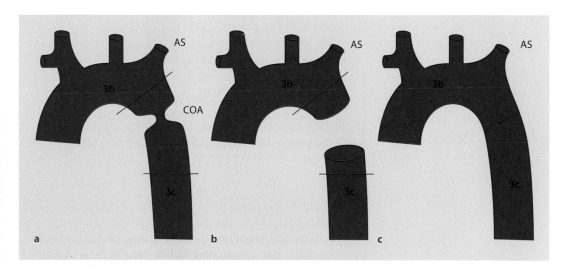

▢ Abb. 4.62 a–c. Resektion der Aortenisthmusstenose mit End-zu-End-Anastomose. **a** Die Aorta klemmt man ober- (3b) und unterhalb (3c) der Engstelle (COA) zu. **b** Man schneidet den verengten Abschnitt heraus und **c** näht die Aortenstümpfe aneinander. (AS = linke Armarterie)

Plastische Erweiterung (Patch-Plastik) Die Operationstechnik wählt man, wenn die Engstelle langstreckig ist und man die gesunden Aortenbereiche nicht weit genug mobilisieren und zusammenführen kann. Der Aortenisthmus wird in Längsrichtung aufgeschnitten und die Engstelle durch Einnähen von Kunststoffgewebe erweitert (▢ Abb. 4.63).

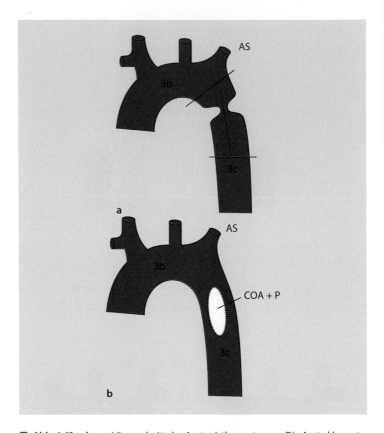

◘ Abb. 4.63 a, b.   a Längsschnitt der Aortenisthmusstenose: Die Aorta klemmt man ober- (3b) und unterhalb (3c) der Engstelle (CoA) zu und schneidet die Aortenisthmusstenose in Längsrichtung auf. **b** Patch-Plastik: In die aufgeschnittene Engstelle näht man Kunststoffgewebe ein (COA + P). (AS = linke Armarterie, 3b = Aortenbogen, 3c = Aorta descendens)

Ergebnis der Operation ist eine Aorta ohne Durchmesserveränderung. Die Aorta im Bereich der ehemaligen Engstelle besteht zum Teil aus der Arterienwand mit Wachstumspotenzial und zum Teil aus Kunststoff ohne Wachstumspotenzial. Das Wachstumspotenzial der körpereigenen Wand sichert aber im weiteren Verlauf die Größenzunahme der Aorta.

Subclavian-Flap-Aortoplasty   Die Operationstechnik wählt man aus, wenn die Engstelle langstreckig ist und man einen Kunststoff-Patch vermeiden möchte. Zur Erweiterung verwendet man körpereigenes Arterienmaterial, ein Stück der linken Armarterie (linke Schlüsselbeinarterie, Arteria subclavia sinistra).

Die Engstelle schneidet man in Längsrichtung auf und näht ein Stück der linken Armarterie in die Engstelle ein, und zwar an der Stelle, an der die Armarterie hinter dem Schlüsselbein verläuft (◘ Abb. 4.64).

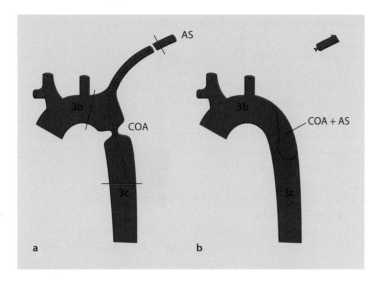

◻ **Abb. 4.64 a, b.**   Subclavian-Flap-Aortoplasty. **a** Den Aortenabschnitt (3b) klemmt man vor der linken Armarterie (AS) und hinter der Aortenisthmusstenose (3c) zu. Die Engstelle (COA) und die Armarterie (Schlüsselbeinabschnitt) schneidet man in Längsrichtung auf. **b** Die Armarterie (AS) wird durchtrennt, umgeschlagen und in die Engstelle eingenäht (COA + AS). Den armwärts gelegenen Teil der Arterie verschließt man nachfolgend

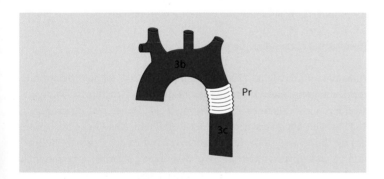

◻ **Abb. 4.65**   Interposition einer Gefäßprothese. Den herausgeschnittene Abschnitt aus der Aorta ersetzt man durch ein Kunststoffblutgefäß (Pr). (3b = Aortenbogen, 3c =Aorta descendens)

Die Durchblutung des linken Armes bleibt nach der Operation erhalten und erfolgt durch Halsarterien. Bei ca. 1 % der operierten Kinder tritt allerdings eine Wachstumsverzögerung des Armes auf.

Interposition einer Gefäßprothese   Die Operationstechnik kann man wählen, wenn die Aorta ausgewachsen ist. Die Engstelle wird aus der Aorta herausgeschnitten und der fehlende Teil durch eine Kunststoffgefäßprothese ersetzt (die Kunststoffprothese kann nicht mit der Aorta wachsen; ◻ Abb. 4.65).

Besondere Voraussetzung   Keine akute Infektion.

Zur körperlichen Belastung nach dem Eingriff ist eine individuelle Beratung durch das behandelnde Zentrum erforderlich

Aufwand   Eingriffe in Narkose, Hautschnitt und Öffnung des linken Brustkorbs, kein Einsatz der Herz-Lungen-Maschine (kann in Ausnahmefällen bei Operationen im Erwachsenenalter notwendig werden), keine Öffnung des Herzens. Dauer der Eingriffe: ca. 2–3 Stunden. Intensivstation: ja. Künstliche Beatmung auf der Intensivstation: nicht unbedingt. Krankenhausaufenthalt: ca. 8–14 Tage. Schulbesuch: möglich nach 4–5 Wochen. Körperliche Belastung und Sport: voraussichtlich nach ca. 3–4 Monaten.

▪▪ Behandlung durch eine Herzkatheterintervention (Ballondilatation)

Bei der Herzkatheterintervention ist kein Operationsschnitt nötig

Ohne Hautschnitt oder Öffnung des Brustkorbs kann man den Herzkatheter von Adern in der Leiste aus bis in die Engstelle hineinschieben. Auf der Spitze des Katheters sitzt ein aufblasbarer Ballon. Durch Aufblasen des Ballons dehnt man die Engstelle vorsichtig auf (in der Engstelle sitzt häufig eine einengende Membran, die beim Aufblasen des Ballons zerreißt; ◻ Abb. 4.66). Zum Offenhalten der Schlagader setzt man ein Drahtröhrchen ein (Bezeichnung: Stent). Stents können zwar nicht wachsen, sind aber während des Wachstums der Aorta mit dem Ballonkatheter nachdehnbar.

Gegenstand der Forschung sind Stents, die sich von alleine auflösen und das Wachstum der Wand nicht behindern.

Besondere Voraussetzungen   Kein akuter Infekt.

Zur körperlichen Belastung nach dem Eingriff ist eine individuelle Beratung durch das behandelnde Zentrum erforderlich

Aufwand   Eingriff im Dämmerschlaf und mit lokaler Betäubung der Haut, kein Hautschnitt, keine Öffnung des Brustkorbs. Röntgenstrahlen: ja. Jodhaltiges Kontrastmittel: ja. Dauer des Eingriffs: ca. 1–2 Stunden. Intensivstation: in der Regel nein. Künstliche Beatmung auf der Intensivstation: nein. Druckverband in der Leiste: 6–8 Stunden. Krankenhausaufenthalt: ca. 3–4 Tage. Schulbesuch: möglich nach 1 Woche. Körperliche Belastung und Sport: voraussichtlich nach ca. 3 Monaten.

▪ Was bringen die Korrektureingriffe?

Die Behandlung erhöht die Leistungsfähigkeit und Lebenserwartung der Kinder

Die Reparaturen entlasten das Herz und beseitigen die Störungen durch die Aortenisthmusstenose. Die Leistungsfähigkeit und Lebenserwartung des Patienten verbessern sich. Eine Muskelzunahme der linken Herzkammerwand und die damit verbundene Minderdurchblutung finden nicht mehr statt. Eine chronische Herzinsuffizienz wird unterbunden und das Fortschreiten der Arteriosklerose aufgehalten. Man kann eine medikamentöse Blutdrucksenkung nach Beseitigung der Engstelle durchführen, ohne die Durchblutung der unteren Körperhälfte zu gefährden. Probleme der Minderdurchblutung der Beine sind beseitigt.

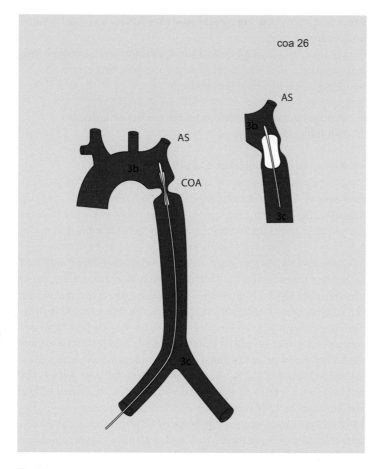

Abb. 4.66 Ballonangioplastie der Aortenisthmusstenose. Einen Ballonkatheter schiebt man von der Leistenarterie durch die Aorta descendens (3c) in die Aortenisthmusstenose (COA) und weitet durch Aufblasen des Ballons die Engstelle. (3b = Aortenbogen, AS = linke Armarterie)

- **Was ist zu tun, wenn zusätzliche Fehlbildungen am Herzen vorliegen?**

Die Aortenisthmusstenose muss man vor der Operation innerer Herzfehler korrigieren, damit das rekonstruierte Herz ohne Hindernis in den Körperkreislauf pumpen kann. Man führt entweder 2 getrennte Operationen durch, d. h., man öffnet zuerst den linken Brustkorb, korrigiert die Aortenisthmusstenose und öffnet später den vorderen Brustkorb zur Korrektur des Herzfehlers. Zusammen mit der Korrektur der Aortenisthmusstenose kann bedarfsweise bei bestimmten Herzfehlern (z. B. Ventrikelseptumdefekt oder Atrioventrikularkanal) eine Bändelung der Pulmonalarterie durchgeführt werden. Oder man führt eine gleichzeitige Operation der Aortenisthmusstenose und des inneren Herzfehlers vom vorderen Brustkorb aus durch. Ein offener Ductus arteriosus Botalli wird immer mit verschlossen. Fehlerhaft

4

verlaufende Arterien korrigiert man ebenfalls, sofern sie behandlungsbedürftig sind.

Wenn technisch möglich und Erfolg versprechend, kann die Engstelle mit dem Ballonkatheter geweitet werden, bevor man die Behandlung innerer Herzfehler vornimmt.

- **Welche besonderen Risiken haben die verschiedenen Behandlungsmethoden?**

■ ■ **Risiken der chirurgischen Eingriffe**

Die Sterbewahrscheinlichkeit ist sehr niedrig und liegt in Deutschland unter 1 %. Die meisten Kinder operiert man bereits im Säuglingsalter. Bei kritisch kranken Säuglingen muss mit einer höheren Sterblichkeit gerechnet werden (in kleinen Statistiken bis 10 %).

Spezielle Risiken   Selten kann eine Querschnittslähmung auftreten, da bei den Operationen die Blutzufuhr zum Rückenmark kurzzeitig unterbrochen wird. 20-minütige Unterbrechungen kann der Körper im Allgemeinen problemlos vertragen, nach längeren Blutstromunterbrechungen können irreparable Schäden des Rückenmarks entstehen. Das Risiko ist erhöht bei Zweitoperationen im Erwachsenenalter, wenn nur wenige Kollateralarterien vorliegen. Sehr selten gibt es Lageanomalien der Rückenmarksarterie (Bezeichnung: Arteria spinalis anterior), sodass sie während der Korrekturoperationen verletzt werden kann, mit der Folge einer Querschnittslähmung.

Darüber hinaus kann es bei längerer Unterbrechung der Blutzufuhr zur unteren Körperhälfte zu Schäden an Niere, Darm und Leber kommen. Weitere seltene Risiken sind Nervenverletzungen im Brustkorb oder eine Verletzung des großen Lymphganges.

■ ■ **Risiken der Ballondilatation**

Die Sterbewahrscheinlichkeit liegt unter 1 %.

Spezielle Risiken   Verletzungen der Wand der Körperschlagader mit Einrissen (Bezeichnung: Ruptur, Dissektion) oder Aussackung (Bezeichnung: Aneurysma), Verrutschen des Stents, der mit Herzkathetertechniken oder vom Chirurgen entfernt werden muss. Selten: Querschnittslähmung nach Einsetzen eines Stents. Patienten mit einem Ullrich-Turner-Syndrom neigen zu Aortendissektionen und haben ein erhöhtes Eingriffsrisiko.

- **Können unmittelbar nach den Eingriffen irgendwelche Probleme auftreten?**

Nach operativen Eingriffen kann eine paradoxe arterielle Hypertonie auftreten und der Blutdruck stark ansteigen, was eine medikamentöse Behandlung erforderlich macht

Ein besonderes Problem nach einer chirurgischen Korrektur ist die sogenannte paradoxe arterielle Hypertonie – ein gefährlicher Anstieg des Blutdrucks nach dem Eingriff (▶ Abschn. 3.1). Er tritt 4–8 Tage nach der Operation auf und hält etwa 5 Tage an. Behandelt man die Blutdruckkrisen nicht mit Medikamenten, drohen Herzversagen,

◻ **Tab. 4.15** Bleibender Bluthochdruck	
Zeit des Eingriffs (Lebensjahre)	**Wahrscheinlichkeit einer bleibenden Hypertonie**
0–5 Jahre	ca. 5 %
6–10 Jahre	ca. 20 %
10–16 Jahre	ca. 30 %
16–19 Jahre	ca. 40 %
20–40 Jahre	bis 60 %

Ausreißen der angelegten Nähte und Blutung aus der operierten Aorta, Ruptur (Platzen) von Aneurysmen im Gehirn oder der Bauchaorta, krampfartige Blutgefäßverengungen der Darmarterien und Minderdurchblutung des Darmes, verbunden mit Leibschmerzen, Darmlähmung, Auftreiben des Bauches, Koliken, blutigem Stuhl und Fieber. Die Patienten müssen Bettruhe einhalten, und der Blutdruck muss gesenkt werden. Treten starke Leibschmerzen auf, ist meist auch eine Nahrungskarenz und intravenöse Ernährung erforderlich.

Nach Ballonweitung der Engstelle ohne unvorhergesehene Schwierigkeiten sind keine weiteren Probleme zu erwarten.

▪ **Wie geht es weiter nach erfolgreicher Korrektur der Fehlbildung?**

Die körperliche Entwicklung der Patienten verläuft ungestört. Wenn ein optimales Korrekturergebnis erzielt wurde (Druck-/Blutdruckunterschied im Operationsgebiet: < 20 mm Hg) und keine Hypertonie vorliegt, gibt es in der Regel nur eine Einschränkung für Berufe mit schwerer körperlicher Belastung. Sportarten der Klasse III werden voraussichtlich möglich sein, Schwangerschaften haben ein mittleres Risiko.

Körperliche Entwicklung, Beruf, Sport, Schwangerschaft, Lebenserwartung

Trotz erfolgreicher Korrektur der Aortenisthmusstenose bleibt bei einem Teil der Patienten ein hoher Blutdruck in der oberen Körperhälfte bestehen oder tritt nach Jahren wieder auf. Nach frühzeitiger Operation ist die Gefahr einer Hypertonie anscheinend geringer (◻ Tab. 4.15).

Hypertoniker behalten ein hohes Arterioskleroserisiko. Ihre körperliche Belastbarkeit bleibt eingeschränkt, was bei der Berufswahl berücksichtigt werden muss. Sportarten der Klasse III (mit geringer dynamischer und ohne größere statische Belastung, ▶ Abschn. 3.3) sind möglich. Schwangerschaften erfordern eine Beratung hinsichtlich der Blutdruckmedikation und eine ärztliche Betreuung.

Die Lebenserwartung der Kinder wird durch die Korrektureingriffe verbessert, bleibt jedoch hinter der Lebenserwartung gesunder Personen zurück. Nach 30 Jahren leben noch ca. 70 % der Betroffenen. Sie fällt höher aus, wenn die Eingriffe bereits in der Säuglingszeit erfolgen.

4

Medikamente, Nachuntersuchungen, Folgeeingriffe am Herzen

Nachuntersuchungen sind ein
Leben lang in regelmäßigen
Abständen durchzuführen

▪ **Braucht unser Kind weitere medizinische Betreuung?**

Nach den Korrektureingriffen muss das Kind normalerweise keine besonderen Medikamente einnehmen. Bleibt nach den Eingriffen allerdings eine Hypertonie bestehen, werden bis zur Normalisierung des Blutdrucks blutdrucksenkende Medikamente gegeben. Manchmal sind diese lebenslang erforderlich.

Regelmäßige Nachuntersuchungen sind jährlich durchzuführen und beinhalten die vergleichende Blutdruckmessung an Armen und Beinen sowie alle 3–4 Jahre Belastungstests mit Blutdruckmessung, kombiniert mit einer Echokardiografie von Herz und Aorta. Sollte die Aorta nicht gut genug einsehbar sein, ist eine MRT oder CT empfehlenswert (ca. alle 5 Jahre).

Mit Folgeeingriffen am Herzen und an der Aorta muss man rechnen. Im Herzen treten häufig Probleme an der Aortenklappe auf, d. h., die Klappe öffnet nicht mehr weit genug oder schließt nicht mehr. Wirken sich die Probleme auf die Herzleistung aus, ist eine Behandlung erforderlich.

An der Körperschlagader können sich im Operationsgebiet neue Engstellen oder Aussackungen bilden (bei bis zu einem Drittel der Patienten), die man korrigieren muss. Aussackungen können auch an anderer Stelle der Aorta auftreten. Wurden nach Aufdehnung der Aorta mit dem Ballonkatheter Stents eingesetzt, muss man diese weiten, da sie dem Wachstum nicht folgen und zu eng werden.

Zusätzlich sollte man regelmäßige Ultraschalluntersuchungen der Hirnarterien durchführen, um gefährliche Aussackungen dieser Arterien frühzeitig zu erkennen.

▪ **Wie ist nach heutiger Erfahrung das Behandlungsergebnis nach der Korrektur der Aortenisthmusstenose einzuschätzen?**

Folgende Beurteilungskriterien ergeben sich (▶ Abschn. 3.3):
▬ Ergebnisse der Behandlungsmethoden: gut bis befriedigend

▪ **Weitere Informationen zum Verständnis der Aortenisthmusstenose**

▪▪ **Ist es eine häufige Fehlbildung?**

Sie gehört zu den 10 häufigsten Fehlbildungen. Jungen sind häufiger betroffen als Mädchen. Die ersten erfolgreichen Operationen wurden Mitte der 1940er-Jahre vorgenommen, Ballondilatationen gibt es seit dem Ende der 1980er-Jahre. Pro Jahr werden in Deutschland ca. 250 Eingriffe durchgeführt, vorwiegend bei Säuglingen. Zu den Operationen kommt die Zahl an Ballonangioplastien hinzu, die bei Nachkorrekturen inzwischen bevorzugt werden.

Herzkathetertechniken wie die
Ballonangioplastie setzt man
mittlerweile bevorzugt zur
Behandlung neuer Engstellen
(Rezidivstenosen) ein

▪▪ **Warum ist ausgerechnet unser Kind mit der Fehlbildung auf die Welt gekommen?**

Aufgrund statistischer Berechnungen gibt es ein leicht erhöhtes Risiko bei starkem und ständigem Alkoholkonsum der Mutter, bei

Einnahme bestimmter Medikamente (Antiepileptika), wenn die Mutter Diabetikerin ist oder unter der seltenen Erkrankung Phenylketonurie leidet. Wenn Vater oder Mutter diesen Herzfehler hatten oder ein Geschwisterkind, ist die Wahrscheinlichkeit ebenfalls leicht erhöht (▶ e-Online-Material 8, extras.springer.com).

▪▪ Haben Kinder mit einer Aortenisthmusstenose häufig weitere körperliche Fehlbildungen?

Die Aortenisthmusstenose ist bei etwa einem Viertel der Patienten begleitet von weiteren körperlichen Fehlbildungen wie z. B. tracheoösophageale Fisteln (Verbindungen zwischen Speise- und Luftröhre) und Zwerchfellhernien (Defekt im Zwerchfell, durch den Organe des Bauchraumes in den Brustkorb rutschen können). Die Patienten neigen zur Ausbildung von Aneurysmen (Gefäßaussackungen) im Bereich der Hirn- und der Bauchschlagader mit der Gefahr einer Ruptur (Platzen) und Blutung. Als Ursache vermutet man neben der Gefäßwandschädigung durch hohen Blutdruck eine Aufbaustörung der Arterienwände.

In über 10 % liegen Chromosomenanomalien vor. Zu nennen ist unter anderem das Ullrich-Turner-Syndrom. Bei einem Drittel dieser Patienten liegt eine Aortenisthmusstenose vor. Daneben treten folgende Syndrome auf: Williams-Beuren-Syndrom, CHARGE-Assoziation, VACTERL-Assoziation, Kabuki-Syndrom, PHACE-Syndrom, Marfan-Syndrom, Holt-Oram-Syndrom, Noonan-Syndrom, Morbus Down, Trisomie 13, 15 und 18. Beim Marfan-Syndrom besteht die Neigung zur Bildung von Aneurysmen, Erweiterung der Aorta ascendens und Aortendissektion (▶ e-Online-Material 8, extras.springer.com).

▪▪ Wie groß ist das Risiko einer Herzinnenhautentzündung (Endokarditis) bei der unbehandelten Fehlbildung, wie groß ist das Risiko nach einer Behandlung?

Bei der unbehandelten Fehlbildung besteht ein erhöhtes Risiko der Endarteriitis oder Endokarditis, insbesondere wenn zusätzlich eine Fehlbildung der Aortenklappe vorliegt. Eine routinemäßige Endokarditisprophylaxe scheint jedoch keine Vorteile zu bringen. Man rät zu einer Prophylaxe, nachdem bereits eine Endokarditis aufgetreten ist.

Nach den Rekonstruktionseingriffen geht man von einem hohen Risiko aus, wenn Fremdmaterial zur Erweiterung der Engstelle eingesetzt wurde (Kunststoffflicken, Stents) und empfiehlt 6 Monate lang eine Endokarditisprophylaxe.

Serviceteil

U. Blum et al., *Ratgeber angeborene Herzfehler bei Kindern*,
DOI 10.1007/978-3-662-47878-3, © Springer-Verlag Berlin Heidelberg 2016

A Anhang

A1 Transition: Übergang des jugendlichen Patienten in die Erwachsenenheilkunde

- Arbeitsgruppenbildung »Erwachsene mit angeborenen Herzfehlern« (EMAH) bei Kinderkardiologen und Kardiologen

Nachdem seit etwa 20–25 Jahren jährlich 5.000–7.000 zumeist operierte Patienten, häufig mit Restdefekten oder Folgeschäden, das 18. Lebensjahr überschreiten, ist mittlerweile deren Zahl auf ca. 200.000 angestiegen. Damit ist eine neue Gruppe von Kranken mit bis dahin unbekannten und unerwarteten Problemen entstanden, auf die weder die Kinder- noch die Erwachsenenkardiologen ausreichend vorbereitet waren. Das führte 2003 zur Gründung einer EMAH-Task-Force.

Die drei Fachgesellschaften Kardiologie, Kinderkardiologie und Kardiochirurgie verleihen seit 2008 an Kardiologen und Kinderkardiologen bei dem Nachweis einer entsprechenden Qualifikation und nach einer Prüfung vor einem aus fünf Fachvertretern bestehenden Gremium ein Zeugnis über eine Qualifikation als EMAH-Arzt/Ärztin. Mehr als 250 Kollegen, überwiegend Kinderkardiologen, haben sich zwischenzeitlich qualifiziert. In einem zweiten Schritt wurden die Voraussetzungen definiert, die klinische Einheiten erfüllen müssen, um sich als überregionale EMAH-Zentrum zertifizieren zu lassen. Hier müssen qualifizierte EMAH-Ärzte der drei Fachgebiete eng zusammenarbeiten und einen Schwerpunkt auf die entsprechende Weiterbildung des Nachwuchses legen. Zwölf überregionale Zentren haben mittlerweile den Zertifizierungsprozess erfolgreich durchlaufen.

Einige Jugendliche mit angeborenen Herzfehlern mussten sich in den letzten Jahrzehnten schweren Herzens von ihrem vertrauten Kinderkardiologen verabschieden, weil dieser keine Möglichkeit sah, seine Patienten mit Vollendung des 18. Lebensjahres weiterhin behandeln bzw. die erbrachten Leistungen auch abrechnen zu können. Nicht bekannt ist, ob man sich im Einzelfall für eine Ausnahmeregelung eingesetzt hat oder ob diese nicht gewährt wurde. Offenbar ist es möglich, die erbrachten Leistung abzurechnen, wie Beispiele von in Kliniken tätigen EMAH-Kardiologen zeigen, die sich um Ausnahmeregelungen bemüht haben.

Realistischen Schätzungen zufolge beträgt die Anzahl der Neuerkrankungen nach der Geburt von kardiovaskulären Fehlbildungen bei 7,5 pro 1.000 Lebendgeborenen. Konkrete Zahlen für Deutschland ergeben eine Krankheitshäufigkeit bei der Geburt von 7,1 pro 1.000 Lebendgeborene. Daten aus den USA zeigen, dass zwischen 1940 und 2002 etwa 1,5 Millionen Menschen mit einem Herzfehler geboren wurden, von denen mehr als 1,3 Millionen mit den heutigen Behandlungsverfahren das Erwachsenenalter erreicht hätten. Mittlerweile liegt die Überlebensrate bei über 85 %. In Deutschland leben ca. 200.000–300.000 Patienten (aller Altersklassen) mit einem angeborenen Herzfehler. Die Zahl von Erwachsenen mit unbehandelten oder operierten angeborenen Herzfehlern (EMAH) umfasst mehr als 120.000 und steigt um etwa 5.000 Patienten pro Jahr.

Die meisten Patienten mit angeborenen Herzfehlern bedürfen einer lebenslangen ärztlichen Kontrolle – insbesondere diejenigen mit einem komplexen Herzfehler. Einschränkungen körperlicher Natur, Krankenhausaufenthalte und ständige Gedanken zur eigenen Gesundheit begleiten sie ein Leben lang. Mit Eigenverantwortlichkeit im Jugend- und Erwachsenenalter bedingt ihre Diagnose Enttäuschung, Schock, Trauer und Wut. Zudem bestimmen Sorgen um die berufliche Zukunft den Alltag.

Als Leitlinien stehen die Pocket-Leitlinie: Erwachsene mit angeborenen Herzfehlern (EMAH) und ein Kommentar zu den neuen Leitlinien (2010) der Europäischen Gesellschaft für Kardiologie (ESC) zum Management von Erwachsenen mit angeborenen Herzfehlern (EMAH) zur Verfügung. Danach werden zukünftig Patienten ab ihrem 18. Lebensjahr von Ärzten und kardiologischen

Zentren behandelt, die dafür eine entsprechende Qualifikation erworben haben. Die EMAH-Ärzte und -Abteilungen finden Sie im ▶ Anhang A3.

■ **Studie zur körperlichen Belastbarkeit**
Die gute Transition der EMAH-Patienten führt zu einem Folgethema: Aufgrund der erfolgreichen Herzoperationen erreichen von Jahr zu Jahr mehr Jugendliche und junge Erwachsene die spannende Lebensphase der Berufsfindung. Ein großer Teil der Betroffenen verschweigt der Bundesagentur für Arbeit – auch beim Besuch in der Schulklasse – oder dem Ausbilder die erfolgreiche Herzoperation, sodass häufig erst während der Berufsausbildung eine gesundheitliche Einschränkung auffällt und zum Lehrstellenabbruch mit daraus folgendem Zeitverlust führt. Nicht selten entstehen Probleme mit der Belastbarkeit in Schule, Beruf, Familienleben und Freizeit. So kommen viele Fragen auf, beispielsweise zum geeigneten Sportverhalten oder zur Berufswahl. Um die Belastbarkeit realistisch einzuschätzen und einzuordnen, sind sowohl Vergleichswerte von gesunden Kindern, Jugendlichen, Erwachsenen und Senioren nötig als auch von Patienten mit angeborenen Herzfehlern aller Altersklassen. Diese Referenzwerte fehlten bisher.

Das ist nun anders. Mit Unterstützung des Bundesministeriums für Bildung und Forschung (BMBF) hat Dr. Dubowy eine Studie zur objektiven Belastbarkeit durchgeführt. Hierfür hat man bei mehr als 2.000 gesunden Probanden über 5 Jahre hinweg Normwerte für die körperliche Belastbarkeit erhoben. Die Messung der Belastbarkeit von gesunden Probanden erfolgte auf dem Fahrrad und Laufband sowie durch eine in 6 Minuten erreichte Gehstrecke auf ebener Fläche. Zeitgleich wurden in mehr als 20 Herzzentren und Kliniken Patienten mit angeborenem Herzfehler systematisch nachuntersucht. Der Vergleich dieser Werte eröffnet die Möglichkeit, die Belastbarkeit der EMAH-Patienten gut abzuschätzen und bei der Berufswahl zu nutzen.

Die Jugendlichen sollten sich frühzeitig, am besten 1,5–2 Jahre vor dem Schulabschluss, bei der Bundesagentur für Arbeit einen Termin besorgen. Die Mitarbeiter dort können sie in folgenden Punkten beraten und unterstützen: Berufsorientierung (eventuell Praktika oder Arbeitserprobung), Berufswahl, Beratung und Vermittlung sowie Förderung und Leistung mit dem Ziel, einen Ausbildungsplatz zu bekommen. Auch den Integrationsfachdienst sollte man in den Prozess des Überganges von der Schule in den Beruf mit einbeziehen.

Zusammenfassend kann man sagen, dass auch herzkranke Jugendliche einen Ausbildungsplatz auf dem Arbeitsmarkt finden können. Wichtig ist die enge Zusammenarbeit aller Beteiligten und die frühzeitige Berufsfindung und Beratung. Die Beratung der Arbeitgeber ist ebenfalls ein wichtiger Aspekt, um noch mehr Unternehmen dafür zu gewinnen, Menschen mit körperlichen Einschränkungen einzustellen oder auszubilden, und ihnen zu verdeutlichen, dass diese Einschränkungen die berufliche Leistungsfähigkeit keinesfalls mindern.

A2 Cartoons zur Erklärung der Herzfehler und Beschreibung der Behandlungsergebnisse

Hier finden Sie vier Herzfehler, den Ventrikelseptumdefekt, die Fallot'sche Tetralogie, die Pulmonalstenose und das linkshypoplastische Herz, als Cartoons.

Um sich die Arbeitsleistung der Herzbereiche bildlich vorstellen zu können, ist in jedem Cartoon eine Familie dargestellt, die einen Garten bewässert und das Wasser selbst wieder aufbereitet. Der Vater verkörpert die linke Herzkammer, die Mutter die rechte Herzkammer, der Sohn und die Tochter den linken und rechten Vorhof. Die Familienmitglieder tragen gleich große Schüsseln. Der Garten soll den Körperkreislauf darstellen, die Wasseraufbereitungsanlage die Lunge (◘ Abb. 0.1).

Herzgesunde Familie Unter normalen Bedingungen schöpft der Sohn Frischwasser aus der Wasseraufbereitungsanlage, gießt es in die Schüssel des Vaters, der es mit viel Schwung über die Gartenpflanzen schüttet. Die Tochter fängt das zurückfließende Brauchwasser aus dem Garten auf, gießt es in die Schüssel der Mutter, die es vorsichtig wieder in die Wasseraufbereitungsanlage schüttet. So schließt sich der Kreis (◘ Abb. 0.2). Die Familie

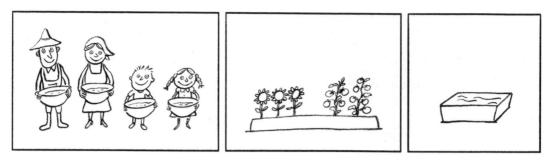

■ Abb. 0.1   Familie »Herz«

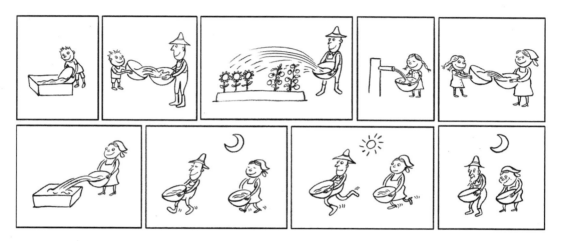

■ Abb. 0.2   Familie ohne Herzfehler

arbeitet so kraftschonend wie möglich. Wenn der Garten wenig Wasser braucht (Mond), arbeitet sie langsam, wenn er mehr braucht (Sonne), arbeitet sie schneller. Und sie arbeitet bis ins hohe Alter, ohne zu ermüden.

Anders gestalten sich die Verhältnisse bei einer Familie mit einem Herzfehler.

Familie mit Ventrikelseptumdefekt Der Sohn schöpft mit einer großen Schüssel Frischwasser aus einer übervollen Wasseraufbereitungsanlage und gießt es in die ebenso große Schüssel des Vaters. Die Wasseraufbereitungsanlage ist so voll, weil Mutter und Vater gemeinsam Brauch- und Frischwasser hineinschütten. Dem Vater bleibt nur wenig Frischwasser übrig, das er über die Gartenpflanzen gießen kann. Die Familie muss deshalb bereits nachts (Mond) schnell arbeiten, damit die Gartenpflanzen nicht verdorren, was dem Vater mit seiner großen Schüssel schwerfällt. Wenn der Garten dann auch

noch größere Frischwassermengen braucht (Sonne), kommt der Vater nicht mehr mit, und die Familie schafft es nicht, den Garten ausreichend zu bewässern (**■ Abb. 0.3**). Die Familie kann nicht bis ins hohe Alter durcharbeiten, weil der Vater infolge der ständigen Überbelastung vorzeitig stirbt. Je mehr Wasser er in die Wasseraufbereitungsanlage gießt, desto größer wird seine Schüssel und desto eher bricht er tot zusammen.

Familie mit Fallot'scher Tetralogie Hier schüttet die Mutter mit viel Kraft ihr Brauchwasser durch ein enges Loch in die Wasseraufbereitungsanlage. Ihre Armmuskeln nehmen zu. In der Wasseraufbereitungsanlage wird nur wenig Wasser zu Frischwasser aufbereitet. Das wenige Wasser schöpft der Sohn und gibt es seinem Vater, der es über die Gartenpflanzen gießt. Die Mutter hat keine Lust, mit so viel Kraftaufwand ihr Brauchwasser durch das Loch zu schütten. Sie geht zum Garten und gießt

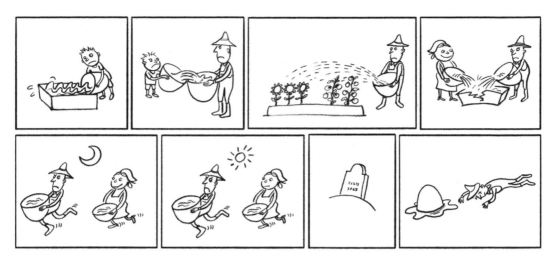

● **Abb. 0.3** Familie mit Ventrikelseptumdefekt

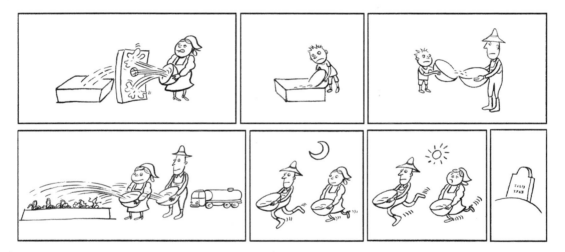

● **Abb. 0.4** Familie mit Fallot'scher Tetralogie

ihr Brauchwasser zusammen mit dem Frischwasser des Vaters über die Gartenpflanzen, die das Brauchwasser nicht vertragen und zu verdorren drohen. Man geht fälschlicherweise von einem Wassermangel aus, und es fährt ein Tankwagen mit Wasser vor. Da das Problem aber das Brauchwasser der Mutter ist, erholen sich die Pflanzen nicht. Vater und Mutter arbeiten bereits nachts schnell, wenn der Garten wenig Wasser braucht, um mehr Frischwasser für die Pflanzen herbeizuschaffen. Wenn der Garten viel Wasser braucht (Sonne), kommen sie mit der Arbeit nicht nach (● Abb. 0.4). Die Familie ist so überbelastet, dass sie nicht bis ins hohe Alter durcharbeiten kann und vorzeitig verstirbt.

Familie mit Pulmonalstenose Bei dieser Familie schüttet die Mutter mit großer Kraftanstrengung das Brauchwasser durch eine enge Öffnung in die Wasseraufbereitungsanlage. Der Sohn kann nur wenig aufbereitetes Wasser schöpfen und an den Vater weitergeben, der wiederum nur wenig Wasser über die Gartenpflanzen schütten kann. Die Gartenpflanzen drohen, zu verdorren. Die Familie muss deshalb bereits nachts (Mond) schnell arbeiten, um ausreichend Frischwasser für die Gartenpflanzen zu besorgen, was der überforderten Mutter schwerfällt. Wenn der Garten größere Frischwassermengen braucht (Sonne), kommt die Mutter nicht mehr mit, und die Familie schafft es nicht,

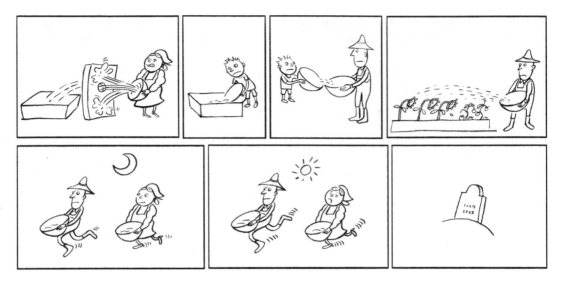

Abb. 0.5   Familie mit Pulmonalstenose

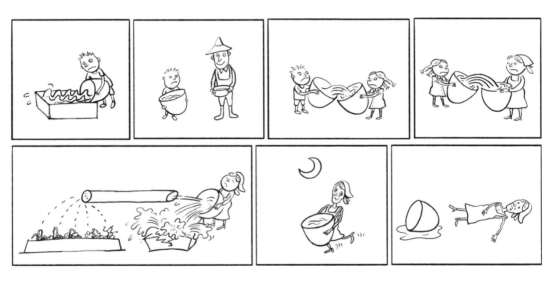

Abb. 0.6   Familie mit hypoplastischem Linksherzsyndrom

den Garten ausreichend zu bewässern (▪ Abb. 0.5). Die Familie kann nicht bis ins hohe Alter durcharbeiten, weil die Mutter infolge der ständigen Überbelastung vorzeitig stirbt.

Familie mit hypoplastischem Linksherzsyndrom Der Sohn schöpft eine große Menge Frischwasser aus der überfließenden Wasseraufbereitungsanlage. Er will es seinem Vater geben, der aber nur eine winzig kleine Schüssel hat und es nicht annehmen kann. Deshalb schüttet der Sohn alles Frischwasser in die Schüssel seiner Schwester,

die schon das Brauchwasser aus dem Garten abgeholt hat. Die Schwester gießt die Wassermischung in die Schüssel der Mutter, und die Mutter schüttet das Wasser mit letzter Kraft sowohl in die Wasseraufbereitungsanlage als auch durch ein enges Rohr über die Gartenpflanzen. Die Gartenpflanzen drohen, zu verdorren. Schon wenn der Garten wenig Wasser braucht, hetzt sich die Mutter mit ihrer großen Schüssel bis an ihre Leistungsgrenze ab. Wenn der Garten viel Wasser braucht, kommt sie gar nicht zurecht (▪ Abb. 0.6). Wenn die Gartenpflanzen verdorren, hat sie nicht einmal mehr genug zu essen. Meistens hält sie das Arbeitspensum nicht lange durch und bricht nach kurzer Zeit tot zusammen.

A3   Wichtige Adressen und Hilfsorganisationen

A3.1   Kinderherzzentren in Deutschland

Die nachfolgende Auflistung erhebt keinen Anspruch auf Vollständigkeit und enthält keinerlei Wertung über die medizinische Qualität der Kliniken. Die Behandlungsschwerpunkte und die Kapazitäten der Kliniken sind möglicherweise sehr unterschiedlich.

13353 Berlin   Klinik für angeborene Herzfehler des Deutschen Herzzentrums Berlin, ▶ http://www.dhzb.de/de/kliniken/angeborene_herzfehler_und_kinderkardiologie/

24105 Kiel   Kinderherzzentrum Kiel, ▶ http://kinderherzzentrum-kiel.de/

32545 Bad Oeynhausen   Klinik für angeborene Herzfehler – Kinderherzzentrum, ▶ http://www.hdz-nrw.de/

35390 Gießen   Universitätsklinikum Gießen und Marburg – Kinderkardiologie, ▶ http://www.ukgm.de/ugm_2/deu/ugi_kik/index.html

37075 Göttingen   Kinderherzklinik der Universitätsmedizin Göttingen, ▶ http://www.kinderherzklinik.de/

45122 Essen   Universitätsklinikum Essen, Zentrum für Kinder- und Jugendmedizin, Klinik III, Abteilung für Pädiatrische Kardiologie, ▶ http://www.unikinderklinik-essen.de/

47137 Duisburg   Herzzentrum Duisburg, ▶ http://www.evkln.de/startseite/herzzentrum-duisburg/

48129 Münster   Universitätsklinikum Münster, Klinik für Kinder- und Jugendmedizin – Pädiat-

rische Kardiologie, ▶ http://klinikum.uni-muenster.de/index.php?id=kinderkardiologie_uebersicht

52057 Aachen   Universitätsklinikum Aachen, Klinik für Kinderkardiologie, ▶ http://www.ukaachen.de/kliniken-institute/klinik-fuer-kinderkardiologie.html

50924 Köln   Uniklinik Köln Herzzentrum – Kinderkardiologie, ▶ http://herzzentrum.uk-koeln.de/de/kinderkardiologie

53113 Bonn   Herzzentrum der Universität Bonn, Abteilung Kinderkardiologie, ▶ http://www.kinderkardiologie-bonn.de/

53757 St. Augustin   Deutsches Kinderherzzentrum Sankt Augustin, ▶ http://www.deutscheskinderherzzentrum.de/

72076 Tübingen   Universitätsklinik für Kinder- und Jugendmedizin Tübingen, ▶ http://www.medizin.uni-tuebingen.de/kinderklinik/de/

80636 München   Deutschen Herzzentrum München, ▶ http://www.dhm.mhn.de/de/home.cfm

81377 München   LMU – Klinikum der Universität München, Abteilung für Kinderkardiologie und pädiatrische Intensivmedizin des Klinikums Großhadern, ▶ http://www.klinikum.uni-muenchen.de/de/das_klinikum/medizinische-einrichtungen/kinder-und-jugendmedizin/kinderkardiologie/index.html

91054 Erlangen   Kinder- und Jugendklinik des Universitätsklinikums Erlangen, ▶ http://www.kinderklinik.uk-erlangen.de/

A3.2   Vereine/Selbsthilfegruppen

16727 Velten   Kinderherzliga e.V. Berlin, ▶ http://www.kinderherzliga.de/

22559 Hamburg   Herz-Kinder-Hilfe Hamburg e.V., ▶ http://www.herz-kinder-hilfe.de/

24105 Kiel   Kinderherzhilfe e.V. Schleswig-Holstein, ▶ http://kinderherzhilfe.de/

38102 Braunschweig   Herzkind e.V. mit Links zu regionalen Kontaktgruppen, ▶ http://www.herzkind.de/

46117 Oberhausen   IDHK e.V. – Interessengemeinschaft das herzkranke Kind e.V., ▶ http://www.idhk.de/

48149 Münster   Hilfe für das herzkranke Kind e.V. Münster, ▶ http://www.herzkranke-kinder-muenster.de/

51061 Köln   Elterninitiative herzkranker Kinder Köln e.V., ▶ http://herzkranke-kinder-koeln.de/

52066 Aachen   BVHK e.V. – Bundesverband herzkranke Kinder e.V., ▶ http://www.bvhk.de/

52066 Aachen   JEMAH e.V. – Jugendliche und Erwachsene mit angeborenem Herzfehler e.V., ▶ http://www.jemah.de/

53037 Bonn   Elterninitiative herzkranke Kinder und Jugendliche Bonn e.V., ▶ http://www.herzkinder-bonn.de/

60322 Frankfurt am Main   Kinderherzstiftung in Deutsche Herzstiftung e.V., ▶ http://www.kinderherzstiftung.de/

61169 Friedberg   Kinderherzen heilen e.V. - Eltern herzkranker Kinder, Gießen, ▶ http://www.kinderherzen-heilen.de/

66292 Riegelsberg   Herzkrankes Kind Homburg/Saar e.V., ▶ http://www.herzkrankes-kind-homburg.de/

72810 Gomaringen   ELHKE – Elterninitiative Herzkranker Kinder e. V. Tübingen, ▶ https://www.elhke.de/

74336 Brackenheim   Herzkinder-Unterland e.V., ▶ http://www.herzkinder-unterland.de/

76275 Ettlingen   Selbsthilfegruppe Eltern herzkranker Kinder Nordbaden, Karlsruhe, ▶ http://www.herzkranke-kinder-karlsruhe.de/

79312 Emmendingen   Herzklopfen – Elterninitiative Herzkranke Kinder Südbaden e.V. Freiburg, ▶ http://www.herzklopfen-ev.de/

89081 Ulm   Ulmer Herzkinder e.V., ▶ http://www.ulmer-herzkinder.de/
Eine umfangreiche Linksammlung finden Sie außerdem unter ▶ http://www.herzkinder.de/herzkinderlinks.html.

A3.3   Reha-Nachsorgekliniken – Familienorientierte Rehabilitation (FOR)

32549 Bad Oexen   Kinderhaus Klinik Bad Oexen, ▶ http://www.badoexen.de/

78052 VS-Tannheim   Nachsorgeklinik Tannheim, ▶ http://www.tannheim.de/

78141 Schönwald   Katharinenhöhe, ▶ http://www.katharinenhoehe.de/

A3.4   EMAH-Ärzte und -Abteilungen in Deutschland

04289 Leipzig   Herzzentrum Leipzig, Prof. Dr. Ingo Dähnert, Strümpellstr. 39, 04289 Leipzig, Tel.: 0341-8651036, ▶ http://www.helios-kliniken.de/klinik/leipzig-herzzentrum.html

13353 Berlin   Deutsches Herzzentrum Berlin, Prof. Dr. Felix Berger, Augustenburger Platz 1, 13353 Berlin, Tel.: 030-45932820, ▶ http://www.dhzb.de/

20246 Hamburg   Universitäres Herzzentrum Hamburg, Dr. Christian Thiel, Martinistr. 52, 20246 Hamburg, Tel.: 040-741056992, ▶ https://www.uke.de/kliniken/kinderherz/

24105 Kiel   Kinderherzzentrum Kiel, PD Dr. Carsten Rickers, Schwanenweg 20, 24105 Kiel, Tel.: 0431-5971730, ▶ http://kinderherzzentrum-kiel.de/

30625 Hannover   Medizinische Hochschule Hannover, Prof. Dr. Philipp Beerbaum, Carl-Neuberg-

Str. 1, 30625 Hannover, Tel.: 0511-5322532, ► http://
kinderkardiologie.mh-hannover.de/

32545 Bad Oeynhausen Herz- und Diabeteszentrum NRW, Dr. Susanne Urban, Georgstr. 11, 32545
Bad Oeynhausen, Tel.: 05731-971143, ► http://www.
hdz-nrw.de/

48149 Münster Universitätsklinikum Münster,
Prof. Dr. Harald Baumgartner, Albert-Schweitzer-
Str. 33, 48149 Münster, Tel.: 0251-8348240, ► http://
klinikum.uni-muenster.de/

52057 Aachen Universitätsklinikum Aachen, Dr.
Kathrin Brehmer, Pauwelsstr. 30, 52057 Aachen,
Tel.: 0241-8089661 oder -8088532, ► http://www.
ukaachen.de/

66421 Homburg Universitätsklinik des Saarlan-
des, Prof. Dr. Hashim Abdul-Khaliq, Kirrberger
Straße, Gebäude 9, 66421 Homburg, Tel.: 06841-
1628333, ► http://www.uniklinikum-saarland.de/

69120 Heidelberg Universitätsklinikum Heidelberg, Prof. Dr. Matthias Gorenflo, Im Neuenhei-
mer Feld 153, 69120 Heidelberg, Tel.: 06221-564838,
► http://www.klinikum.uni-heidelberg.de/

70176 Stuttgart Olgahospital – Zentrum für angeborene Herzfehler, Dr. Frank Uhlemann, Bis-
marckstr. 8, 70176 Stuttgart, Tel.: 0711-27872441,
► http://www.klinikum-stuttgart.de/

72076 Tübingen Universitätsklinik Tübingen,
Prof. Dr. Renate Kaulitz, Hoppe-Seyler-Str. 3, 72076
Tübingen, Tel.: 07071-2984712, ► https://www.me-
dizin.uni-tuebingen.de/

79106 Freiburg Universitätsklinik Freiburg, Prof.
Dr. Brigitte Stiller, Hugstetter Str. 55, 79106 Freiburg, Tel.: 0761-27033870, ► http://www.uniklinik-
freiburg.de/

80636 München Deutsches Herzzentrum München, Prof. Dr. Dr. Harald Kaemmerer, Lazarett-
str. 36, 80636 München, Tel.: 089-1218-3005 oder
-3006, ► http://www.dhm.mhn.de/

Literaturverzeichnis

Lehrbücher

Allen HG, Driscoll DJ, Shaddy RE, Feltes TF (2012) Moss and Adams – Heart Disease in Infants, Children and Adolescents, Vol. I/II, 8th ed. Williams & Wilkins, Baltimore

Anderson RH, Baker EJ, Macartney RFJ, Rigby MI, Shinebourne EA, Tynan M (2002) Pediatric Cardiology. Churchill Livingstone, London-New York

Apitz J (1998) Pädiatrische Kardiologie, Erkrankungen des Herzens bei Neugeborenen, Säuglingen, Kindern und Heranwachsenden. Steinkopff-Verlag, Darmstadt

Blum U, Meyer H, Beerbaum P (2015) Kompendium angeborener Herzfehler bei Kindern. Diagnose und Behandlung. Springer, Berlin-Heidelberg-New York

Borst HG, Klinner W, Oelert H (Hrsg) (1991) Herzchirurgie. Springer, Berlin-Heidelberg-New York

Borth-Bruhns T, Eichler A (2004) Pädiatrische Kardiologie. Springer, Berlin-Heidelberg-New York

Castaneda AR, Jonas RA, Mayer JE, Hanley FL (1994) Cardiac Surgery of the Neonate and Infant. Saunders, Philadelphia-London

Doyle EF, Engle MA, Gersony WM, Rashkind WJ, Talner NS (1986) Pediatric Cardiology. Springer, Berlin-Heidelberg-New York

Fink BW (1991) Congenital Heart Diseases. Mosby, St. Louis-Baltimore-Boston

Gekle M, Wischmeyer E, Gründer ST, Petersen M, Schwab A, Markwardt F, Klöcker M, Baumann R, Marti H (2010) Taschenbuch Physiologie. Thieme, Stuttgart

Gersony WM, Rosenbaum MS (2002) Congenital Heart Disease in the Adult. McGraw-Hill, New York

Haas NA, Kleideiter U (2010) Kinderkardiologie. Thieme, Stuttgart-New York

Hallmann GL, Cooley DA, Gutgesell HP (1987) Surgical treatment of congenital heart diseases. Lea & Febiger, Philadelphia

Hausdorf G (2000) Intensivbehandlung angeborener Herzfehler. Steinkopff, Darmstadt

Hombach V (2006) Kardiovaskuläre Magnetresonanztomografie. Schattauer, Stuttgart-New York

Kirklin JW, Barratt-Boyes BC (1993) Cardiac Surgery. Churchill Livingstone, New York-Edinburgh-London-Melbourne-Tokyo

Keck EW, Hausdorf G (2002) Pädiatrische Kardiologie. Urban & Fischer, München-Jena

Lauterbach G (Hrsg) (2002) Handbuch der Kardiotechnik. Urban & Fischer, München-Jena

Moore KL (1990) Embryologie. Schattauer, Stuttgart-New York

Mullins CE, Meyer DC (1988) Congenital Heart Diseases. A Diagrammatic Atlas. Wiley-Liss, New York-Chichester-Brisbane-Toronto-Singapore

von Mutius E, Gappa M, Eber E, Frey U (2014) Pädiatrische Pneumologie. 3. Aufl. Springer, Berlin-Heidelberg-New York

Park MK (1999) Kompendium Pädiatrische Kardiologie. Deutscher Ärzte-Verlag, Köln

Perloff JK, Marelli AJ (2012) Perloff's Clinical Recognition of Congenital Heart Diseases. Elsevier, Philadelphia

Rudolph AM (2009) Congenital Diseases oft he Heart. Wiley-Blackwell, Oxford-Chichester

Schmaltz AA (Hrsg) (2008) Erwachsene mit angeborenen Herzfehlern (EMAH). S2-Leitlinie der DGK, DGPK und DGTHG zur Diagnostik und Therapie in Klinik und Praxis. Steinkopff, Darmstadt

Schmaltz AA, Singer H (1994) Herzoperierte Kinder und Jugendliche. Wissenschaftliche Verlagsgesellschaft, Stuttgart

Schmid C, Asfour B (2009) Leitfaden Kinderherzchirurgie. Steinkopff, Darmstadt

Schmid C, Philipp A (Hrsg) (2001) Leitfaden extrakorporale Zirkulation. Springer, Berlin-Heidelberg-New York

Stark J, de Leval M (1994) Surgery for Congenital Heart Defects. Saunders, Philadelphia-London-Toronto-Montreal-Sydney-Tokyo

Schumacher G, Hess J, Bühlmeyer K (Hrsg) (2008) Klinische Kinderkardiologie. Springer, Berlin-Heidelberg-New York

Schumacher G, Sauer U (1999) Herzfehler und Genetik. Genetics of Cardiopathies. Neue Erkenntnisse aus der Molekularbiologie. Theater-Verlag Eirich, Langenzersdorf

Wiedemann HR, Kunze J (2001) Atlas der klinischen Syndrome. Schattauer, Stuttgart

Wollenek G (1997) Die Chirurgie des angeborenen Herzfehlers im Erwachsenenalter. Facultas Universitätsverlag, Wien

Ziemer G, Haverich A (2010) Herzchirurgie. Springer, Berlin-Heidelberg-New York

Zeitschriftenbeiträge

Dubowy KO, Bernitzki S, Peters B (2006) Objektive Belastbarkeit von Patienten mit angeborenen Herzfehlern. Med Welt 57 (4): 158–163

Hoffman JI, Kaplan S, Liberthson RR (2004) Prevalence of congenital heart disease. Am Heart J 147 (3): 425–439

Kaemmerer H, Hess J (2005) Erwachsene Patienten mit angeborenen Herzfehlern: Gegenwart und Zukunft. Dtsch Med Wochenschr 130 (3): 97–101

Kallfelz CH (2013) Transition: Appelle verhallen ungehört. Dtsch Arztebl 110 (48): A-2323/B-2043/C-1976

Moodie DS, Garson A Jr, Freed MD, Friedman WF, Graham TP Jr, Norton JB Jr, Williams RG (1994) Task Force 6: Pediatric cardiology. J Am Coll Cardiol 24 (2): 322–328

Schoetzau A, van Santen F, Sauer U, Irl C (1997) Kardiovaskuläre Fehlbildungen in Bayern 1984–1991. Z Kardiol 86 (7):
496–504

Klinische Studien, Fallberichte, Statistiken

Beckmann A, Funkat A, Lewandowski J, Frie M, Schiller W,
Hekmat K, Gummert J, Mohr FW (2014) Cardiac surgery
in Germany during 2012: a report on behalf oft he German Society For Thoracic and Cardiovascular Surgery.
Thorac Cardiovasc Surg 62 (1): 5–17

Funkat A, Beckmann A, Lewandowski J, Frie M, Ernst M,
Schiller W, Gummert JF, Cremer J (2014) Cardiac surgery
in Germany during 2013: a report on behalf of the German Society for Thoracic and Cardiovascular Surgery.
Thorac Cardiovasc Surg 62 (5): 380–392

Funkat A, Beckmann A, Lewandowski J, Frie M, Schiller W,
Ernst M, Hekmat K, Gummert JF, Mohr FW (2012) Cardiac
surgery in Germany during 2011: a report on behalf of
the German Society for Thoracic and Cardiovascular
Surgery. Thorac Cardiovasc Surg 60 (6): 371–382

Moons P (2010) Patient-reported outcomes in congenital
cardiac disease: are they as good as you think they are?
Cardiol Young 20 Suppl 3: 143–148

No authors listed (2013) Abstracts of the 6th World Congress:
Paediatric Cardiology and Cardiac Surgery, 17–22 Fe-
bruary 2013, CTICC, Cape Town, South Africa. Cardiovasc
J Afr; 24 (1): 5–290

Snyder CS, Moodie D (2010) 5th World Congress of Pediatric
Cardiology and Cardiac Surgery, Cairns Convention
Center, Queensland, Australia – June 21–26, 2009. Con-
genit Heart Dis 4 (5): 391–393

Leitlinien

Deutsche Gesellschaft für Pädiatrische Kardiologie (2015)
Leitlinien Pädiatrische Kardiologie. ▶ http://www.kin-
derkardiologie.org/dgpkLeitlinien.shtml. Zugegriffen:
05. Juni 2015

Wilson, W, Taubert KA, Gewitz M, Lockhart PB, Baddour LM,
Levison M, Bolger A, Cabell CH, Takahashi M, Baltimore
RS, Newburger JW, Strom BL, Tani LY, gerber M, Bonow
RO, Palasch T, Shulman ST, Rowley AH, Burns JC, Ferrieri
P, Gardner T, Goff D, Durack DT (2007) Prevention of
infective endocarditis: guidelines from the American
Heart Association: a guideline from the American
Heat Association Rheumatic Feyer, Endocarditis and
Kawasaki Disease Committee. Council on Cardiova-
scular Disease in the Young, and the the Council on
Clinical Cardiology, Council on Cardiovascular Surgery
and Anesthesia, an the Quality of Care and Outcomes
Research Interdisciplinary Working Group. Circulation
116 (15): 1736–1754

Stichwortverzeichnis

Printing: Ten Brink, Meppel, The Netherlands
Binding: Ten Brink, Meppel, The Netherlands